Vorwort

Als ich 1992 von einer Bekannten einen Lehrauftrag im Fach Psychologie am Kreiskrankenhaus Gummersbach vermittelt bekam, ergriff ich die Gelegenheit beim Schopf, um wieder in die Unterrichtstätigkeit einzusteigen. Ich war damals noch Naturkostladner, nachdem ich vorher bereits ca. 20 Jahre lang in der Erwachsenenbildungsarbeit tätig gewesen war. Im Naturkostladen hatte ich versucht, meine Vorbereitung zum Heilpraktiker in der Ernährungsberatung nutzbar werden zu lassen. Das Angebot einer Lehrtätigkeit an einer Krankenpflegeschule erschien mir aus zwei Gründen interessant: Erstens konnte ich so weiter im Gesundheitsbereich arbeiten und zweitens hatte ich nach meinem Studium der Pädagogik und der Sozialwissenschaften des Öfteren überlegt, Psychologie zu studieren. Jetzt bot sich mir die Gelegenheit, mein Interesse in Form einer Unterrichtstätigkeit wieder aufzunehmen. Es erwies sich aus meiner Sicht bald als Vorteil, dass ich kein Psychologe war, weil ich so leichter über den Tellerrand des Faches schauen konnte und in der Lage war, stärker zu filtern, was für die angehenden Krankenpfleger und -pflegerinnen interessant sein könnte.

Das Lehrbuch richtet sich allgemein an Pflegekräfte, also nicht nur an Angehörige der Krankenpflege, sondern auch an Pflegende in der Altenpflege und der ambulanten Pflege. Selbst für Ärzte dürfte das vorliegende Lehrbuch interessant sein, da in der universitären medizinischen Ausbildung die Psychologie sträflich vernachlässigt wird.

Ich komme daher gerne dem schon seit langem geäußerten Wunsch meiner Schüler nach, mein Unterrichtskonzept zu verschriftlichen und damit besser zugänglich und nachprüfbar zu machen. Im Bundes-Krankenpflegegesetz vom 4. 6. 1985 (BGBl I S. 893) sind die Einzelwissenschaften der Psychologie, Soziologie und Pädagogik in einem Studienfach mit einem Stundenumfang von ca. 100 Stunden zusammengefasst. Nun lässt sich sicher trefflich darüber streiten, inwiefern es sinnvoll ist, solche eigenständigen und unterschiedlichen Wissenschaftsgebiete nicht nur zu komprimieren, sondern auch noch zusammenfassen. Es liegt aber auch ein Reiz darin, einen „roten Faden" durch so unterschiedliche Disziplinen zu entwickeln. Dieser „rote Faden" ist für mich die Verbesserung der Handlungsmöglichkeiten des Pflegepersonals. Dabei beschäftigt mich die Frage, was die Pflegenden aus diesen zugegebenermaßen recht unterschiedlichen Wissenschaftsgebieten brauchen, um in ihrem ureigenen Metier, der Pflege, bestehen und verantwortlich handeln zu können. Die vorgelegte Auswahl ist natürlich subjektiv, doch daran führt kein Weg vorbei.

Mit der zunehmenden Zahl der Unterrichtsjahre wird mir immer deutlicher, vor allem im Vergleich mit den angebotenen anderen Lehrbüchern, dass ich einen eigenen und ganz besonderen Fokus der Betrachtung ausgewählt und ausgebaut habe. Während in den meisten Lehrbüchern der Patient und die Zusammenarbeit mit den Ärzten im Vordergrund steht, gehe ich von der Situation der Pflegekräfte aus. Für mich bedeutet Pflege Beziehungspflege. Der bzw. die Pflegende muss sich als ganzer, glaubwürdiger Mensch in die Beziehung zu den zu Pflegenden einbringen, damit deren Gesundung und Heilung überhaupt möglich wird. Durch die Förderung der Selbsterkenntnis der Pflegenden versuche ich einen Beitrag dazu zu leisten, ihr Selbstbewusstsein so zu stärken, dass sie sich später in ihrer beruflichen Rolle besser zwischen den unterschiedlichen Erwartungen abzugrenzen lernen und sich so einen erweiterten Handlungsspielraum verschaffen können.

Für Rückmeldungen, Verbesserungsvorschläge und Kritik zu meinem Buch bin ich jederzeit offen.

Lindlar, Februar 2001

Inhaltsverzeichnis

Psychologie 2

1   Bewusstheitsrad 5

    1.1   Erste Station: Wahrnehmung 5
            Sehen 7
            Hören 7
            Riechen 7
            Schmecken 8
            Fühlen 8
    1.2   Zweite Station: Fühlen 9
    1.3   Dritte Station: Denken 10
            Horizontale Vernetzung der Hirnschichten 11
            Vertikale Vernetzung der Hirnschichten 11
    1.4   Vierte Station: Wollen 13
    1.5   Fünfte Station: Handeln 13
    1.6   Bruchstelle Rationalisierung 14
    1.7   Bruchstelle Aktionismus 15

2   Zweite Geburt des Menschen 17

    2.1   Anlage-Umwelt-Problem 20
            Temperament 20
            Anlage-Umwelt-Prägung 21
            Sozial-Psychologie 22
            Lerntheorie 22
            Lernmuster 24
    2.2   Sozialcharakter als Ergebnis der Sozialisation 25
            Sozialisationsprozess 26
            Einfluss der Lebens- und Arbeitsbedingungen der Eltern 27
    2.3   Sozialcharakter als kulturelle Prägung 28

3   Motivation des Menschen 30

    3.1   Motivation und Bedürfnis 30
            Körperliche Bedürfnisse 30
            Soziale Bedürfnisse 31
            Seelische Bedürfnisse 32
            Bedürfnishierarchie 32
            Strategie der Bedürfnisbefriedigung 33
    3.2   Intrinsische kontra extrinsische Motivation 34

4   Gehorsamkeitscharakter 38

    4.1   Milgram-Experiment zur Gehorsamkeitsbereitschaft 38
            Experiment 38
            Erklärungsmodell zur Gehorsamkeitsbereitschaft 42
    4.2   „Autoritärer Charakter" nach Horkheimer/Adorno 46

5   Persönlichkeitsbild der Psychologie 49

6	**Persönlichkeitsbild der Psychoanalyse**	52
6.1	Zugänge zum Unbewussten	53
	Freud'sche Fehlleistungen	54
	Traum	55
	Witze	57
	Krankheiten	58
6.2	Strukturmodell der Persönlichkeit	58
	Topisches Modell	58
	Strukturmodell	59

7	**Reifeentwicklung des Menschen**	64
7.1	Psycho-sexuelle Reifeentwicklung nach Freud	64
	Orale Phase (0.–1. Lebensjahr)	66
	Anale Phase (1.–3. Lebensjahr)	68
	Phallische, ödipale Phase (3.–6. Lebensjahr)	69
	Latenzphase (7.–11. Lebensjahr)	72
	Genitale Phase der Pubertät (12.–18./21. Lebensjahr)	72
7.2	Psycho-soziale Reifeentwicklung nach Erikson	74
	Oral-sensorische Phase (1. Lebensjahr)	74
	Muskulär-anale Phase (2.–3. Lebensjahr)	75
	Lokomotorisch-genitale Phase (4.–5. Lebensjahr)	75
	Latenzphase (6.–11. Lebensjahr)	75
	Phase der Pubertät und der Adoleszenz (12.–18. Lebensjahr)	76
	Phase Frühes Erwachsenenalter (19.–25./30. Lebensjahr)	76
	Phase Erwachsenenalter (31.–65. Lebensjahr)	76
	Phase Reife (65. Lebensjahr – Tod)	77
	Phase Hohes Alter (80. Lebensjahr – Tod)	77

8	**Abwehrmechanismen**	79
8.1	Vorurteile	81
	Abwehr von Angst und Unsicherheit	84
	Stabilisierung des Selbstwertgefühls	84
	Gruppenintegration	85
	Gesellschaftlich gebilligte Aggressionsabfuhr	86
8.2	Verdrängung	87
8.3	Verleugnen	88
8.4	Vergessen	88
8.5	Verschiebung	89
8.6	Sublimierung	90
8.7	Rationalisierung	91
8.8	Regression und Fixierung	91
8.9	Identifikation mit dem Aggressor und Wendung gegen das eigene Selbst	92
8.10	Projektion	94
8.11	Steigerung der Abwehr: Neurosen und Psychosen	95
8.12	Institutionalisierte Abwehrmechanismen im Krankenhaus und in der Pflege	96
8.13	Helfen als Abwehr (Helfer-Syndrom)	100
	Motive des Helfens	100
	Helfer in der Krankenpflege	100
	Helfer-Syndrom	101
	Burn-out-Syndrom	104

9   Psychosomatik 106

9.1   Konversion 106
9.2   Sekundärgewinn von Krankheit 108
9.3   Krankheit als Krise 111
    Sinn der Krankheit 113
    Eskalationsstufen der Krankheit 113
9.4   Exemplarische psychosomatische Deutung von Krankheitsbildern 116
    Rückenschmerzen 117
    Allergien 119
    Krebs 121

10   Angst und Gefühle 125

11   Die letzte Krise des Lebens: Tod und Sterben 128

11.1   Eigene Angst vor dem Sterben 131
11.2   Eigene Vorstellungen vom Leben nach dem Tod 131
11.3   Sterbephasen-Modell nach Kübler-Ross 134
    Sterben als Reifeprozess 134
    Vor- und Nachteile des Modells 137
11.4   Psychologie der Trauer 138
11.5   Hospizbewegung 141
11.6   Sterbebegleitung und Sterbehilfe 143
    Sterbehilfe 143
    Euthanasie 145

Soziologie 150

12   Staat und Gesellschaft 152

12.1   Entwicklung von Staat und Gesellschaft 152
12.2   Aufbau und Struktur der Gesellschaft 155
12.3   Schichtentheorie der Gesellschaft 158

13   Führungsstile 163

14   Rolle in der Gesellschaft 165

14.1   Rollentheorie 165
14.2   Rollenkonflikte 166
    Inter-Rollenkonflikt 167
    Intra-Rollenkonflikt 168
14.3   Patientenrolle und Pflegerolle 170

15   Balancierende Ich-Identität 173

15.1   Interaktionsprozess 173
15.2   Voraussetzungen zur Erlangung von Ich-Identität 175
    Gesellschaftliche Normen 175
    Grundqualifikationen des Individuums 175

16 Einführung in die Sozialmedizin 180

16.1 Epidemiologie 181
16.2 Definition von Gesundheit und Krankheit 183
16.3 Verschiedene Medizintheorien zu Gesundheit und Krankheit 183
    Medizinisch-naturwissenschaftliches Krankheitsmodell 184
    Psychosomatisches Krankheitsmodell 186
    Stressbewältigungskonzept 187
    Risikofaktorenmodell 189
    Krankheit als abweichendes Verhalten 190
    Gesamtwirtschaftliches Krankheitsmodell 192
16.4 Auswirkungen von Schichtzugehörigkeit auf Gesundheit und Krankheit 194
16.5 Auswirkungen der ökologischen Umwelt auf Gesundheit und Krankheit 197
    Nahrungskette 198
    Luftverschmutzung 200
    Elektrosmog 201

Pädagogik 204

17 Information und Instruktion in der Pflege 206

17.1 Erwachsene Patienten 206
17.2 Kinder im Krankenhaus 207
17.3 Interkulturelles Lernen im Krankenhaus 210

18 Kommunikation und soziale Interaktion 212

18.1 Grundmodell der Kommunikation 215
18.2 Grundregeln der Kommunikation 217
18.3 Vier Kanäle der gesendeten Nachricht 218
18.4 Ohren des Empfängers der Nachricht 220
18.5 Missverständnisse in der Kommunikation 221
18.6 Feed-back-Regeln 222
18.7 Selektive Wahrnehmung 224
18.8 Transaktionsanalyse zur Beziehungsklärung 227
18.9 Beurteilungs- und Wahrnehmungsfehler 230
    Wahrnehmung 230
    Beurteilung 233

19 Persönliche Kommunikationsstile 235

19.1 Bedürftig-abhängiger Stil 237
19.2 Helfender Stil 239
19.3 Selbstloser Stil 241
19.4 Aggressiv-entwertender Stil 243
19.5 Sich beweisender Stil 245
19.6 Bestimmend-kontrollierender Stil 247
19.7 Sich distanzierender Stil 249
19.8 Mitteilungsfreudig-dramatisierender Stil 251

20	**Gesprächsführung**	254

20.1 Partnerzentrierte Grundhaltung 256
20.2 Technik der Gesprächsführung 258
    Gesprächsfördernde Antworten und Reaktionen 259
    Gesprächsblockierende Antworten und Reaktionen 260
    Gesprächsbeispiel 262
20.3 Patientenzentrierte Pflege 263
    Bezugspflege 264
    Professionalisierung der Pflege 266

21	**Teamarbeit in der Krankenpflege**	268

21.1 Zusammenarbeit der verschiedenen Berufsgruppen im Krankenhaus 269
21.2 TZI-Modell zur Verbesserung der Teamarbeit 271
21.3 Hilfsregeln der TZI-Arbeit 273

22	**Psychohygiene**	276

22.1 Burn-out-Syndrom als Folge des Helfer-Syndroms 277
22.2 Supervision als Beitrag zur Psychohygiene 279
    Was ist Supervision? 279
    Formen der Supervision 282

Prüfungsfragen 286
    I Psychologie 286
    II Soziologie 289
    III Pädagogik 292

Sachverzeichnis 295

Psychologie

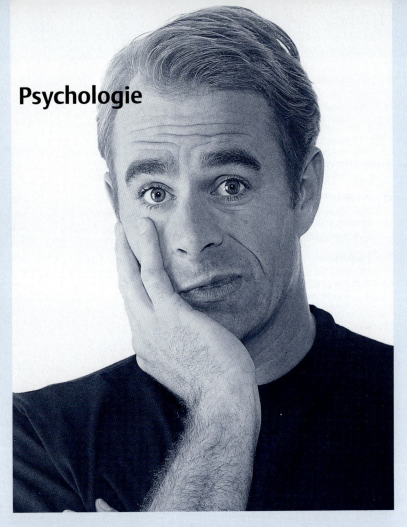

Über den größten Zeitraum der abendländischen, westlichen Geistesgeschichte hinweg gab es die Psychologie nicht als eigenständige Wissenschaft. Was es gab, war die Philosophie, in der nicht nur die Psychologie, sondern auch die heutige Religionswissenschaft etc. enthalten war. In diesem Sinne handelt es sich bei der Philosophie wahrscheinlich um die grundlegende Wissenschaft des menschlichen Denkens. Seit die Menschen denken können, beschäftigen sie sich mit den immer gleichen, grundlegenden Fragen: Wer ist der Mensch, wo kommt er her und wo geht er hin, nachdem er gestorben ist? Dies sind gleichzeitig die uralten religiösen

Fragen der Menschheit, religiös im Sinne der Herkunft des Wortes von „religio" (lat.; Rückbeziehung). Die heutige, moderne Psychologie entstand erst zu Anfang des 19. Jahrhunderts durch die Zusammenführung der Philosophie und Physiologie, der Lehre von den Lebensvorgängen in den Organismen.

Bevor es überhaupt zur eigenständigen Wissenschaft der Psychologie kommen konnte, musste sich die Gesellschaft erst über die griechische Gesellschaftsform der Sklavenhaltung und die mittelalterliche Form der Lehensherrschaft zur Industriegesellschaft wandeln. Denn das ureigene Thema der klassischen Philosophie war, dass der einzelne Mensch nichts ist, nicht überlebensfähig und nicht eigenständig, und nur im größeren Verbund des Stammes oder Volkes zu verstehen ist. Erst seit der Zeit der Aufklärung, mit der sich daraus entwickelnden Idee der allgemeinen Menschenrechte, gab es neue Vorstellungen von der Individualität des Menschen. Die Selbsterkenntnis des Menschen als vernunftbegabtes und eigenverantwortliches Wesen und die Entwicklung der Psychologie gehen Hand in Hand.

Der Begriff Psychologie kommt aus dem Griechischen und bedeutet die Lehre von Seele und Gefühl. Die Psychologie beschäftigt sich mit der Entwicklung der Persönlichkeit der Menschen. Sie beschränkt sich dabei allerdings auf den bewussten Teil der menschlichen Person, der jedoch um den von Freud, dem Begründer der Psychoanalyse, entdeckten unbewussten Teil ergänzt werden muss.

In diesem Sinne ist der Begriff der Person und der Persönlichkeitsreifung von zentraler Bedeutung in der heutigen Psychologie. Alles dreht sich um die Frage: Wie wird der Mensch zum selbstständigen Individuum? Im Kern des Anlage-Umwelt-Streits geht es dabei natürlich um die Frage der Verantwortlichkeit des Menschen, die zum einen durch die Gene und zum anderen durch die Gesellschaft eingeschränkt gesehen wird. Die Sozialpsychologie als Erweiterung der Psychologie des einzelnen Menschen um die gesellschaftliche Umwelt gewinnt hier ihre Bedeutung. Der Schlüsselbegriff der neuen Wissenschaft lautet denn auch Prägung. Der kleine, neugeborene Mensch ist bei Geburt völlig hilflos und auf andere Menschen angewiesen, und die Art, wie er diese Hilfe erfährt, prägt ihn für sein ganzes Leben.

Die Wissenschaft der Psychologie konzentriert sich ganz im Sinne der Aufklärung als „Herausführung des Menschen aus seiner selbst verschuldeten Unmündigkeit" (Kant) auf das Bewusstsein des Menschen. Die Vernunft wird zur geachtetsten menschlichen Fähigkeit, die ihn weit über das Tierreich hinauszuheben scheint. Mit der Entdeckung des Unbewussten durch Freud, den Begründer der Psychoanalyse, wird die Ganzheit des Menschen aus Körper, Fühlen und Denken wieder vorstellbar.

1 Bewusstheitsrad
Von der Wahrnehmung zum wahr Machen

Wie kommt der Mensch zum Handeln? Das könnte so etwas wie eine erkenntnisleitende Frage sein, die sich wie ein „roter Faden" durch das ganze Lehrbuch zieht.

Merke
Im Handeln machen wir wahr, was wir wahrnehmen.

Die Wahrnehmung richtet sich dabei sowohl nach innen, auf unsere eigenen Wünsche, Bedürfnisse und Interessen (s. Kap. 3 Motivation des Menschen, S. 30 ff) als auch nach außen, auf die Erwartungen, die an uns gerichtet werden (s. Kap. 14.1 Rollentheorie, S. 165 f). Schon hier, an dieser frühen Stelle, zeichnet sich ein zweiter „roter Faden" ab:

Merke
Verantwortlich für das eigene Handeln ist immer nur der Einzelne.

Verantwortlich handelt er immer dann, wenn er nicht einseitig nach innen gerichtet, also egozentrisch, oder einseitig nach außen orientiert, also fremd gesteuert, handelt. Es gilt also jeweils im aktuellen Handeln einen lebbaren Kompromiss zwischen innen und außen, zwischen Eigenem und Fremdem, zwischen Lust und Zwang zu finden, auszuhandeln und im Handeln zu leben. Das Bewusstheitsrad (Abb. 1.1) zeigt die einzelnen Stationen von der Wahrnehmung bis hin zum Handeln auf.

1.1 Erste Station: Wahrnehmung

Im Bewusstheitsrad fängt alles mit der Wahrnehmung an. Damit ist hier die Wahrnehmung der äußeren Realität gemeint. Man unterscheidet folgende Wahrnehmungskanäle:
- Sehen (Auge),
- Hören (Ohr),
- Riechen (Nase),
- Schmecken (Zunge),
- Fühlen/Tasten (Haut).

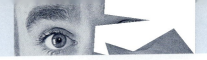

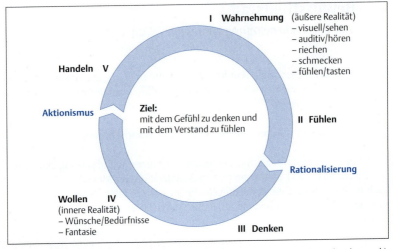

Abb. 1.1 Bewusstheitsrad mit den 5 Stationen, die den menschlichen Weg von der Wahrnehmung bis zum Handeln darstellen

Abb. 1.2 zeigt in etwa die Häufigkeit der Nutzung dieser Wahrnehmungskanäle – allerdings muss diese Aussage auf unsere Kultur beschränkt werden. Die Wahrnehmung wird nämlich kulturell geprägt.

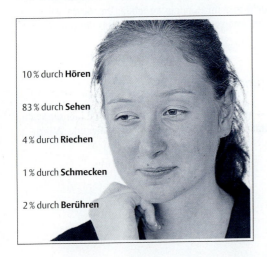

Abb. 1.2 Häufigkeit der Nutzung der verschiedenen Wahrnehmungskanäle

Sehen

Die modernen, westlichen Industrieländer sind sehr stark visuell, durch das Sehen, geprägt. Das Auge ist bei uns überbetont und wird überbewertet.

Die Überbetonung des Auges, des mit ca. 80% am meisten benutzten Wahrnehmungskanals, hängt damit zusammen, dass das Sehen ein **aktiver** Vorgang ist. Dies drückt sich umgangssprachlich in der Redewendung „ein Auge auf jemanden werfen" aus. Natürlich ist das nicht wörtlich gemeint, unterstreicht aber die aktive Seite des Sehvorgangs.

Hören

Demgegenüber ist das Ohr und das Hören, mit 10% unser zweitwichtigster und -gebräuchlichster Wahrnehmungskanal, weitaus **passiver**. Umgangssprachlich „leihen wir dem anderen ein Ohr", wenn wir ihm unsere Aufmerksamkeit schenken. Um überhaupt hören zu können, müssen wir uns selber zurücknehmen, den Mund halten; statt uns aktiv darzustellen, müssen wir passiv sein (s. Kap. 20 Gesprächsführung, S. 254 ff).

Das Ohr ist das erste Sinnesorgan, das sich in der embryonalen Entwicklung ausbildet, und das letzte, das im Sterbevorgang abgeschaltet wird. Dies ist ein Hinweis auf die Bedeutung des Ohres und des Hörens, die eigentlich über die des Sehens hinausgeht. So schlimm es ist, nicht mehr sehen zu können, viel schlimmer, weil erlebnis- und reizärmer, muss es sein, wenn ein Mensch taub ist und nicht mehr hören kann (Behrendt 1988).

Riechen

Der Geruchssinn, das Riechen, in früheren Jäger- und Sammlergesellschaften überlebenswichtig, ist in unserer Gesellschaft deutlich zurückentwickelt. Riechen ist ein wenig bewusster Vorgang, obwohl wir umgangssprachlich über seine Bedeutung Bescheid wissen: Man kann andere Menschen schon mal „nicht riechen". Die Psychologen, die sich auch mit dem Flirten und der erotischen Ausstrahlung des Menschen beschäftigen, haben festgestellt, dass die Frage, ob jemand sympathisch oder unsympathisch gefunden wird, buchstäblich in den ersten Sekunden des Kennenlernens entschieden wird. Der Geruchssinn spielt dabei eine nicht zu unterschätzende Rolle. Es ist tatsächlich ausschlaggebend, ob man den anderen „riechen" kann oder nicht, wobei es um den ureigenen Körpergeruch geht und nicht um künstliche Duftstoffe wie z. B. Parfüm.

Schmecken

Im Fast-Food-Zeitalter unterscheidet der Geschmack nicht mehr allzu viel. Auch dieser Wahrnehmungskanal ist bei uns kulturell ziemlich abgestumpft: im Einheitssumpf von Zucker, Salz und Ketchup werden kaum mehr Unterschiede herausgeschmeckt. Wer einmal gefastet hat und dann beim Fastenbrechen den ersten Apfel, die erste Suppe, das erste Brot genossen hat, weiß, wovon ich spreche.

Fühlen

Genauso eingeschränkt bzw. zurückgebildet ist unser Tastsinn, das Fühlen. In den westeuropäischen Industriegesellschaften leben die Menschen in einer ziemlich distanzierten und kontaktarmen Welt. In Südeuropa haben die Menschen noch wesentlich mehr Körperkontakt. Da gehen selbst Männer Hand in Hand, Arm in Arm auf der Straße spazieren. Bei uns muss der Tastsinn erst mühsam im Streichelzoo oder mit verbundenen Augen unterschiedliche Materialien begreifend, d. h. in die Hand nehmend, erneut gelernt werden. Dabei ist gerade in der Pflege der Tastsinn so ungeheuer wichtig und vertrauensstiftend. Tagtäglich müssen hier andere, fremde Menschen berührt, angefasst, gewaschen, gelagert, geführt und begleitet werden. Der warme, mitfühlende Hautkontakt ist dabei vertrauensstiftend und wird in der Regel als sehr wohltuend erlebt (Abb. 1.3). Die Pflegenden sollten sich also trauen, den Mitmenschen (zu) nahe zu treten, sie zu berühren. Nichts berührt mehr als (Haut-)Kontakt.

Die **Wahrnehmung** sollte im Idealfall nicht nur nach außen orientiert sein in dem Sinne, dass unsere Wahrnehmungskanäle geöffnet sind, sondern sie sollte auch nach innen gerichtet sein. Die Frage, was in mir ist, was ich dort spüre und wahrnehme, ist genauso wichtig wie das, was ich im Außenbereich wahrnehme.

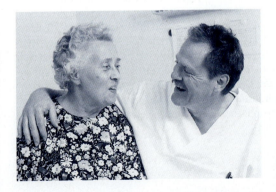

Abb. 1.3 Hautkontakt ist in der Pflege besonders wichtig und wird von den Patienten als sehr wohltuend empfunden

1.2 Zweite Station: Fühlen

Die zweite Station des Bewusstheitsrades lautet im Original in psychologischer Tradition: das Denken. Dies ist jedoch nicht nur in der Wissenschaft umstritten. Ich halte die darin enthaltene Wertung, dass das Denken wichtiger sei als das Fühlen, für falsch und will dies im Folgenden begründen.

Merke
Das Fühlen ist älter als das Denken, es ist vor dem Denken entwickelt und vorhanden.

Diese grundsätzliche Sicht lässt sich mithilfe unterschiedlicher Wissenschaften begründen, zum einen mit der Psychoanalyse, bei der das Fühlen zum Unbewussten und damit zum Primärvorgang gehört, der vor dem Sekundärvorgang des bewussten Denkens vorhanden ist (s. Kap. 6 Persönlichkeitsbild der Psychoanalyse, S. 52 ff), zum anderen mit der Anthroposophie von Steiner. Erkenntnisse der Hirnforschung zeigen Folgendes: Der Hirnaufbau, die Hirnstruktur, wird von den Neurologen manchmal in fünf Sphären (Bereiche) eingeteilt, meist jedoch in die drei in Abb. 1.4 zu sehenden zentralen und aufeinander aufbauenden Schichten.

Stammhirn. Es befindet sich in der Verlängerung des Halses als unterer Teil des Gehirns und bildet den anthropologisch gesprochen ältesten Teil des Gehirns. Aus der Biologie und der Evolutionswissenschaft wissen wir heute, dass der Mensch

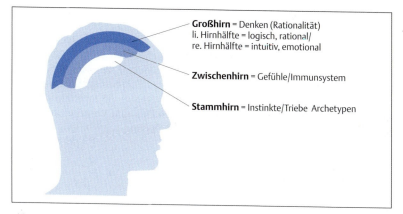

Abb. 1.4 Aufeinander aufbauende Schichten des zentralen Nervensystems

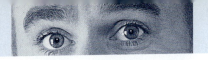

seit ca. 3 Millionen Jahren auf der Erde existiert. Im Stammhirn sind die uralten, ältesten, über tausende von Generationen immer wieder bestätigten Grunderfahrungen des Menschengeschlechts gespeichert. Die Biologen verwenden dafür die Begriffe **Instinkte** und **Triebe**, die auf die gemeinsame tierische Herkunftslinie des Menschen verweisen: Menschen und Tieren gemeinsam ist z. B. der sog. Überlebensinstinkt, ein Fluchtinstinkt bei Gefahr, ein Sexual- und Fortpflanzungstrieb etc. Im Stammhirn sind für den Psychoanalytiker C. G. Jung auch die **Archetypen** beheimatet. So bezeichnet er kollektive Urmuster, in denen Generationen übergreifende Grunderfahrungen der Menschheitsgattung gespeichert sind.

Zwischenhirn. Auf dem Stammhirn aufsitzend lokalisieren die Hirnforscher das Zwischenhirn, das in der Sprache der Anatomie auch das „limbische System" genannt wird. Hier siedeln die Hirnforscher die **Gefühlswelt** des Menschen an. Man verfügt über solche Einzelerkenntnisse z. B. durch Unfallopfer, bei denen genau lokalisierbare Hirnregionen geschädigt wurden, was zu bestimmten Ausfallerscheinungen führte. Interessant ist auch die Zuordnung des **Immunsystems** zum limbischen System durch die Anatomie. Wird dadurch doch das Alltagswissen wissenschaftlich abgesichert, dass glückliche und zufriedene Menschen über eine bessere Immunabwehrlage verfügen als z. B. unglückliche und depressive Menschen. Das Zwischenhirn ist anthropologisch, von der Entwicklungsgeschichte des Menschen her betrachtet also die zweitälteste Hirnschicht.

Großhirn. Auf dem Zwischenhirn als oberste Hirnschicht aufliegend befindet sich das Großhirn. Wenn die Schädeldecke entfernt wird, erkennt man in den anatomischen Präparaten und Modellen das Großhirn als oberste, erste Schicht, die eine walnussartige oder darmähnliche Struktur aufweist. Das Großhirn ist die anthropologisch gesehen jüngste Hirnschicht, also so etwas wie die neueste Errungenschaft des Menschen. Dort ist die **denkerische Fähigkeit** des Menschen angesiedelt. Im anthropologischen Sinne ist also das Fühlen (Zwischenhirn) älter als das Denken (Großhirn) bzw. vor ihm vorhanden. Das Großhirn und die menschliche Fähigkeit zu denken stellt den bedeutendsten Übergang vom Tierreich zum Menschengeschlecht dar. In der Biologie wird oft das Hirngewicht bzw. die zunehmende Hirnmasse als Indikator des Übergangs vom Menschenaffen zum Menschen angenommen, wobei mit Hirnmasse dabei vor allem das Großhirn gemeint ist.

1.3 Dritte Station: Denken

Erst als dritte Station des Bewusstheitsrades kommt m. E. also das Denken, die am ehesten über das Tierische, Instinktive/Triebhafte hinausgehende Fähigkeit des

Menschen. Die denkerische Fähigkeit ist dem Fühlen sowohl nach- als auch zugeordnet. Die verschiedenen Hirnschichten stehen nämlich nicht nur vertikal (Stammhirn zu Zwischenhirn und Großhirn), sondern auch horizontal (Fühlen und Immunsystem) in Verbindung und sind untereinander vernetzt.

Horizontale Vernetzung der Hirnschichten

Die horizontale Vernetzung auf der gleichen Ebene wird beim Großhirn besonders deutlich, weil die Neurologen und Anatomen hier zwei unterschiedliche Hirnhälften voneinander unterscheiden.

> **Definition**
> Die linke Hirnhälfte steht für das logische Denken, also das Denken in Kausalzusammenhängen und Konsequenzen, die rechte Hirnhälfte steht für das intuitive Denken, also das aus dem Bauch heraus vergleichende Denken.

Im Klischee entspricht das logische Denken dem männlichen, das intuitive Denken wiederum dem weiblichen Denken, das eher als aus dem Bauch heraus oder vergleichend, in Beziehung setzend und assoziativ beschrieben wird.
Es wäre jedoch ein großes Missverständnis, die linke Hirnhälfte des Großhirns für besser oder schlechter als die rechte Hirnhälfte zu halten. Das logische, männliche Denken, seit der Aufklärung in Europa so hoch angesehen, ist nicht besser als das analoge, weibliche Denken, das oft abwertend unlogisch genannt wird. Das gilt genau so umgekehrt: Frauen sind auch nicht besser als Männer, nur eben anders. Die Biologie macht uns darüber hinaus noch klar, sowohl im Gehirn als auch auf der Ebene der Hormone: Jeder Mensch hat beides in sich, linke und rechte Hirnhälfte im Großhirn, männliche (Testosteron) und weibliche (Östrogen) Hormone. Nur das Mischungsverhältnis ist anders. Im Großhirn liegen beide Hirnhälften nebeneinander, sie sind durch den „Balken" miteinander verbunden. Männer wie Frauen verfügen über beide denkerischen Fähigkeiten, logische wie unlogische. Es kommt auf den Austausch und die Vernetzung an.

Vertikale Vernetzung der Hirnschichten

Genauso steht es um die vertikale Vernetzung der Hirnschichten untereinander. Das Denken ist zwar „neuer", aber nicht besser als das Fühlen, das wiederum „älter", aber dadurch auch nicht besser ist. Das Denken ist nur anders und eine zusätzliche menschliche Fähigkeit, die der Mensch auch nutzen sollte.

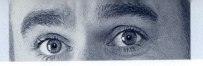

Es gibt noch eine interessante Anmerkung zum Großhirn:

 Merke
Das Großhirn ist bei der Geburt als Anlage, als Möglichkeit zu denken, vorhanden, ist aber noch leer.

In der Sprache der Computerfreaks: Die Hardware ist vorhanden, allein es fehlt die Software. Das liegt zum einen an der evolutionären Entwicklung. Der Kopf des neugeborenen Menschen ist in Relation zum Körper übermäßig weit entwickelt. Die Hirnmasse, vor allem des Großhirns, hat so zugenommen auf Kosten der körperlichen Entwicklung, wie es gerade noch vertretbar ist.
Der Kopf ist deshalb so groß, dass die neugeborenen Babys ihn gar nicht allein halten können. Er muss deshalb in den ersten Wochen von den Bezugspersonen ständig gestützt und gehalten werden. Außerdem passt dieser viel zu große Kopf heutzutage kaum mehr durch die zu schmalen Becken der „modernen", schlanken Frauen. Zum anderen fördert die Überentwicklung des Großhirns auf Kosten der körperlichen Entwicklung die Hilflosigkeit der Neugeborenen und damit die Tatsache, dass sie nach der Geburt noch sehr viel lernen müssen. Es ist ein langer und mühsamer Weg, bis wir endlich auf eigenen Füßen stehen und selbstständig unsere Nahrung suchen und finden können.

 Merke
Das bedeutet aber auch, dass wir das Denken erst nach der Geburt lernen müssen.

Dazu bedarf es einerseits der organischen Voraussetzung, also der vorhandenen Anlage des Großhirns, das sich aber z. B. infolge von Eiweißmangel, also Unterernährung, nur unzureichend entwickeln kann. Kinder aus der 3. Welt sind also nicht dümmer als Kinder aus den Industrienationen. Es fehlen ihnen schlicht die ernährungsmäßigen Voraussetzungen, die unseren Kindern wie selbstverständlich zur Verfügung stehen. Andererseits muss die denkerische Fähigkeit, die der Mensch, wie gesagt, erst erlernen muss, angeregt und gefördert werden. Satte Babys, die nicht angeregt, sondern nur physisch versorgt werden, verkümmern emotional und intellektuell (s. Hospitalismus, Kap. 2 Die zweite Geburt des Menschen, S. 17 ff). Erst durch Anregung werden Synapsen (Nervenendungen) im Gehirn miteinander verschaltet und vernetzt. Wahrscheinlich entspricht jedes Gefühl, jeder Gedanke und jede Erfahrung einer Synapsen-Verschaltung.

1.4 Vierte Station: Wollen

Auf das Denken folgt an der 4. Station des Bewusstheitsrades das Wollen. Hier wird nach der Wahrnehmung der äußeren Welt über die fünf unterschiedlichen Wahrnehmungskanäle und dem dadurch ausgelösten Fühlen und Denken unsere innere Welt, das eigene Wollen, unsere Wünsche und Bedürfnisse, erschlossen. So wird an dieser Stelle auch das neue Wissen der Psychoanalyse integriert. Das ist aber gar nicht so einfach, wie es sich anhört. Jeder muss für sich selbst herausfinden, was er will, was seine eigentlichen Wünsche sind. Auf dem Gebiet der eigenen Wünsche sind alle Menschen vielfältigen Manipulationen ausgesetzt, nicht nur von anderen Menschen, denen sie begegnen, sondern auch auf der ganz unpersönlichen, indirekten Ebene der Werbung. In der Werbung wird versucht, uns Wünsche einzuflüstern.

Beispiel
Menschen haben das Bedürfnis und den Wunsch nach Freiheit. Grenzenlose Freiheit wird uns z. B. versprochen, wenn wir rauchen. Die Raucher gehen dann „meilenweit für eine Camel". Doch was sie bekommen, ist wahrscheinlich nicht Freiheit, sondern Lungenkrebs.

Bei der jeweils aktuellen Frage „Was will ich?" geht es also eigentlich auch um die Frage „Was will ich wirklich, was ist wichtig für mich, um zu den vor mir gesteckten Zielen zu kommen?" Dazu sind manchmal auch Zwischenschritte, Kompromisse, nötig, oder es müssen sogar Abstriche von unseren Zielvorstellungen gemacht und „kleine Brötchen gebacken" werden.

Merke
Die Beweggründe für unser Handeln, unsere Motive, tätig zu werden, liegen in unseren Bedürfnissen begründet (s. Kap. 3 Motivation des Menschen, S. 30 ff).

1.5 Fünfte Station: Handeln

Erst nachdem wir geklärt haben, was wir wollen, kommt idealerweise im Bewusstheitsrad als fünfte und letzte Station das Handeln. Das Handeln umschreibt das Tun, das Umsetzen dessen, was wir wollen. Wir handeln im Sinne des Bewusstheitsrades also verantwortlich, wenn wir die Stationen 1–4, Wahrnehmung, Fühlen, Denken und Wollen, vorher sorgfältig beachtet und nacheinander durchlaufen haben.

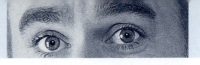

> **Beispiel**
> Ich **sehe** im Unterricht eine Schülerin, die ein schönes Halstuch trägt (Ich nehme das Halstuch wahr, was bei mir das Gefühl „**schön**" auslöst). Ich **denke** dann, ob sie das wohl von ihrem Freund geschenkt bekommen hat. Dann frage ich mich, weil ich das Tuch so schön finde, ob ich es meiner Frau zum baldigen Geburtstag schenken **will**. Wenn ich das für mich geklärt habe, frage ich die Schülerin nach dem Unterricht, wo es so ein tolles Tuch zu kaufen gibt, und gehe bei nächster Gelegenheit dorthin, um es zu kaufen (Ich **handle** also entsprechend.)

So weit also der idealtypische Ablauf des Bewusstheitsrades, der Weg von der Wahrnehmung zum Handeln. Vielleicht lässt sich der oben angesprochene Streit, ob das Fühlen oder das Denken zuerst kommt, auf einer anderen Ebene noch auflösen. Es gibt nämlich mindestens zwei Schwachstellen, an denen die Praxis unseres Handelns von der Theorie abweicht. Bei beiden Bruchstellen handelt es sich um Abwehrmechanismen. Damit sind in der Psychoanalyse Strategien der Vermeidung, der Nicht-Auseinandersetzung, gemeint (s. Kap. 8 Abwehrmechanismen, S. 79 ff).

1.6 Bruchstelle Rationalisierung

Beim Abwehrmechanismus der Rationalisierung wird mit dem Denken das Fühlen gewissermaßen abgewehrt, weil es zu stark, irritierend oder nicht statthaft und angemessen erscheint. Das Denken setzt sich auf Kosten des Fühlens durch, ersetzt es also.

> **Beispiel**
> Wenn es mir im vorigen Beispiel unstatthaft erschiene, als Lehrer eine Schülerin auf ihr vorteilhaftes Äußeres bzw. ihre Kleidung anzusprechen, weil ich denke, dass sich das nicht gehört, und dann weiter rationalisiere, dass das Halstuch wirklich extravagant, unangemessen chic und übertrieben ist und gar nicht zu einer Schülerin passt, dann bin ich vollständig in der Abwehr meines Fühlens – ich finde das Halstuch und/oder die Schülerin schön – gefangen. Das Denken hat somit das Fühlen ersetzt, und ich werde ganz anders oder gar nicht handeln.

In unserer das rationale Denken so überbewertenden Kultur ist die Rationalisierung bei vielen Menschen alltäglich, zu einem Hilfsmittel der Lebensbewältigung geworden. Die uns so vertraut gewordene Rationalisierung erleichtert aber nur scheinbar das Leben. In Wirklichkeit erschwert sie es, weil dadurch unsere Gefühle verdrängt und unterdrückt werden. Aber auch dies ist kulturell bedingt und geprägt. Es wäre sehr hilfreich, uns dies bewusst zu machen und wieder zu ändern.

Merke
Wir sollten versuchen, mit Gefühl zu denken und mit Verstand zu fühlen.

Es geht darum, Fühlen und Denken aufeinander abzustimmen und nicht im Widerspruch zu unseren Gefühlen zu denken. Ist dies nicht möglich, empfiehlt es sich – sowohl für Männer als auch für Frauen – eher dem Gefühl, dem Bauch, zu folgen, auch wenn das Fühlen als Dömäne der Frauen und damit als unmännlich gilt. Aber auch Männer haben Gefühle, und es lohnt sich, die Gefühle zu klären und dazu zu stehen. Das Unpopuläre am Äußeren von Gefühlen in unserer Gesellschaft liegt in der Tatsache begründet, dass Gefühle notwendigerweise subjektiv, einseitig und individuell sind. Das führt dazu, dass sich angreifbar macht, wer seine Gefühle äußert, weil er damit rechnen muss, dass andere andere Gefühle haben und er mit seinem Gefühl allein stehen bleibt. Und davor hat anscheinend gerade das nur scheinbar „starke Geschlecht" der Männer regelrecht Angst. Wenn Fühlen und Denken nicht zur Übereinstimmung gebracht werden, dann ist dies meist der Hintergrund für fehlende psychische Gesundheit. Auf diesem Boden breiten sich nicht nur psychische, sondern auch psychosomatische, körperliche Krankheiten aus (s. Kap. 9 Psychosomatik, S. 106 ff).

1.7 Bruchstelle Aktionismus

Die zweite Bruchstelle im Bewusstheitsrad liegt zwischen dem Wollen und dem Handeln. Auch hierbei handelt es sich um einen Abwehrmechanismus, den Aktionismus. Mit dem Aktionismus oder scheinbaren „Sachzwängen" wird die Frage nach dem, was man will, abgewehrt, weil jeder angeblich doch handeln muss. Die differenzierte Frage „Was will ich und ist es mir wirklich so viel wert, dass ich dafür etwas tun oder alle Hebel in Bewegung setzen will, um es zu bekommen?" ist eine wichtige Voraussetzung dafür, nicht in blinden, d. h. unüberlegten Aktionismus zu verfallen. Insofern steht das Wollen in der Theorie eindeutig vor dem Handeln.

Definition
Wo das Handeln die Reflexion des Wollens ersetzt und überlagert, spricht man von Abwehrmechanismus des Aktionismus.

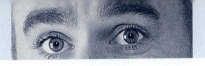

Beispiel

Um im obigen Beispiel zu bleiben: Warum reicht es nicht, das schöne Halstuch der Schülerin zu sehen, warum muss ich es gleich haben wollen? Der unüberlegte Aktionismus könnte dazu führen, dass ich mehr Geld ausgebe, als ich eigentlich im Moment zur Verfügung habe. Ich sollte mir lieber reiflich und gründlich überlegen, was ich will und ob ich auch die Konsequenzen tragen möchte.

Viele Menschen lassen sich mit Sachzwängen abspeisen, statt sich zu fragen, ob sie damit wirklich zufrieden sind. „Wo ein Wille ist, da ist ein Weg", sagte man früher. Damit war gemeint: „Wenn mir etwas nicht gefällt und es meinem Wollen widerspricht, dann muss ich es ändern". Es gibt keine Sachzwänge, die sich nicht wieder ändern, abmildern oder abbiegen ließen, wenn man nur will. Aber darüber nachzudenken, was sie wollen, scheuen sich viele Menschen, weil das das Ende ihres „faulen" Lebens und ihrer permanenten Ausreden wäre. Sie könnten dann nicht mehr andere und Sachzwänge dafür verantwortlich machen, dass es ihnen schlecht geht. Sie müssten wirklich die Verantwortung für sich und ihr Leben übernehmen und entsprechend verantwortlich und überlegt handeln. Und daran führt kein Weg vorbei, denn jeder ist selbst für sein Glück und Unglück verantwortlich, weil er daran beteiligt ist durch sein Handeln und seine Unterlassungen. Für diesen, zugegeben mühsamen, Weg bietet das Bewusstheitsrad ein gutes Handwerkszeug an.

Lernaufgabe

Erinnern Sie sich an eine Entscheidung, die Sie in letzter Zeit getroffen haben (z. B. die Entscheidung für oder gegen den Kauf eines eigenen Autos o. Ä.). Machen Sie sich mithilfe des Bewusstheitsrades die verschiedenen Stationen und eventuellen Schwachstellen Ihres Entscheidungsweges bewusst und diskutieren Sie mit Ihren Mitschülern darüber.

Literatur

Behrendt, J.-E.: Das dritte Ohr. Vom Hören der Welt. Rowohlt, Reinbek 1988.

Lantermann: Handeln und Emotionen. In: Euler, H.A. Mandl: Emotionspsychologie. Urban & Schwarzenberg, München 1983

2 Zweite Geburt des Menschen
Wir werden Menschen unter Menschen.

Geburt. Wenn der Mensch geboren wird, ist er eigentlich noch nicht zu Ende „gereift". Er kommt hilflos und abhängig auf die Welt und ist angewiesen auf ein soziales Nest und Netz, das seine „Nachreifung" nach der Geburt gewährleistet. Die Tatsache, dass man körperlich die Geburt überstanden hat und abgenabelt wurde, bedeutet noch längst nicht, dass man überlebensfähig ist. Die erste Geburt, die körperliche Geburt, ist insofern nur die Voraussetzung für die weitere Entwicklung, die nötig ist, damit wir zu überlebensfähigen und später selbstständigen Menschen werden können.

Ein neugeborenes Baby, das von seinen Eltern bzw. der Mutter nicht angenommen, sondern liegen gelassen und ausgesetzt wird, geht jämmerlich zugrunde, wenn es nicht gefunden, aufgenommen und versorgt wird. Es kann sich nicht fortbewegen, sich nichts zu essen besorgen, sich nicht gegen Kälte oder Hitze schützen etc. Außer schreien kann es fast noch nichts.

Symbiose. Während der innigen Symbiose mit der Mutter (s. Kap. 7 Reifeentwicklung der Menschen, S. 64 ff) in der Zeit der Schwangerschaft im Mutterleib reift der Embryo heran, aber er kommt im Gegensatz zu vielen Tieren unfertig auf die Welt. Das Neugeborene braucht die ersten beiden Lebensjahre, um die vorhandenen Defizite auszugleichen und überlebenswichtige Dinge zu lernen, wie Laufen, Sprechen etc. Natürlich hat das Baby auch schon Fähigkeiten: Es kann lächeln, als Überlebensreflex, damit es nicht von genervten Eltern „an die Wand geklatscht" wird; es kann schreien, wenn es Unlust verspürt oder um darauf aufmerksam zu machen, dass es etwas braucht. Zum Zeitpunkt der Geburt unterscheiden den Menschen vom Tier folgende Punkte:

- **hohe Unfertigkeit:** Die übermäßige Kopfentwicklung führt dazu, dass der Rest des Menschen noch weitgehend unfertig und er deshalb noch nicht lebensfähig ist;
- **fehlende Spezialisierung:** Einzelne Fähigkeiten wie Laufen, Klettern etc. sind bei einigen Tieren jeweils weiter entwickelt als beim Menschen;
- **größere Flexibilität:** Die Tatsache, dass der Mensch aber von allem etwas kann, wie Laufen, Klettern etc., verleiht ihm im Vergleich zu den Tieren eine höhere Flexibilität;
- **Lernoffenheit:** Der Mensch ist weniger als die Tiere durch seine Instinkte und Triebe festgelegt und ist dadurch offener für neue Lernerfahrungen;
- **Orientierung auf die Zukunft:** Der Mensch lebt nicht wie das Tier ausschließlich in der Gegenwart, sondern kann auf die Zukunft bezogen aus den Fehlern der Vergangenheit lernen.

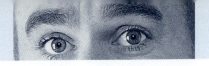

Hospitalismus. Wenn das Baby nach der Geburt zwar körperlich versorgt, also gewickelt und mit Nahrung versorgt, ansonsten aber vernachlässigt wird, entwickelt es sich trotzdem nicht weiter und verkümmert. Dafür gibt es den Fachbegriff des Hospitalismus, abgeleitet von den frühen Hospitälern, d.h. großen Krankenanstalten, in denen neben der körperlichen Versorgung keine Zeit für seelische Zuwendung blieb.

 Definition
Hospitalismus bedeutet die seelische Verkümmerung infolge fehlender Anregung.

Hauptbezugsperson. Das hilflose, von fremder Hilfe abhängige Baby braucht vor allem emotionale Wärme (Nestwärme). Es muss nicht nur gefüttert werden, sondern braucht auch Hautkontakt. Beim Stillen oder auch bei der Flaschenernährung wird das Baby ja nicht nur satt gemacht, sondern es wird dabei mit ihm gelacht, gescherzt, gesungen, erzählt, gekuschelt. Die Sinne des Babys müssen angeregt werden, damit seine Neugier angestachelt wird. Das fängt bei der Gestaltung des Bettchens oder der Wiege an, wo meist bunte Mobiles sich im Luftzug bewegen und das Baby mit den Augen und dem Kopf der Bewegung nachgehen kann. Das Baby wird bei Unruhe getragen, instinktgemäß meist auf der linken Körperseite, wo es den bekannten, beruhigenden Herzschlag der Mutter besser hören kann. Der Kopf wird gehalten, damit er nicht hin und her schlägt. Es ist aber nicht nur körperlicher Halt gemeint, sondern auch der daraus erwachsende seelische Halt. Aus Rückhalt wird langsam in der frühkindlichen Entwicklung Rückgrat. Alle Babys und Kleinkinder (bis zum 3. Lebensjahr) brauchen das, was der Kinderpsychoanalytiker Winnicott eine „hinreichend gute Mutter" genannt hat. Hinreichend gut heißt hier eine verlässliche Bezugsperson. Das muss nicht unbedingt die Mutter sein, das kann auch der Vater oder im Verhinderungsfall der Eltern eine professionelle Kraft sein. Die Tatsache, dass die biologische Mutterschaft sofort zur „sozialen Mutterschaft" verlängert wird, in dem Sinne, dass Mütter sich als einzige und am besten um ihre Kinder kümmern können, ist eine gesellschaftliche Entwicklung und Entscheidung, die auch anders ausfallen könnte. Es ist nur billiger für die Gesellschaft, wenn die Mütter dies selbstverständlich ehrenamtlich oder für ein Taschengeld (Erziehungsgeld) tun. Nur wer eine hinreichend gute Mutter, einen hinreichend guten Vater oder eine andere verlässliche Bezugsperson erlebt hat, wird das Urvertrauen in die Welt gewinnen und erkennen, dass diese Welt nicht feindlich, sondern lebenswert ist. Dieses Urvertrauen in die Welt ist für die Psychologie die Basis des späteren Selbstvertrauens (s. Kap. 7 Reifeentwicklung des Menschen, S. 64 ff).

2 Zweite Geburt des Menschen

Prägung. Wir sind als neugeborene Babys also alle auf Hilfe angewiesen und werden gleichzeitig durch die Art der erfahrenen Hilfeleistung geprägt. Dies ist ein weiterer Schlüsselbegriff der Psychologie. An anderer Stelle war bereits gesagt worden, dass das Großhirn des Menschen bei Geburt leer ist; das Baby ist so etwas wie ein unbeschriebenes, leeres, weißes Blatt Papier (s. Kap 1 Bewusstseinsrad, S. 5 ff). Deshalb sind die ersten, frühkindlichen Erfahrungen so wichtig, weil durch die „Brille" der ersten Erfahrungen alle späteren Erfahrungen gesehen und gewertet werden.

Definition
Die frühkindlichen Erfahrungen werden in der Psychologie und Psychoanalyse frühkindliche Prägungen genannt.

Diese Muster und Prägungen begleiten uns ein Leben lang.

Urangst. Die grundlegende Prägung besteht in der Bewältigung der Angst. Da gibt es zuerst die elementare Geburtsangst, die Angst, den dunklen Geburtskanal mit seiner Enge und den Druck der Wehen zu überstehen. Angst kommt übrigens vom lateinischen „angustus" und bedeutet Enge. Diese Angst haben wir in der individuell sehr unterschiedlichen, leichten bis schweren traumatischen Geburt erlebt und überlebt. Auch das Fehlen dieser Grunderfahrung in der Kaiserschnittgeburt ist prägend. Vielen durch Kaiserschnitt geborenen Kindern fehlt die Grenzerfahrung des Geburtskanals; sie spüren sich nicht und bevölkern heute in Scharen die Praxen der Kinderärzte und Ergotherapeuten.

Angst, allein gelassen zu werden. Entscheidend für die Prägung ist also nicht die angenehme oder unangenehme Erfahrung; jede Erfahrung prägt. So auch bei der Bewältigung der zweiten Grundangst, die jeder Mensch als Baby und in seiner Kindheit erfahren und bewältigen musste: die Angst, allein gelassen zu werden. Das Baby lernt erst mühsam in den ersten Lebenswochen zu sehen. Erst erkennt es Hell-dunkel-Unterschiede, später dann Konturen, dann Gesichter, und kann diese der Mutter, dem Vater etc. zuordnen. Wenn das Baby jetzt in seiner Wiege im Kinderzimmer schläft und aus irgendeinem Grund unruhig wird und aufwacht, dann schreit es, weil es niemanden sieht. Es fühlt sich mutterseelenallein gelassen. Für das Baby ist sein Zimmer, sein Gesichtskreis, die Welt. Es weiß nicht, dass die Wohnung aus weiteren Zimmern besteht; es ist allein und schreit. Geprägt wird es jetzt durch die auf das Schreien, das für die Bezugsperson einen Reiz darstellt, erfolgende Reaktion.

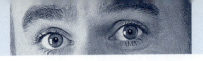

> **Beispiel**
> Ein 3 Monate altes Baby schreit mitten in der Nacht. Darauf kann seitens der Bezugsperson völlig unterschiedlich reagiert werden: a) Sie läuft sofort und schaut nach, was das Baby hat; b) sie dreht sich im Bett auf die andere Seite in der Hoffnung, dass sich das Baby von allein wieder beruhigt. Falls dies nicht der Fall ist, steht sie genervt auf; c) sie lässt das Baby schreien, weil die Oma gesagt hat, sie solle das Baby nicht verwöhnen, und ein bisschen Schreien kräftige nur die Lunge. Jede dieser möglichen und auch der vielen anderen Reaktionsmöglichkeiten stellt eine grundlegende Erfahrung, eine Prägung dar: a) Ich brauche nur einmal „piep" zu sagen, schon kommt jemand und kümmert sich; b) wenn ich wirklich ein Gefühl des Unwohlseins habe, muss ich das entsprechend laut, deutlich und nachhaltig äußern, c) egal wie sehr ich auch schreie, es nützt nichts, ich werde mit meinen Bedürfnissen vernachlässigt und überhört.

Ob wir also eher Ur-Vertrauen in die Zuverlässigkeit der Welt durch die Aufmerksamkeit der Bezugsperson, also meistens immer noch der Mutter, gewinnen, oder Ur-Misstrauen gegen die Welt entwickeln infolge der Unaufmerksamkeit oder Missachtung durch die Bezugsperson, hängt von dieser Grunderfahrung ab. Das spätere positive Selbstvertrauen oder negative Minderwertigkeitsgefühl gründet in diesen frühkindlichen Prägungen. Deshalb ist es so wichtig, von unserer Hauptbezugsperson, die uns zumindest die ersten Lebensjahre begleiten und unterstützen sollte, „hinreichend gut gehalten" worden zu sein. Das „hinreichend" ist eine wichtige Einschränkung zum Schutz der Mütter vor Schuldzuweisungen. Denn auch die beste Mutter oder Bezugsperson kann nicht 24 Stunden am Tag am Bett ihres Babys verbringen. Auch die beste Mutter muss mal zur Toilette, waschen, kochen, einkaufen, schlafen etc.

2.1 Anlage-Umwelt-Problem

Temperament

Natürlich ist die grundlegende Prägung nicht nur eine einseitige Prägung durch die Umwelt der Bezugsperson. Die Anlage des Babys, so z. B. sein Temperament, spielt da durchaus als weitere Einflussgröße auf das Geschehen, auf die Reaktion und damit auf die Art der Prägung eine Rolle. Das Temperament ist genetisch angelegt, wird also vererbt. Es wird allerdings im Austausch mit der erzieherischen und gesellschaftlichen Umwelt beeinflusst, also gefördert oder blockiert. Da gibt es Babys, die sehr schnell resignieren, sich aufgeben und leise wimmernd im Bettchen liegen, oder aber Babys, die erst richtig aufdrehen, wenn sie ihren Willen nicht durchsetzen

2 Zweite Geburt des Menschen

können und niemand kommt. Seit dem Altertum werden vier grundlegend unterschiedliche Temperamente des Menschen unterschieden:
- cholerisch,
- melancholisch,
- phlegmatisch,
- sanguinisch.

Beispiel
An einem wunderschönen Frühlingsmorgen steht ein Mensch froh gelaunt auf und beschließt, einen Spaziergang zu machen. Er ist noch nicht weit gekommen, da versperrt ihm ein großer Felsklotz den Weg. Wie reagieren die verschiedenen Temperamentstypen des Menschen auf das Hindernis? Der **Sanguiniker** betrachtet den Fels als Herausforderung, hält Ausschau nach einem Stab, übt Stabhochsprung, überwindet das Hindernis und setzt seinen Weg beschwingt fort; der **Choleriker** ärgert sich sehr über den hinderlichen Fels, tritt wütend dagegen und bricht sich den Fuß; der **Phlegmatiker** sieht den Fels, macht keinerlei Anstrengungen, ihn zu überwinden, sondern geht stattdessen nach Hause und legt sich frustriert ins Bett, um weiterzuschlafen; der **Melancholiker** versinkt angesichts des Hindernisses in tiefe Depression, weil ihm immer die größten Steine in den Weg gelegt werden und er es im Leben immer so schwer hat.

Anlage-Umwelt-Prägung

Bei der menschlichen Prägung durch grundlegende Erfahrungen und Muster von Lebenseinstellungen, die wir durch diese Erfahrungen erwerben, handelt es sich immer um ein komplexes Geschehen zwischen den Anlagen, die wir genetisch mitbringen, und der gesellschaftlichen Reaktion unserer Beziehungspartner auf unsere Anlagen und Verhaltensweisen. Der in der Wissenschaft anzutreffende Grundsatzstreit zwischen den Anlage-Vertretern, die das menschliche Verhalten also für durch die Gene vorbestimmt halten, und den Umwelt-Vertretern, die das menschliche Verhalten fast ausschließlich auf gesellschaftliche Lernerfahrungen zurückführen, ist äußerst unfruchtbar. Die extremen Anlage-Vertreter sind bei uns in Deutschland die Verhaltensbiologen um Konrad Lorenz. Sie führen 90 % des menschlichen Verhaltens auf seine genetische Anlage zurück. Die extremen Umwelt-Vertreter sind die Lerntheoretiker, die das menschliche Verhalten zu 90 % mit den gesellschaftlichen Lernerfahrungen begründen.

Beiden gemeinsam ist die Ablehnung der **Verantwortlichkeit** des Menschen. Die Anlage-Vertreter entschuldigen menschliches Fehlverhalten mit der schlechten Erbanlage, die Umwelt-Vertreter mit den schlechten Lernerfahrungen der früh-

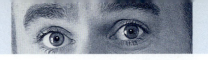

kindlichen Prägungszeit. So taucht dann regelmäßig im Sommerloch der Zeitungen die Nachricht auf, das „Kriminalitätsgen" oder das „Schwulengen" sei jetzt endlich gefunden. Man müsse es nur noch von den Genetikern entfernen lassen, und schon sei die Welt in Ordnung. Die „Schuld" wird in beiden Richtungen immer auf die anderen abgewiesen, Verantwortlichkeit nicht wahrgenommen.

Dieser Grundsatzstreit ist nicht nur äußerst unfruchtbar, sondern auch nicht lösbar, weil wir nur Menschen kennen, die unter Menschen Menschen geworden sind, im sozialen Netz ihrer Abhängigkeit und der dort erfahrenen Hilfe in der Gesellschaft. Es kann zwar sein, dass ein unter Tieren ausgesetzter Mensch überlebt, aber er wird eben kein Mensch in unserem Sinne.

Sozial-Psychologie

 Merke
Beim menschlichen Verhalten handelt es sich also um ein Zusammenspiel von genetischer Anlage und gesellschaftlicher Erfahrung.

Das Mischungsverhältnis beträgt auch nach der Meinung der aufgeklärten Vertreter der oben beschriebenen Extrempositionen 50:50%. In diesem Sinne sprechen wir auch von der Sozial-Psychologie, weil das Individuum, das in seiner Entwicklung Gegenstand der Psychologie ist, nicht im luftleeren, sondern nur im sozialen, gesellschaftlichen Raum zu verstehen ist.

Im Einzelnen ist es nur schwer bzw. gar nicht zu klären, ob z. B. eine genetische Veranlagung (Disposition) zum Herzinfarkt vorliegt oder das psychosomatische Reaktionsmuster (s. Kap. 9 Psychosomatik, S. 106 ff) von den Eltern abgeschaut und demzufolge erlernt ist.

Lerntheorie

Neben der genetischen Anlage, die der Mensch bei Geburt mitbringt, lernt er viel in seiner menschlichen Umgebung. Die Lerntheoretiker gehen in ihrem Menschenbild davon aus, dass der Mensch bei Geburt ein leeres, unbeschriebenes Blatt ist, das erst durch seine gesellschaftlichen, sozialen Lernerfahrungen „beschrieben" und geprägt wird. Im Einzelnen unterscheiden die Lerntheoretiker drei verschiedene Arten des Lernens:

Klassisches Konditionieren. Nach dem Pawlow-Grundmodell beschreiben die Lerntheoretiker das Reiz-Reaktions-Lernen des Menschen so, dass bestimmte Koppelungen von (Sinnes-)Reiz und (Verhaltens-)Reaktion gelernt werden. Bei Pawlows Hundeexperiment war dies die Kopplung von einer Glocke (= Sinnesreiz), die immer dann ertönte, wenn auf der Verhaltensebene die Hunde fraßen. Die Hunde lernten die Koppelung, sie wurden darauf abgerichtet und reagierten ihrerseits darauf, indem sie später bereits beim Glockenton in Vorfreude auf das Fressen, das damit angekündigt wurde, Speichelfluss zeigten. In der Art des Reiz-Reaktions-Lernens lernt auch der Mensch kleine Verhaltensabschnitte, z. B. auch destruktives Verhalten. Wenn z. B. viele Kinder gleichzeitig den einen Spielzeugtraktor (Reiz) im Sandkasten haben wollen, probieren sie nach dem Vesuch/Irrtum-System unterschiedlichste Verhaltensweisen aus wie Schubsen, Ablenken, Tauschen, Verhandeln, Quengeln etc. Die Verhaltensweise, als deren Reaktion sie den Traktor erlangen, wird gelernt.

Operantes Konditionieren. Der Erfolg, der darin liegt, den einen Spielzeugtraktor im Sandkasten trotz aller anderen Kinder, die ihn gerne hätten, für sich zu gewinnen, ist allerdings gesellschaftlich definiert. Denn die Freude hält nicht lange, wenn nach bestandenem Kampf um den Traktor die umstehenden Mütter ins Geschehen eingreifen und das Spielzeug anders, z. B. nach Größe oder Alter, zuteilen. Mittel- und langfristig wird jetzt das Verhalten übernommen und gelernt, das gesellschaftlich anerkannt erfolgreich ist. Erfolgreiches Verhalten wird verstärkt, Verhalten, mit dem man keinen Erfolg, also nur Misserfolg hat, wird nicht gelernt, sondern fallen gelassen. In unserer Ellenbogen- und Konkurrenzgesellschaft wird auf diese Art in vielfältigster Form Aggressivität bzw. Destruktivität gelernt.

Lernen am Modell. Eine dritte Lernart besonders für komplette Verhaltensarten und nicht nur einzelne Sequenzen beschreiben die Lerntheoretiker als Lernen am Modell. Voraussetzung dafür ist die positive Identifikation des Lernenden mit dem Modell. Für Kinder sind die Eltern das bevorzugte, tagtäglich vorhandene Modell. Besonders nachhaltig wirkt dann natürlich folgender Anschauungsunterricht: Die Eltern sagen dem Kind, „Du darfst aber nicht schlagen", und geben ihm eine Ohrfeige, um das zu unterstreichen. Ähnlich nachhaltig wirkt die „Erziehung" durch die Medien. Nach Erkenntnissen des Aggressionsforschers Hacker hat ein amerikanisches Fernsehkind im Alter von 12 Jahren über 1000 Morde am Bildschirm miterlebt, ohne dies verarbeiten zu können. Dann verwundert es kaum mehr, wenn in Liverpool vor ein paar Jahren 2 Kinder im obigen Alter ein kleineres Kind zu Tode gequält haben, weil sie ausprobieren wollten, ob das Kind dann auch, wie im Fernsehen, wieder aufsteht. Es blieb leider tot.

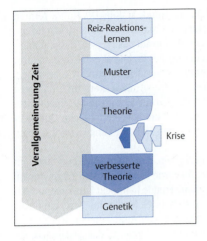

Abb. 2.1 Entstehung eines Lernmusters

Lernmuster

Der Ausgangspunkt wird gebildet von den Lernerfahrungen des Reiz-Reaktions-Lernens. Hier werden kleine Sequenzen in der Art der Koppelung gelernt, z. B. „wenn ich für eine Klausur lerne, habe ich größere Erfolgsaussichten auf eine gute Note, als wenn ich nicht lerne." Wird diese Einzelerfahrung im Verlauf des ersten Ausbildungsjahres öfters bestätigt, wird daraus eine Prägung, ein **Muster**. Im Prozess der weiteren Verallgemeinerung der Lernerfahrung wird daraus die persönliche **Theorie**, dass Leistung – auch Lernleistung – sich lohnt. Diese allgemeine Theorie als Einstellung zur eigenen Person und zum eigenen Verhalten in der Welt wird ab und zu in Krisen erschüttert, z. B. wenn man trotz guter Vorbereitung bei einem Lehrer, dem man unsympathisch ist, eine schlechte Note bekommt. Dann muss die Ausgangstheorie dahingehend nachgebessert werden, dass Leistung alleine noch keine Erfolgsgarantie ist, sondern auch durch Werben um Sympathie, durch Freundlichkeit, kurz also durch Beziehungsqualität, mit beeinflusst wird. Wenn die nun verbesserte Theorie die Realität besser abbildet und bestätigt wird, dann kann daraus durch über Generationen hinweg wiederholte Bestätigung eine **genetische Prägung** werden (Abb. 2.1).

Lernaufgabe
Überlegen Sie sich Beispiele für die 3 verschiedenen Lernarten.

2.2 Sozialcharakter als Ergebnis der Sozialisation

Die allgemeine Tatsache der Prägung des Einzelnen im Zusammenspiel von genetischer Anlage und gesellschaftlicher Umwelt konkretisiert sich im Prozess der Erziehung und der Sozialisation. Sozialisation ist dabei der Oberbegriff, Erziehung ein untergeordneter Begriff.

> **Definition**
> Unter Sozialisation versteht man den lebenslangen Lernprozess des Menschen mit dem Ziel seiner Eingliederung in die Gemeinschaft. Das Ergebnis der Sozialisation ist der Sozialcharakter.

Die **Sozialisation** erfüllt eine gesellschaftliche Aufgabe. Sie ist, unabhängig von der jeweiligen Gesellschaftsform, also egal ob in der Sowjetunion, in Japan, in Nigeria, in Brasilien oder den USA, notwendig, damit sich die Gesellschaft in die Zukunft verlängern kann. Es ist die soziologische Aufgabe der Sozialisation, die Gesellschaft zu erhalten. Dies geht nur, wenn die nachwachsende Generation einer Gesellschaft, also die Kinder und Jugendlichen, die kulturellen Normen und Werte der Gesellschaft akzeptieren und als ihre eigenen übernehmen.

Der **Generationenkonflikt** ist im Prozess der gesellschaftlichen Eingliederung der Jugendlichen in die von den Eltern und Erwachsenen vorgegebene Gesellschaft notwendig und normal. In diesem Generationenkonflikt, von der Pubertät (s. Kap. 7 Reifeentwicklung des Menschen, S. 64 ff) bis zum Abschluss der Ausbildung und der ersten Berufstätigkeit, überprüfen die Jugendlichen, ob das gesellschaftliche Angebot für ihre persönliche Selbstverwirklichung ansprechend und ausreichend ist. In den 80er Jahren gab es in der Bundesrepublik die „Null-Bock-auf-Zukunft-Fraktion" unter den Jugendlichen, die infolge fehlender Ausbildungs- und Aufstiegschancen keinen Sinn in gesellschaftlichem Engagement sahen. Diese Jugendlichen waren „frustriert", d. h. ihre Bedürfnisse und Wünsche an die Zukunft wurden nicht erfüllt. Eine solche „Null-Bock"-Einstellung ist gesellschaftlich äußerst problematisch, weil der Fortbestand der Gesellschaft infrage gestellt wird, wenn die Jugendlichen schon mit 18 Jahren am liebsten die Rente anmelden wollen, statt erst einmal ein Arbeitsleben lang Beiträge in die Rentenversicherung einzuzahlen. Setzt sich eine solche Einstellung über mehrere Generationen fort, dann ist die Gesellschaft in ihrem Bestand bedroht und zum Untergang verurteilt.

Sozialisation ist also im Interesse des Fortbestandes der Gesellschaft überlebenswichtig. Wie wird denn nun die Sozialisation praktisch bewältigt oder durchgeführt? Dies geschieht zuerst im Erziehungsprozess in der Familie. In der **Erziehung** wird unterschieden zwischen den Erziehungszielen, die Kinder gesellschaftsfähig zu machen, und den Erziehungsmethoden. Bei den Methoden handelt es sich um das alt-

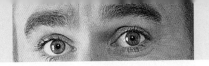

bewährte Doppelpack von Zuckerbrot und Peitsche. Zuerst versuchen die Eltern in der Erziehung, mit Lob oder Anreizen das Kind auf das Erziehungsziel hin zu orientieren. Gelingt dies nicht, wird mit Strafe oder Verweigerung von Wünschen reagiert, um auf diese Weise das Ziel doch noch zu erreichen. So lassen sich aktuell weitere Doppelpackungen der Erziehungsmittel beschreiben: Taschengeld/Taschengeldkürzung; Zuwendung/Liebesentzug; Spielmöglichkeiten/Fernseh- oder Videoverbot; Lob/Tadel; Lob/Prügel etc. Erziehung ist ein engerer Begriff als Sozialisation, weil in der Erziehung, im begrenzteren Raum der Familie, viel besser die Einhaltung der Erziehungsziele überprüft und kontrolliert werden kann als im weiten Raum der Gesellschaft, in dem Sozialisation stattfindet.

Sozialisationsprozess

Im Einzelnen wird der Sozialisationsprozess wie folgt untergliedert:

Primäre Sozialisation. Das ist die klassische Erziehung in der heutigen Kleinfamilie in den ersten Lebensjahren. Wichtige Erziehungspersonen sind die Eltern und die Geschwister. In der Familie werden die grundlegenden gesellschaftlichen Werte und erwünschten sozialen Verhaltensweisen anerzogen. Die Familie wird deshalb oft auch die „Keimzelle des Staates" genannt (s. Kap. 12.2 Aufbau und Struktur der Gesellschaft, S. 155 ff).

Sekundäre Sozialisation. Sie beginnt, sobald das Kind die Familie verlässt, also mit dem Eintritt in den Kindergarten, spätestens mit dem Eintritt in die Schule. Im weiteren Sinne zählt dann noch die Berufsausbildung dazu. Jetzt kommen als Erziehungspersonen dazu: männliche und weibliche Erzieher, Lehrer, Ausbilder, Spielkameraden, Freunde, Cliquen, Wortführer in Freizeitgruppen, Medien und Werbung.

Tertiäre Sozialisation. Im engeren Sinn ist damit die Re-Sozialisation gemeint, also der Versuch, aus der Gesellschaft ausgeschlossene Gruppen, z. B. Kriminelle oder Drogenabhängige, wieder in die Gesellschaft einzugliedern, zu resozialisieren.

Rollen. Neben den kulturellen Normen und Werten werden in der Sozialisation auch die gesellschaftlichen Rollen eingeübt (s. Kap. 14.1 Rollentheorie), wobei „natürliche" Rollen wie Mutter, Vater, Kind von sozialen Rollen unterschieden werden, die in bestimmten Beziehungsgefügen eingenommen werden, z. B. „Lehrer und Schüler", „Chef und Mitarbeiter", „Mann und Frau". Diese sozialen Rollen sind wichtig, um das gesellschaftliche Gefüge zu stabilisieren und so die Fortdauer der Gesellschaft zu garantieren.

2 Zweite Geburt des Menschen

Einfluss der Lebens- und Arbeitsbedingungen der Eltern

Das Ergebnis der Sozialisation ist der Sozialcharakter. Dieser kommt nicht zufällig zustande, sondern wird durch die Gesellschaft beeinflusst.

Definition
Der Sozialcharakter ist geprägt durch die Lebens- und Arbeitsbedingungen einer Gesellschaft.

Die Lebens- und Arbeitsbedingungen der Eltern, die Kinder erziehen, beeinflussen deren Sozialcharakter. Darunter ist Folgendes zu verstehen:

Einflussgrößen der Arbeitsbedingungen

Handarbeit oder Kopfarbeit. Die Art der Arbeitstätigkeit prägt den Menschen. Dazu zählt die Arbeitsatmosphäre, der Arbeitsrhythmus, die Arbeitshektik und die Anerkennung, die die Arbeit findet, z. B. in Form des Arbeitseinkommens. Die Arbeitserfahrungen übertragen sich auch auf die Erziehung: So wird ein Kopfarbeiter in der Erziehung wesentlich leichter zur Diskussion bereit sein, weil er das in der Arbeit gelernt hat und tagtäglich tun muss, als ein Fließbandarbeiter, der auch in der Arbeit nicht gefragt wird, was er für eine Meinung hat. Wer im Beruf gestresst ist, hat keine Ruhe mehr, zu Hause in der Erziehung für eine gute Atmosphäre zu sorgen.

Position. Wichtig ist auch die Position, die aus der Arbeitstätigkeit erwächst: Bin ich Führungskraft oder Mitarbeiter bzw. Mitarbeiterin; arbeite ich selbstständig oder muss ich fremde Anordnungen ausführen? Selbstständigkeit als Erziehungsziel kann am ehesten erreichen, wer selbst selbstständig ist. Die berufliche Position, wenn sie eine hervorgehobene ist, wird dann oft auch in der Erziehung beansprucht, oder eine untergeordnete berufliche Position wird „abgesichert" durch Sprüche wie: „Solange du deine Füße unter meinen Tisch stellst, bin ich nicht bereit zur Diskussion."

Einkommen. Das Einkommen aus der Arbeitstätigkeit ist einerseits Anerkennung für die geleistete Arbeit, bestimmt andererseits aber auch die Lebensbedingungen.

Einflussgrößen der Lebensbedingungen

Familie. Ist die Familie vollständig oder unvollständig? Jede dritte Ehe wird heute in der Bundesrepublik geschieden. Wichtig ist auch, ob die Mutter berufstätig ist oder nicht, ob sich der Vater um die Erziehung kümmert und ob es sich um ein Einzelkind oder Geschwisterkind handelt. Aus der Familientherapie wissen wir einiges über den Einfluss des Rangs in der Geschwisterreihe. Die Erstgeborenen sind meist

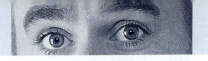

eher konservativ, den elterlichen Aufträgen und der Hilfserziehung der jüngeren Geschwister verpflichtet. Die Zweitgeborenen sind oft die „Rebellen" der Familie, die eher eigene Ideen durchsetzen können. Die Letztgeborenen sind einerseits oft sehr verwöhnt, aber nicht selten auch die „schwarzen Schafe" der Familie, weil alle anderen wichtigen Aufträge schon vergeben sind. Sie werden aber auch am längsten von den Müttern geklammert und am Austritt aus der Kernfamilie gehindert, weil die Mütter sich sonst nicht mehr gebraucht fühlen.

Wohnverhältnisse. Es macht einen großen Unterschied, ob Kinder in einer Mietwohnung oder in den eigenen vier Wänden bzw. dem eigenen Haus erzogen werden: Sie dürfen weniger oder mehr Lärm machen, haben weniger oder mehr Platz. Es ist z. B. wichtig, ob Kinder ein eigenes Zimmer haben und wie es ausgestattet ist: Möbel, Spielzeug, Fernseher, Computer, Bücher etc.

Wohngegend. Abgesehen von der Tatsache, dass wir alle in einem reichen Industrieland, der Bundesrepublik, wohnen, gibt es doch große Unterschiede, und zwar nicht nur zwischen Stadt und Land, sondern auch zwischen „guten" Wohnlagen, Einfamilienhaus-Siedlungen oder Villen, und „schlechten" Wohnlagen, wie Mietwohnungsbau-Siedlung, Hochhaus-Siedlung etc.

Einkommen. Das zum Leben zur Verfügung stehende Geld ist natürlich die wichtigste Einflussgröße, weil es hier die größten Unterschiede gibt (Kap. 12.3 Schichtentheorie der Gesellschaft, S. 159 ff)

2.3 Sozialcharakter als kulturelle Prägung

Die zur Menschwerdung nötige zweite Geburt des Menschen wird auch als die sozial-kulturelle Geburt oder die Enkulturation (Gehlen 1940) bezeichnet. In ihr werden die kulturellen Normen und Werte überliefert und von einer Generation auf die andere weitergegeben. So ist unser heutiger Sozialcharakter unter dem Einfluss der Konkurrenzgesellschaft geprägt worden.
Ein Brainstorming meiner Schüler zum Thema „der ‚typisch deutsche' Sozialcharakter" (Abb. 2.2) ergab eine Sammlung von Eigenschaften, die aber alle nur vor dem Hintergrund einer vorher aufgelegten Folie „die Bundesrepublik als moderne Industrie- und Konkurrenzgesellschaft" zu verstehen sind. Es geht also nicht um individuelle Unzulänglichkeiten oder schuldhaftes Fehlverhalten, sondern um gesellschaftliche Beeinflussungen.

2 Zweite Geburt des Menschen

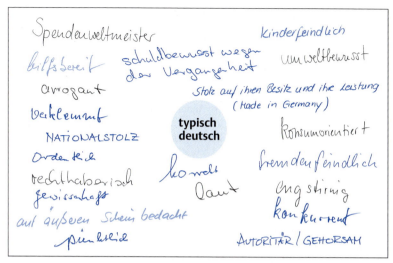

Abb. 2.2 Der „typisch deutsche" Sozialcharakter (Ergebnis eines Brainstormings mit Krankenpflegeschülern)

 Literatur

Bornemann, E.: Das Patriarchat. Ursprung und Zukunft unseres Gesellschaftssystems. Fischer-TB, Frankfurt/M. 1979

Gehlen, A.: Der Mensch – Seine Natur und seine Stellung in der Welt. Athenaeum, Berlin 1940

Gottschalch, W. u. Mitarb.: Sozialisationsforschung. Materialien, Problem, Kritik. Fischer-TB, Frankfurt/M. 1971

Scheu, U.: Wir werden nicht als Mädchen geboren, wir werden dazu gemacht. Fischer-TB, Frankfurt/M. 1977

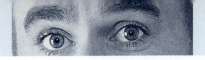

3 Motivation des Menschen
Jedes menschliche Verhalten ist sinnvoll.

Das Motto des Kapitels ergibt nur dann einen Sinn, wenn man davon ausgeht, dass es für jedes menschliche Verhalten einen, auf den ersten Blick nicht immer ersichtlichen, Grund gibt. Worin könnte diese Annahme begründet sein? Die Psychologie fragt nach der Motivation des Menschen, was ihn zum Handeln antreibt. Der Beweggrund zu seinem Handeln, das Motiv, ergibt sich aus den Bedürfnissen des Menschen.

3.1 Motivation und Bedürfnis

Körperliche Bedürfnisse

Bei den grundlegenden körperlichen Bedürfnissen des Menschen finden sich die überlebenswichtigen Bedürfnisse. Diese auch primäre Bedürfnisse genannten Motive (Abb. 3.1) sind angeboren und zum körperlichen Funktionieren des Menschen nötig. Sie dienen in der Pflege auch als Grundlage der ATL (Aktivitäten des täglichen Lebens) und AEDL (Aktivitäten und existenzielle Erfahrungen des Lebens). Der Körper des Menschen strebt nach dem Gleichgewicht, der Homöostase. Wenn der Körper beispielsweise Hunger verspürt, dann muss dieser Hunger gestillt werden. Über

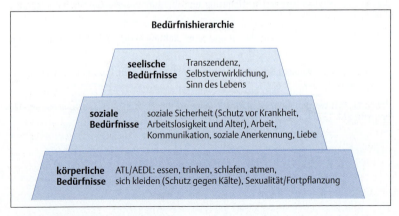

Abb. 3.1 Bedürfnishierarchie nach Maslow

3 Motivation des Menschen

die Verdauung wird dem Körper die benötigte Energie wieder zugeführt. Der Körper kann dann arbeiten, bis der Hunger von Neuem entsteht und wiederum durch Essen befriedigt werden muss. Das Beispiel verdeutlicht das energetische Verständnis des physikalischen Denkens des 19. Jahrhunderts. Neben den körperlichen Grundbedürfnissen wie Hunger, Durst etc. muss der Mensch sich je nach Kulturlandschaft gegen Kälte oder Hitze durch Kleidung oder Behausung schützen. Dann nennt Maslow (1992) hier auch noch die Sexualität. Dies geschieht aus zwei Gründen: Einmal ist die Sexualität eine körperliche Grundenergie, die gelebt werden will, und zum anderen ist sie für das Überleben der Gattung Mensch, für die Fortpflanzung des Menschengeschlechts, überlebenswichtig.

Soziale Bedürfnisse

Aufbauend auf den primären, körperlichen Grundbedürfnissen beschreibt Maslow die sekundären oder im Laufe der Sozialisation des Menschen erworbenen sozialen Bedürfnisse. An erster Stelle rangiert hier wohl das soziale Sicherheitsbedürfnis. Dieses Bedürfnis hat sich herausgebildet, weil der Mensch, allein auf sich gestellt, sein Überleben nicht sichern konnte (s. Kap. 2.3 Sozialcharakter als kulturelle Prägung, S. 28). Der Mensch braucht als soziales Wesen die Geborgenheit der menschlichen Gemeinschaft, er sehnt sich nach Liebe. Nur in Gemeinschaft fühlt er sich wahrgenommen und anerkannt, denn er wird nur wahrgenommen, wenn er kommuniziert. Diese Grundbedürfnisse, körperliche und soziale, werden manchmal auch als Defizitbedürfnisse beschrieben – Defizit im Sinne von Mangel, der verspürt wird und dann auf Ausgleich und Behebung drängt.

Auffällig ist die Nennung von **Arbeit** als Bedürfnis des Menschen. Die vordergründige Berechtigung ergibt sich aus der Tatsache, dass in unserer Gesellschaft nur der, der Arbeit hat, am sozialen Sicherungssystem von Kranken-, Renten- und Arbeitslosenversicherung teilhat. Es gibt allerdings noch eine weitere Begründungsschiene, die dem eher altertümlichen Menschenbild entspricht, dass der Mensch neugierig ist und darauf drängt, seine Vorstellungen über und von der Welt an der Welt auszuprobieren. Für viele Menschen ist Arbeit heute zu einem notwendigen Übel, zu einem lästigen Job geworden, um Geld zu verdienen. Dieses Geld tauschen wir ein gegen die Mittel, die wir brauchen, um unser Leben zu gestalten. Die Art der Organisation der Arbeit in der arbeitsteiligen Industriegesellschaft steht dem Bedürfnis des Menschen nach Arbeit allerdings entgegen: Erstens macht Arbeit nicht frei, sondern abhängig. Arbeitsteilung führt zu großer Abhängigkeit von den Zulieferern und Weiterverarbeitern der eigenen Teilleistung an einem Produkt. Dies allein ist nicht schlimm. Zerstörerisch wird es erst dadurch, dass wir zweitens nicht als Mensch gebraucht werden, sondern nur als Arbeitsfunktion. In der Arbeitsfunktion sind wir aber prinzipiell austauschbar und durch jeden an-

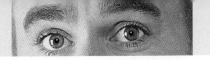

deren ersetzbar, erst recht, wenn der billiger ist. Dadurch wird unsere Selbst-Identität zerstört. Wenn ausschließlich der Markt und unser Marktwert unter dem Aspekt der Globalisierung über Erfolg und Misserfolg entscheiden, dann haben wir keinen Wert mehr als Mensch und können als zu teuer wegrationalisiert und „freigesetzt" werden. Geld zerstört alle unsere sozialen Beziehungen, weil prinzipiell alles käuflich und austauschbar wird. So können wir uns in der Arbeit keineswegs selbst verwirklichen, denn dazu muss man mit dem anderen in Kontakt, in Beziehung treten. Dies geht aber nur auf der Basis des ganzen Menschen. „Ohne Du kein Ich", formulierte der Philosoph Feuerbach. Wir erfahren uns erst in der Beziehung zum anderen. Völlig ernüchternd wird es dann, wenn wir die Arbeit verlieren, weil es sich nicht mehr lohnt, dass wir arbeiten, weil kein anderer mehr daran verdient, dass er uns arbeiten lässt. Insofern ist es sehr folgerichtig, dass neben der Arbeit das Bedürfnis nach **Liebe** bei Maslow auf der gleichen Ebene genannt wird. Wir Menschen sehnen uns alle nach bedingungsloser Liebe, und dies geht weit über die Anerkennung hinaus, die wir erzielen, wenn wir arbeiten und uns damit gesellschaftlich nützlich machen.

Seelische Bedürfnisse

Auf der dritten Stufe der Bedürfnishierarchie sind die bei Maslow so genannten **Wachstumsmotive** oder seelischen Bedürfnisse angesiedelt. Darunter versteht er Motive, die den Menschen dazu veranlassen, über den bisherigen Stand seines Seins und Handelns hinaus zu streben. Konkret nennt Maslow hier das Bedürfnis nach Selbstverwirklichung und das der Transzendenz. Die Bezeichnung Wachstumsmotiv ist wesentllich treffender als die in der Literatur auch zu findenden Begriffe Luxus- oder Überflussmotive. Denn im Sinne der humanistischen Psychologie geht es immer um das Wachstum des Menschen, das Wachstum seiner menschlichen und mitmenschlichen Potenziale. In diesem Sinne meint der Modebegriff der Selbstverwirklichung auch etwas völlig anderes als Egoismus. Denn wir können uns nur selbst verwirklichen, indem wir unsere Abhängigkeit von Beziehungen zu anderen Menschen realisieren und sie mitmenschlich leben. Mit Transzendenz meint Maslow die Orientierung des Menschen über sein befristetes Erdenleben hinaus. Hier stellt sich also die philosophisch/religiöse Frage nach dem Sinn des Lebens.

Bedürfnishierarchie

Die Hierarchie der Bedürfnisse bei Maslow heißt also, es gibt eine Ordnung der Bedürfnisse. Die körperlichen Bedürfnisse sind grundlegend überlebenswichtig, dann kommen unsere sozialen Bedürfnisse, und erst dann, wenn diese befriedigt sind, drängen unsere darüber hinausgehenden seelischen Bedürfnisse auf Befriedigung.

Es wäre völlig zynisch und menschenverachtend, mit einem Menschen, der vor lauter Hunger das Schild „Ich habe Hunger" nicht hochhalten kann, über den Sinn des Lebens diskutieren zu wollen. Der Mensch braucht erst einmal etwas zu essen, dann die Sicherheit, dass er auch morgen wieder etwas zu essen erlangen kann, bevor er sich der Frage nach dem Sinn des Lebens zuwenden kann.

Die Bedürfnishierarchie heißt aber auch, dass es sich bei den aufeinander aufbauenden Stufen um eine Weiterentwicklung von Bedürfnissen handelt. Die sozialen Bedürfnisse sind demzufolge Abwandlungen der körperlichen Bedürfnisse. Auf der körperlichen Ebene geht es beispielsweise um Sexualität, auf der Ebene der sozialen Bedürfnisse um Liebe. Liebe ist viel mehr als rein körperliche Sexualität, denn in der bedingungslosen Liebe, nach der wir uns alle sehnen, fühlen wir uns als ganze Menschen akzeptiert, so wie wir sind. Eine Mutter und ein Vater lieben das Kind um des Kindes selbst willen. Ein Kindermädchen kümmert sich um ein Kind, weil es dafür bezahlt wird. Oder ein weiteres Beispiel: Wenn ich Arbeit habe und damit mein soziales Sicherheitsbedürfnis befriedigt ist, komme ich auf der nächsten Stufe der Wachstumsmotive vielleicht zu der für einige befremdlichen Idee, „sinnvolle" Arbeit haben zu wollen.

Strategie der Bedürfnisbefriedigung

Es gibt nun noch eine sinnvolle Strategie oder Handlungsrichtlinie der Bedürfnisbefriedigung:

1) **Bedürfnisklärung:** Jeder muss im ersten Schritt für sich herausfinden, was er wirklich will.

2) **Veröffentlichung des Bedürfnisses:** Es reicht nicht zu wissen, was man will, und darauf zu hoffen, dass die anderen dies erraten, man muss auch sagen, was man will. Das ist ein wichtiger Reifeschritt vom Kind zum Erwachsenen.

3) **Bedürfnisverallgemeinerung:** Weiter muss dann abgeklärt werden, ob es sich bei dem geäußerten Bedürfnis um ein einzelnes, alleiniges Bedürfnis oder um ein allgemeines, ein verallgemeinerungsfähiges Bedürfnis handelt. Wenn es sich um ein Einzelinteresse handelt, muss jeder für sich abklären, wie wichtig es ihm ist, und es gegebenenfalls allein verwirklichen.

4) **Bedürfnisorganisation:** Im Falle allgemeiner Bedürfnisse geht es abschließend nur noch darum, die Bedürfnisse umzusetzen, ihre Durchsetzung und Befriedigung zu organisieren.

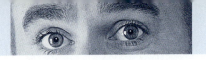

3.2 Intrinsische kontra extrinsische Motivation

Definition
Menschen, die eher an eigenen Zielen, Interessen und Bedürfnissen orientiert handeln, nennt man **intrinsisch**, im Sinne von „innengeleitet", motiviert. Menschen, die sich in ihrem Handeln eher an Erwartungen anderer orientieren und ihr Bedürfnis und Interesse eher darauf richten, durch Erfüllung von Erwartungen anderer deren Anerkennung zu gewinnen, bezeichnet man als **extrinsisch**, im Sinne von „außengeleitet", motiviert.

Ein intrinsisch motivierter Mensch hat immer Ideen, wie er sich beschäftigen kann; er hat viele Interessen und kennt keine Langeweile. Er orientiert sich an eigenen Wertmaßstäben; Individualität hat für ihn einen großen Stellenwert. Ein extrinsisch motivierter Mensch weiß aus sich heraus nicht, was er tun soll; er hat keine eigenen Ideen und Interessen, sondern macht das, was alle tun: fährt in Urlaub, wohin alle fahren, nach Mallorca; zieht an, was alle anziehen, die Jeans; hört die Musik, die alle hören, Stefan Raab; geht in den Film, in den alle gehen, Titanic zum 10. Mal etc. Bei der Unterscheidung von intrinsischer und extrinsischer Motivation handelt es sich um gesellschaftliche Ausprägungen. Motivation wird gewissermaßen in der Sozialisation beeinflusst. In unserer „Massengesellschaft" (Riesman 1982) herrscht eher die extrinsische Motivation, die Orientierung an der Masse der anderen, vor.

Charaktertypen. Bei der Unterscheidung von intrinsischer und extrinsischer Motivation handelt es sich meiner Meinung nach um unterschiedliche Charaktertypen (Abb. 3.**2**), die von der Sozialisation geprägt werden, also gesellschaftsabhängig sind (s. Kap. 2.2 Sozialcharakter als Ergebnis der Sozialisation, S. 25 ff). Das Erziehungsziel Selbstständigkeit und Mündigkeit kann nur erreicht werden, wenn gleichzeitig in der Erziehung die Gewissensbildung ermöglicht wird. Denn das Gewissen ist der innere Wertmaßstab, an dem das Handeln überprüft werden muss. Das Gewissen, als verinnerlichte gesellschaftliche Normen und Werte, ist nur intrinsisch denkbar. Dem steht auf der Gegenseite des extrinsischen Charaktertypus nichts Entsprechendes gegenüber. Der extrinsisch motivierte Mensch hat entweder gar kein Gewissen, oder es ist nur im Ansatz entwickelt. Dieser Mensch fragt sich nicht, ob er den Erwartungen entsprechend handeln darf, er handelt aus einem ganz anderen Antrieb heraus, und dieser Antrieb heißt Angst. Es ist eine zweifache Angst: einmal die Angst vor Strafe und zum anderen die Angst, ausgeschlossen zu werden, nicht mehr zur Gruppe dazuzugehören.

3.2 Intrinsische kontra extrinsische Motivation

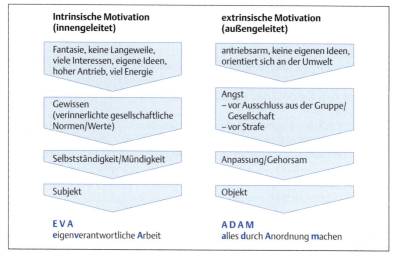

Abb. 3.2 *Unterschiedliche Motivationstypen*

 Beispiel

Ich nehme an, dass alle, die dieses Buch lesen, noch keinen anderen Menschen umgebracht haben. Wir können dieses Verhalten des Nicht-Tötens aber aus unterschiedlichen Motiven zeigen. Es kann intrinsisch motiviert sein, weil ich das, was ich selbst nicht angetan bekommen will, nämlich umgebracht zu werden, auch nicht anderen antue. Es kann aber auch extrinsisch motiviert sein, weil ich Angst habe, mit Gefängnis bestraft zu werden und dann als Krimineller aus der Gesellschaft ausgeschlossen zu werden.

Die Erziehungsziele des extrinsischen Charaktertyps sind Gehorsam und Anpassung, in unserer Massengesellschaft hoch angesehene Verhaltensweisen.

Gewissen. Der entscheidende Unterschied zwischen dem innen- und dem außengeleiteten Charaktertyp ist das individuelle Gewissen. Das Gewissen aber ist nicht genetisch angelegt, sondern es wird im Alter ab 4 Jahren anerzogen. Damit ein Kind zu einem intrinsisch motivierten Menschen werden kann, müssen folgende günstige Voraussetzungen der Gewissensbildung erfüllt sein:
- **Grenzen müssen gesetzt werden:** Damit steht und fällt jede Art von Erziehungstätigkeit, egal ob in der Familie oder in der Schule, weil Kinder Orientierung suchen und brauchen.

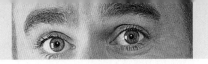

- **Grenzen müssen begründet werden:** Grenzen sollten natürlich nicht willkürlich gesetzt, sondern argumentativ unterstützt und begründet werden.
- **Grenzen müssen Kontinuität schaffen:** Grenzen müssen über den Tag hinaus auch für die Zukunft gelten.
- **Grenzen müssen glaubwürdig vorgelebt werden:** Gesetzte Grenzen dürfen nicht nur für die zu erziehenden Kinder und Jugendlichen gesetzt werden. Sie müssen auch von den Erwachsenen vorgelebt werden, damit sie als glaubwürdig erlebt werden.
- **Grenzen müssen ausprobiert werden dürfen:** Was verboten wird, reizt natürlich dazu, ausprobiert zu werden. Überschreitungen von Grenzen müssen zwar registriert werden, doch dürfen sie nicht gleich übermäßig bestraft werden, um das Rückgrat der Kinder zu brechen. Nach Grenzüberschreitungen muss nachverhandelt werden. Wenn diese günstigen Voraussetzungen zur Gewissensbildung nicht gegeben sind bzw. von uns als Erziehern nicht hergestellt werden, kann es auch nicht zum erwünschten Ziel der Selbstständigkeit kommen. Statt intrinsische Motivation wird dann extrinsische gelernt. Insgesamt hängt die unterschiedliche Motivation natürlich noch von weiteren Faktoren ab; vor allem ist der Kreativitätsspielraum in der Erziehung wichtig.

Gewissen als Korrektiv. Gibt es tatsächlich grundverschiedene, unterschiedliche Charaktertypen bei der innen- und der außengeleiteten Motivation oder treten im Alltag nicht vielmehr Mischtypen auf? Es gibt natürlich keinen Menschen, der immer nur innengeleitet seinen eigenen Interessen und Vorstellungen folgt und nie das tut, was andere von ihm erwarten. Auch ein innengeleitet motivierter Mensch wird manchmal „gehorsam" sein, indem er Anordnungen seines Chefs etc. ausführt. Er darf dies aber erst, nachdem er vorher sein Gewissen befragt hat: „Darf ich das, kann ich das moralisch vertreten; kann ich das von meinem Ausbildungsstand her tun, kann ich das wirklich verantworten?" Diese Gewissensfragen wird sich ein außengeleiteter Mensch nicht stellen; sie sind für ihn „Luxus", weil er sich von vornherein nicht als Subjekt des eigenen Handelns, sondern als Objekt, als ausführendes Organ eines fremden Willens, empfindet. Sobald jemand anders die Verantwortung übernimmt, schaltet er sein eigenes Gewissen aus und passt sich dem Erwartungsdruck an (s. Kap. 4 Gehorsamkeitscharakter, S. 38 ff).

Selbstständigkeit in der Krankenpflege. In der Krankenpflege wird immer mehr von eigenverantwortlicher Arbeit (EVA) geredet. Wir brauchen mitdenkende, über den eigenen Tellerrand hinausschauende und -denkende Mitarbeiter. Dann müssen wir uns aber auch den eigenen Handlungsspielraum und die Verantwortlichkeit dafür erkämpfen, damit nicht alles nach dem alten und veralteten ADAM-Modell (Alles durch Anordnung machen) weiterläuft. Angepasste und gehorsame Mitarbeiter denken nicht mit, tun nur das, was angeordnet wurde, machen also „Dienst nach Vorschrift". Die Effektivität dieser Art von Arbeit ist recht gering.

 Lernaufgabe
Überlegen Sie, welche Voraussetzungen gegeben sein müssen, damit in der Krankenpflege eigenverantwortlich gearbeitet werden kann, und welche Vor- und Nachteile die eigenverantwortliche Arbeit mit sich bringt.

Maslow, A.: Psychologie des Seins. Fischer-TB, Frankfurt/M. 1992

Riesmann, D.: Die einsame Masse. Rowohlt, Reinbek 1982

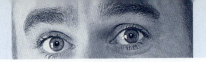

4 Gehorsamkeitscharakter

Gehorsamkeit macht das eigene Denken überflüssig.

Im vorigen Kapitel wurde der Gehorsam als Resultat einer extrinsischen Motivation vorgestellt. Wer gehorsam ist, muss nicht mehr selbst nachdenken, welche Konsequenzen sein Verhalten hat und ob er diese verantworten kann. Er passt sich an die Erwartungen im Außenbereich, meist von Autoritäten, an. In diesem Sinne wird auch vom „autoritären Charakter" gesprochen.

Definition
Der „autoritäre Charakter" ist der Charaktertyp der extrinsischen Motivation, der sich der nächsthöheren Autorität unterwirft. Dabei ist es unerheblich, ob er selbst auch gegenüber niedrigeren Rängen Autorität beanspruchen kann.

Entscheidend ist also nicht, ob man Autorität hat, sondern die eigene innere Einstellung zur Autorität. Wenn man nicht eigenständig denkt, sondern sich im Denken und Handeln an fremden, höheren Autoritäten orientiert und sich auf sie beruft, dann gehört man dem „autoritären Charaktertyp" an. Häufiger findet sich dieser Charaktertypus in den unteren gesellschaftlichen Positionen und Rängen. Dies muss aber nicht sein, wie das Beispiel des Kölner Erzbischofs Meisner zeigt. Meisner konnte sich in der Auseinandersetzung mit seinen Kollegen, den deutschen Bischöfen, in der Frage der Ausstellung eines kirchlichen Beratungsscheines in der Schwangerschaftskonfliktberatung nicht durchsetzen. Weil er unterlag, bat er die höchste Autorität, den Papst, um Beistand.

4.1 Milgram-Experiment zur Gehorsamkeitsbereitschaft

Experiment

Versuchsaufbau. In den Jahren 1960–1963 führte der amerikanische Lerntheoretiker Stanley Milgram an der Yale-Universität eines der aufsehenerregendsten und am besten abgesicherten sozialpsychologischen Experimente durch (Milgram 1982). Das Experiment wurde auch als das „Elektroschock-Experiment" bekannt. Milgram interessierte sich für die Frage, wie sich ein Mensch verhält, der in Konflikt mit zwei widerstreitenden Geboten oder gesellschaftlichen Normen gerät: auf der einen Seite das individuelle moralische Gebot „Du sollst andere Menschen nicht quälen und nicht töten" und auf der anderen Seite die gesellschaftliche Norm „Du sollst anerkannten Autoritäten gehorchen". Dazu brachte er seine Testpersonen

4 Gehorsamkeitscharakter

in einen experimentellen Rahmen, in dem sie als „Lehrer" in einem Lerntest „Schüler" einem Gedächtnistraining unterziehen sollten. Sie lasen den „Schülern" eine Liste mit Wortpaaren vor, z. B. blau/Schachtel, schön/Tag, wild/Vogel etc. In der folgenden Testreihe wurde der „Schüler" dann gefragt, was zu blau passe, z. B. Himmel, Tinte, Schachtel oder Lampe. Wenn der „Schüler" sich jetzt erinnerte oder richtig riet, dass die ursprüngliche Kombination „blau/Schachtel" war, dann wurde dies als Lernerfolg, als Gedächtnistraining, gewertet. Erinnerte sich der „Schüler" an die Ursprungs-Kombination aber nicht richtig oder riet falsch, dann wurde er bestraft, und zwar mit Elektroschocks, die von einem Schockgenerator ausgelöst wurden. Bei jedem Fehler sollte der „Lehrer" nach den Anweisungen des Wissenschaftlers, der das Experiment überwachte, mit 15 Volt mehr bestrafen, um zu untersuchen, ob sich durch die Strafe die Gedächtnisleistung verbessere. Insgesamt ging die Skala der 15-Volt-Einteilungen und damit der Bestrafungsmöglichkeiten bis zu kaum vorstellbaren 450 Volt auf der Anzeige des Schockgenerators.

Versuchsanordnung „Nähe zum Opfer". In der ersten Versuchsanordnung brachte Milgram den „Lehrer", die eigentliche Versuchsperson, mit seinem „Schüler", den er von einem eingeweihten Schauspieler spielen ließ, im selben Raum unter. Der „Lehrer" bekam einen Probeschock von 45 Volt, um sich von der Wirksamkeit des Schockgenerators zu überzeugen. Milgram war zutiefst erschrocken darüber, dass 30 % der Versuchspersonen bei Berührungsnähe zu ihren Opfern und 40 %, wenn sie im gleichen Raum mit ihrem Opfer untergebracht waren, auf Anordnung des wissenschaftlichen Versuchsleiters bis zu 450-Volt-Elektroschocks verabreichten.

Versuchsanordnung „Distanz zum Opfer". Daraufhin variierte er den Rahmen des Experiments, um zu untersuchen, inwieweit die Nähe oder Distanz zum Opfer Einfluss auf die Quälbereitschaft der Versuchspersonen hatte. Der eingeweihte „Schüler" wurde in den weiteren Variationen des Experiments in einem getrennten Raum untergebracht. Seine Schreie wurden akustisch über einen Lautsprecher in das Zimmer des „Lehrers" und des Versuchsleiters übertragen. Die Antworten erfolgten über eine technische Apparatur mit 4 Antwortmöglichkeiten, einer „richtigen" und drei „falschen". Die Schreie des „Schülers" wurden jetzt auf einem Tonband, passend zu den jeweiligen Voltstärken, eingespielt und von dem Lehrer in einer Nachbefragung zu 88,6 % für echt gehalten. Nach anfänglichem leisen Protest des „Schülers" bis 100 Volt folgte schmerzliches Stöhnen bis 150 Volt, Protest und der Wunsch, das Experiment abzubrechen, bis 180 Volt, gefolgt von schmerzhaften und sich immer weiter steigernden Schmerzensschreien bis hin zu regelrechtem Brüllen bis 300 Volt. Der Versuchsleiter bestand darauf, bei allen Anfragen, die seitens des „Lehrers" an ihn gerichtet wurden, ob er denn das Experiment jetzt nicht abbrechen wolle, weiterzumachen, selbst über 330 Volt hinaus, als der „Schüler"

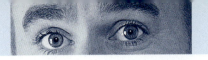

nicht mehr schrie, also gar nicht mehr reagierte. Nun galt 10 Sekunden Schweigen als falsche Antwort und wurde bis zum Ende der 450-Volt-Skala weiter mit Elektroschocks seitens der „Lehrer" beantwortet.

62,5% der amerikanischen Versuchspersonen des Milgram-Experimentes zeigten bis zum Ende von 450 Volt „totalen" Gehorsam. Die meisten Versuchspersonen äußerten sich in einer Nachbefragung positiv (83,5% der Befragten waren „sehr froh" oder „froh", an dem Experiment teilgenommen zu haben) zu ihrer Erfahrung im Experiment und konnten sich eine Wiederholung vorstellen. Da ja tatsächlich niemand geschädigt worden war, die Schreie des „Schülers" vom Tonband kamen, erschien ihnen ihr Verhalten normal und gesellschaftlich angemessen.

Merke
Als der entscheidende Punkt in der Anordnung des Milgram-Experiments erwies sich die Distanz zum Opfer und die Nähe zum bzw. Kontrolle durch den wissenschaftlichen Versuchsleiter, der von den Versuchspersonen als Autorität akzeptiert wurde. Je weiter das Opfer entfernt war, desto mehr nahm die Hemmschwelle zum Quälen bis hin zum Töten anderer Menschen ab.

Das ist ja auch aus der Weiterentwicklung der Waffentechnik bekannt. Als der Mensch sich im Nahkampf noch selbst mit Blut besudelte, war die Hemmschwelle zum zerstörerischen Einsatz der Kräfte im persönlichen Erleben eine viel größere als heute. In der modernen Waffentechnik registriert ein Computerspezialist am Bildschirm den Einschlag einer Bombe, und es erscheint dann z. B. nur noch die „Erfolgsmeldung" 1 Mega Tote (= 1 000 000 Tote). Während im Milgram-Experiment das Opfer, hier der „Schüler", weit entfernt war, saß die Autorität den „Lehrern" in Form des wissenschaftlichen Versuchsleiters im Nacken. Der kontrollierenden Autorität konnten sie nicht entkommen. Diese Autorität war aber auch menschlich nicht erreichbar. Auf alle Anfragen und Bitten, das Experiment abzubrechen, reagierte sie nur arrogant: „Machen Sie weiter" und „Ich kann mit Ihnen nicht diskutieren, weil der Schüler sonst seine Wortpaare vergisst."

Versuchsanordnung „Gehorsam als kulturelles Lernprogramm". Als Lerntheoretiker erklärt Milgram die erschreckend hohe Gehorsamkeitsbereitschaft nicht mit einem individuellen Aggressionstrieb, sondern mit erlerntem, gesellschaftlich erwünschtem angepasstem Verhalten. Dazu müssen noch weitere von insgesamt 18 verschiedenen Versuchsanordnungen als Beleg herangezogen werden. In einer Versuchsanordnung verlässt der Versuchsleiter nach den Einführungen in den Aufbau und Ablauf des Experiments nach den ersten „Fehlern" des „Schülers" das Labor, weil er zu einer dringenden dienstlichen Veranstaltung gerufen wird. Er empfiehlt dem „Lehrer", als Resultat der bisherigen Erfahrungen des Experiments bei jedem Fehler mit 15 Volt mehr zu bestrafen, weil dabei die beabsichtigte Lernleistung am besten gewesen sei, überlässt ihm aber die Entscheidung. Unter der Grundannahme eines individuellen Aggressionstriebes würden wir vermuten müssen, dass jetzt in einer so günstigen Situation im Dienst der Wissenschaft Aggressionen ausgelebt würden. Das Ergebnis des Experiments steht dem allerdings entgegen: „Nur" 2,5 % der Versuchspersonen in den USA drückten aus eigenem Antrieb bzw. auf Vorschlag der wissenschaftlichen Autorität bis 450 Volt alle Hebel. Die anwesende Autoritätsperson in der normalen Situation des Experiments stellt also eine Entlastung dar: Das eigene Gewissen muss nicht mehr gefragt werden, es wird gewissermaßen an die Autorität delegiert.

Versuchsanordnung „Gehorsam ist bequem". In einer weiteren Versuchsanordnung wird dem „Lehrer" als Versuchsperson Ungehorsam und mögliche Auflehnung gegen die wissenschaftliche Autorität vorgeführt. Der „Lehrer" ist nicht allein, sondern mit zwei „Lehrerkollegen" am Experiment beteiligt. Die beiden Kollegen verweigern bei 150 Volt und 210 Volt die Fortführung des Experiments. Sie begründen dies mit moralischen Einwänden, dass sie den „Schüler" nicht weiter drangsalieren wollen. Der Versuchsleiter beharrt dem verbliebenen „Lehrer" gegenüber aber auf der Versuchsanordnung und fordert ihn auf, alleine weiterzumachen: 10 % der Versuchspersonen tun dies tatsächlich und lassen sich selbst von 2 miterlebten Auflehnungen nicht von ihrem prinzipiellen Gehorsam abbringen. Gehorsam als Resultat einer außengeleiteten Motivation ist also sehr stark von der Außenwelt, dem Verhalten der Mitmenschen, abhängig. Sind diese „ungehorsam", nimmt der eigene Gehorsam von 62,5 % auf 10 % ab.

Gehorsam ist kein Geschlechtsmerkmal. Als letzte Anmerkung zum Milgram-Experiment sei noch darauf verwiesen, dass es in den USA keine geschlechtsspezifischen Unterschiede im Gehorsamkeitsverhalten von Männern und Frauen gab. Dies ist nur auf den ersten Blick verblüffend, denn auf der einen Seite wird Frauen ja mehr Gefühlswärme und mehr Mitgefühl, also eher geringere Quälbereitschaft, unterstellt, auf der anderen Seite sind sie aber in der Sozialisation mindestens genauso stark, wenn nicht noch stärker als die Männer, auf Anpassung an Autoritäten hin beeinflusst worden. So verwundert es auf den zweiten Blick dann doch weniger, dass mit 65 % die Frauen sogar noch etwas gehorsamer waren als die Männer mit 62,5 %. Frauen sind nicht die besseren Menschen, sondern genauso wie die Männer in ihrem Gehorsamkeitsverhalten gesellschaftlich geprägt.

Deutsche sind gehorsamer als US-Bürger. Das Milgram-Experiment wurde von Mantell 1970 am Max-Planck-Institut in München überprüft. Dazu führte Mantell drei Versuchsreihen durch:

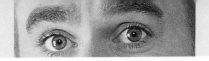

1) Die Grundversuchsreihe der räumlichen Trennung von „Schüler" und „Lehrer" bei gleichzeitiger akustischer Rückkoppelung;
2) die vorgespielte Auflehnung eines „Lehrerkollegen" gegen den Versuchsleiter;
3) die eigenverantwortliche Entscheidung des „Lehrers" über die Höhe und Steigerung der Elektroschocks in Abwesenheit des Versuchsleiters.

Die deutschen Vergleichszahlen sind noch erschreckender als die amerikanischen:
zu 1) 85% der deutschen Versuchspersonen zeigten „totalen Gehorsam" und drückten bis 450 Volt alle Hebel;
zu 2) 52% der deutschen Versuchspersonen drückten trotz vorgeführtem Ungehorsams einer weiteren Versuchsperson bis 450 Volt;
zu 3) 7% der Versuchspersonen drückten in Eigenverantwortung alle 30 Versuchshebel bis 450 Volt.

95% der deutschen Versuchspersonen waren in der Befragung zum Experiment davon überzeugt, dass tatsächlich ein Mensch gequält bzw. getötet worden sei. 75% der deutschen Versuchspersonen lehnten die Verantwortung für ihr Handeln ab: Das Max-Planck-Institut müsse doch wissen, was es von ihnen verlange. Es gebe schließlich einen Grundsatz von „Treu und Glauben", und wenn man einmal „‚a' gesagt habe, dann müsse man auch ‚b' sagen und den Weg zu Ende gehen".

Erklärungsmodell zur Gehorsamkeitsbereitschaft

Wie kommt es nun zu solch unglaublichem Gehorsamkeitsverhalten, so als habe es die deutsche Vergangenheit des Nationalsozialismus mit all seiner Menschenverachtung nicht gegeben bzw. als hätten wir zu 85% immer noch nichts dazugelernt? Die **Tradition** des „autoritären Charakters" ist in Deutschland sicherlich eine viel längere als in den USA und geht auch noch viel weiter in der Geschichte zurück als der Hitlerfaschismus. Bereits in Preußen, also im 18. Jahrhundert, gab es die Tradition des „gebückten" statt „aufrechten" Gangs, wie Heinrich Mann ihn im „Untertan" beschrieben hat.

Der Lerntheoretiker Milgram beschreibt den Gehorsamkeitscharakter des außengeleiteten modernen Menschen als **Kitt der „Massengesellschaft"**, als gesellschaftliche Lernleistung. Um Kulturleistungen wie den Pyramidenbau des Altertums, die Kirchen und Dome des Mittelalters oder die Atombombe der Neuzeit zu erbringen, musste sich der Mensch über hunderte von Jahren, nachdem er sich in der Zeit der Aufklärung mühsam erst individuelle Handlungs- und Verantwortungsspielräume erarbeitet hatte, genauso mühsam in die sich neu bildende Masse einfügen und sich anpassen. Das Subjekt, der innengeleitete, am eigenen Gewissen orientierte Mensch, lernte sich im Zeitalter der modernen Massengesellschaft des 20. Jahrhunderts ganz schnell wieder als Objekt eines fremden, übergeordneten und mächtigeren Willens zu begreifen. Der neue, außengeleitete Massenmensch, der in ein vorgefundenes Autoritätssystem eintritt, empfindet sich nicht mehr als eigenständige Person, die innengeleitet aufgrund eigener Ideen und Ziele handelt, sondern als Vollstrecker der Wünsche einer anderen, mächtigeren Person. Er sieht sich als Instrument eines fremden Willens. Konsequent zu Ende gedacht lehnt er dann auch die Verantwortung für das ihm von einer höheren, mächtigeren Position aus abgeforderte Verhalten ab. Nur Subjekte können selbstverantwortlich, am eigenen Gewissen orientiert, handeln. Objekte eines fremden Willens geben nicht nur ihre Verantwortung, sondern auch ihr Gewissen an die befehlende Autorität ab.

Milgram unterscheidet in seinem Erklärungsmodell zur Gehorsamkeitsbereitschaft zwischen den Vorbedingungen und den Bindungsfaktoren der Gehorsamkeitsbereitschaft.

Vorbedingungen

Zu den allgemeinen Vorbedingungen zählt Milgram die Familienerziehung und Sozialisation. Die Familie wird in unserer Gesellschaft oft auch als „Keimzelle" des Staates bezeichnet. In der Familie werden nicht nur die grundlegenden gesellschaftlichen Normen und Werte anerzogen, sondern hier wird auch, über die elterliche Autorität gegenüber den Kindern, die staatliche Autorität eingeübt. In der Familie wird Anpassung gelernt. „Obwohl es viele Arten gibt, Belohnung für pflichtgemäße Unterordnung zuzumessen, ist doch die genialste die folgende: Das (gehorsame) Individuum darf in der Hierarchie eine Stufe höher steigen, wobei zugleich der einzelne motiviert und das System in seiner Struktur bestärkt und fortgesetzt wird. Diese Art von Belohnung – „Beförderung" – enthält eine tiefe emotionale Befriedigung des Individuums; ihr Hauptcharakteristikum ist jedoch, dass sie die Kontinuität der hierarchischen Formen sichert" (Milgram 1982). Zu den unmittelbaren Vorbedingungen der Gehorsamkeitsbereitschaft zählt Milgram:

Wahrnehmung der Autorität. Der gehorsamkeitsbereite Mensch der Massengesellschaft erwartet, dass jemand die Leitung und Führung übernimmt. Sein Verhalten zielt erst einmal darauf ab, den Führer zu erkennen, um ihm dann folgen zu können. Orientiert wird sich dann am „weißen Kittel" des Versuchsleiters oder des Arztes, dem größten Schreibtisch, dem imposantesten Büro etc.

Eintritt in das jeweilige Autoritätsgefüge. Durch den „freiwilligen" Eintritt in ein Autoritätsgefüge definiert sich der gehorsamkeitsbereite Mensch als ausführendes Instrument eines fremden, stärkeren Willens. Der freiwillige Eintritt bewirkt ein Gefühl der Verpflichtung.

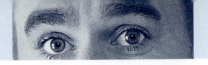

Koordination von Befehl und Funktion der Autorität. „Autorität ist die wahrgenommene Quelle sozialer Herrschaft innerhalb eines bestimmten Zusammenhangs. [...] Bei unserem Gehorsamkeitsexperiment agiert die Versuchsperson innerhalb eines Rahmens, nämlich des Laborexperiments, und betrachtet daher die Befehle des Versuchsleiters als in sinnvoller Weise koordiniert mit seiner Funktion. [...] Weil der Versuchsleiter Befehle innerhalb eines Zusammenhangs erteilt, von dem er annimmt, dass er darüber Bescheid weiß, gewährt man ihm Machtzuwachs. Im Allgemeinen herrscht die Überzeugung, dass Autoritätspersonen mehr wissen als der, dem sie befehlen" (Milgram 1982).

Übergeordneter ideologischer Rahmen. Die Rechtfertigung der Autorität ist abhängig von ihrer Äußerung im Rahmen einer rechtfertigenden Ideologie. Dies ist heute für viele Menschen, die den Glauben an Gott verloren haben, die Wissenschaft, der sie absolut vertrauen.

Zustand der Gehorsamkeitsbereitschaft selbst. Der außenorientierte Mensch wird auf die Person des Versuchsleiters, der akzeptierten Autorität, eingestimmt. Dazu kommt die räumliche Ferne zum „Schüler" und die Nähe zum Versuchsleiter. Die Folge davon ist, dass die Versuchsperson ihre Beziehung zum Versuchsleiter nicht stören will. Mit jedem Akt des möglichen Ungehorsams würde sie aber die Selbstdefinition der Autorität angreifen. Das traut sich der gehorsamkeitsbereite Mensch nicht. Die eigene Verantwortlichkeit wird dadurch zusätzlich eingeschränkt, das Handeln wird in Pflicht umstilisiert („Im Dienste der Wissenschaft seien die Schmerzen der Testanten zu verantworten"). Man handelt nun nicht mehr aus eigenem Antrieb, innengeleitet, sondern aufgrund der Unterordnung unter die Autorität, also außengeleitet. Da das Handeln nicht mehr dem eigenen „Selbst" entsprungen ist, fühlt sich der Einzelne auch nicht mehr verantwortlich für sein Handeln. Weil die Handlung nicht der Eigenmotivation entspringt, entfällt auch die mögliche Korrektur aus dem eigenen Selbstverständnis heraus, z. B. sich selbst als unaggressiv, einfühlsam, die Würde des anderen Menschen achtend einschätzend etc. Das eigene Gewissen wird ausgeschaltet.

Bindungsfaktoren

Nach den Vorbedingungen für den Eintritt in das Autoritätsgefüge beschreibt Milgram die Bindungsfaktoren, die den gehorsamkeitsbereiten Menschen dann darin halten und nicht mehr ausbrechen lassen:

Konsequenter Charakter des Handlungsablaufs. „Der Gehorsamscharakter hat **Stetigkeitscharakter** (Herv. v.V.). Denn nach den anfänglichen Instruktionen befiehlt der Versuchsleiter nicht jeweils eine neue Handlung, sondern trägt ihr

4 Gehorsamkeitscharakter

[der Testperson, d.V.] nur auf, weiterhin zu tun, was sie bereits tut. Der Wiederholungscharakter der von der Versuchsperson geforderten Handlung enthält in sich bereits Bindungskräfte. Wenn die Versuchsperson immer höhere und schmerzlichere Schocks verabreicht, muss sie vor sich selbst rechtfertigen, was sie getan hat; und eine Art von Rechtfertigung ist, bis zum Ende weiterzumachen" (Milgram 1982). Wer also zwischendurch abbrechen würde, würde damit auch eingestehen, dass er bis dahin schon unrecht gehandelt hat.

Situationsbedingte Verpflichtung. In der konkreten Situation der Einbindung in einen freiwillig begonnenen Handlungsablauf geht es nicht mehr um abstrakte Fragen der Moral, sondern um den Ausbruch aus einer situationsbedingten Verpflichtung. Der bisher gehorsamkeitsbereite Mensch müsste plötzlich die Autorität in Frage stellen, wenn er aus seinem bisherigen Gehorsamkeitsverhalten ausbrechen wollte. Das erfordert allerdings Selbstbewusstsein und Selbstvertrauen, die gerade beim außenorientierten Menschen nicht oder zu wenig vorhanden sind. Hier schließt sich dann der Teufelskreis: Wer sich das eigenständige Denken und Handeln nicht zutraut, ist gehorsam und macht es sich dadurch einfach, dass er sich an der Autorität orientiert. Diese Orientierung kann er aber nicht mehr aufgeben, weil er sich das eigenständige Denken nicht zutraut.

Lernaufgabe

Ersetzen Sie den „weißen Kittel" des Versuchsleiters im Milgram-Experiment durch den „weißen Kittel" des Arztes im Krankenhaus. Gibt es im Krankenhaus und seinen Strukturen ähnliche Autoritätsverhältnisse (Abb. 4.1)?

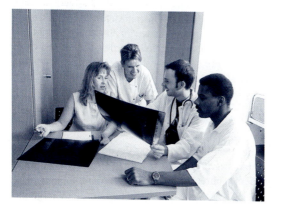

Abb. 4.1 Nicht immer arbeiten Pflegende und Ärzte im Team miteinander – die althergebrachte Autoritätsstruktur ist noch sehr häufig anzutreffen

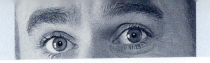

Während es sich allgemein im Verhältnis von Arzt zu Pflegekraft in der Regel immer noch um ein anerkanntes Autoritätsverhältnis seitens der Pflegekräfte handelt, wird die Situation für die Schüler und Schülerinnen in der Ausbildung noch einmal verschärft. Es kommt im beruflichen Alltag der Ausbildung häufig vor, dass sowohl Ärzte als auch Mentoren den Schülerinnen und Schülern gegenüber sagen: „Mach das mal, wir übernehmen schon die Verantwortung." Das ist ein unhaltbarer und nicht hinnehmbarer Zustand. Denn Schüler und Schülerinnen dürfen nur das tun, was sie dem Stand ihrer Ausbildung entsprechend und nach der Berufsordnung tun dürfen. Sie müssen in jedem Fall ihr Verhalten verantworten. Wenn sie Fehler machen, dann nützt ihnen rechtlich die versprochene Verantwortungsübernahme durch vorgesetzte Autoritäten überhaupt nichts. Verantwortlich in unserem Rechtssystem ist immer der, der handelt. Wenn wir das von Milgram beschriebene Gehorsamkeitsverhalten gesellschaftlich nicht wollen und den selbstverantwortlich handelnden Menschen, der mitdenkt, fordern, dann müssen wir unser Bildungs- und Ausbildungssystem auch in diese Richtung weiterentwickeln. Dann müssen wir dem Einzelnen auch Handlungs- und Verantwortungsspielräume einräumen.

4.2 „Autoritärer Charakter" nach Horkheimer/Adorno

Gerade weil wir in Deutschland eine viel längere Tradition der Unterwürfigkeit unter Autorität und der Gehorsamkeitsbereitschaft haben als in den USA, lohnt es sich, auf das Erklärungsmodell der deutschen Soziologen Max Horkheimer und Theodor W. Adorno zum „autoritären Charakter" einzugehen (Adorno 1973). Horkheimer und Adorno mussten als deutsche Juden vor den Gaskammern der Nazis in die USA flüchten. Sie stellten während des 2. Weltkrieges und in den Jahren danach umfangreiche Studien zum autoritären Charakter an, um das Verhalten des deutschen Volkes zu erklären, das Hitler ja nicht nur mit Mehrheit gewählt hatte, sondern auch bis ins Jahr 1945 hinein unterstützte. Ihr Erklärungsmuster des **„Faschismus-Syndroms"** soll im Folgenden vorgestellt werden, weil es uns einen Ansatz des Verstehens liefert. Denn nur, wenn wir die Vergangenheit verstehen, können wir aus ihr lernen und sind nicht dazu verdammt, sie immer wieder neu zu wiederholen (s. Kap. 8 Abwehrmechanismen, S. 79 ff).

Definition
Unter Faschismus verstehen die Soziologen Horkheimer und Adorno eine gesellschaftliche Form der Herrschaftsausübung, die im Gegensatz zur Diktatur über eine Massenbasis verfügt, d. h. das Volk macht freiwillig mit, indem es sich freiwillig dem „Führer" unterordnet.

4 Gehorsamkeitscharakter

Faschismus-Syndrom als ein anderes Wort für den „autoritären Charakter" verweist auf ein Puzzle aus unterschiedlichen Bestandteilen:

Ich-Schwäche oder Minderwertigkeitsgefühl. Das angestrebte Ziel der Persönlichkeitsentwicklung, das „starke ICH" im Sinne von Selbstbewusstsein (s. Kap. 6 Persönlichkeitsbild der Psychoanalyse, S. 52 ff) wird leider in der Erziehung und Sozialisation nicht immer erreicht. Wir haben alle mehr oder weniger stark ausgeprägte Minderwertigkeitskomplexe in dem Sinne, dass wir nur mehr oder weniger viel von uns halten. Je ausgeprägter der Minderwertigkeitskomplex ist, desto weniger Eigenständigkeit im Fühlen, Denken und Handeln traut sich der Mensch zu. Wer sich nicht zutraut, selbst zu fühlen, zu denken und zu handeln, also nicht innengeleitet motiviert ist, der muss sich zwangsläufig nach außen orientieren. Er sucht Zuflucht bei Autoritäten.

Vorurteile. Je schwächer das „ICH" des Menschen, sein Selbstbewusstsein, ausgeprägt ist, desto mehr nimmt er Zuflucht zu Vorurteilen, zum „Denken von der Stange". Er lässt andere für sich denken und orientiert sich an vorgegebenen Rastern und einfachen „Schwarz-weiß-Kategorien".

Autoritäre Unterwürfigkeit. Wer sich nicht selbst zutraut zu fühlen, zu denken und zu handeln, unterwirft sich der Autorität. Er fühlt, denkt und handelt wie die Mehrheit, die sich an gesellschaftlich anerkannten Autoritäten orientiert. Wer mit der Mehrheit mitschwimmt, passt sich an, ist ein Mitläufer.

Autoritäre Aggressivität. Wer es nicht geschafft hat, im Laufe der Pubertät in der Auseinandersetzung mit der elterlichen, väterlichen oder staatlichen Autorität den „aufrechten Gang" zu lernen und erwachsen auf eigenen Füßen zu stehen, lernt zu kriechen. Das ist allerdings für niemanden ein erstrebenswertes Ziel. Die Verletzungen, die dabei erfahren werden, dass nach oben gebuckelt wird, werden in der autoritären Aggressivität nach unten abgestrampelt, indem auf Schwächere getreten wird. Das Bild des „Radfahrers" verdeutlicht dieses doppeldeutige Verhalten sehr treffend (s. Kap. 8.1 Vorurteile, S. 81 ff).

Verklemmte Sexualität. Sexualität im Sinne einer körperlichen Lebensenergie steht hier allgemein für die Lebendigkeit des Menschen. Wer seinen Körper und seine Bedürfnisse, und damit auch die Sexualität, bejaht, der hat eine positive Einstellung zu sich und dem Leben gefunden. Im Nationalsozialismus wurde die Sexualität, wie heute noch in der katholischen Sexualmoral von Papst Paul II., ausschließlich zur Fortpflanzung vorgesehen betrachtet. Lust durfte nicht sein und wurde in Pflicht dem Volk gegenüber umgedeutet. Die Frauen sollten dem Führer Kinder schenken

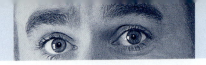

und bekamen das Mutterverdienstkreuz, wenn sie diese Pflicht in ausreichender Zahl erfüllten, damit der Führer Kanonenfutter zur Verfügung hatte. Sexualität als Lustquelle wurde verboten und „eingeklemmt". Wenn wir den autoritären Charakter überwinden wollen, müssen wir die gesellschaftlichen Lernverhältnisse demokratisieren, damit über die Beteiligung jedes einzelnen Menschen die Sicherheit vor Machtmissbrauch einzelner auf Kosten der Gesellschaft gewährleistet wird. Das dürfen wir aber nicht nur von anderen fordern, sondern müssen bei uns selbst in der Familie und in der Schule beginnen.

 Lernaufgabe

Diskutieren Sie in der Klasse, ob der autoritäre Charakter in Deutschland zur Geschichte gehört oder heute immer noch eine aktuelle Gefahr für die Demokratie darstellt.

 Literatur

Adorno, T.W.: Studien zum autoritären Charakter. Suhrkamp, Frankfurt/M. 1973

Friebel, H.: Aggressivität und Gewalt. Hammer, Wuppertal 1976

Milgram, S.: Das Milgram-Experiment. Zur Gehorsamkeitsbereitschaft gegenüber Autorität. Rowohlt, Reinbek 1982

5 Persönlichkeitsbild der Psychologie

Wachstum der Persönlichkeit ist das Ziel der humanistischen Psychologie.

Die Wissenschaft der Psychologie entwickelte sich erst im Verlauf des 19. Jahrhunderts als Einzeldisziplin aus der Philosophie heraus. Das griechische Wort „psyche" steht zum einen für die Seele und zum anderen für den Geist, das Fühlen und Denken des Menschen. Die Seele ist hier als Symbol für die Ganzheit des Menschen gedacht. Grundlegend für die verschiedenen Richtungen, die es heute in der Psychologie gibt, ist das jeweilige Menschenbild. Ist der Mensch von Natur aus grundsätzlich „gut" oder „böse"; ist er von seiner genetischen Anlage her oder von der gesellschaftlichen Umwelt bestimmt? Die entscheidende Frage scheint mir dabei zu sein, ob der Mensch als passiv reagierend oder aktiv gestaltend verstanden wird. Die humanistische Psychologie, geprägt von Maslow und Rogers, fühlt sich der aktiv-gestalterischen Fähigkeit des Menschen verpflichtet:

„Der Humanismus betrachtet die Natur des Menschen prinzipiell als ‚gut' und nicht als böse oder neutral; sie ist demnach grundsätzlich aktiv und nicht passiv; sie strebt nach Wachstum, Verbesserung und Umstrukturierung der Umwelt. Die humanistische Psychologie befasst sich mit der Entwicklung des menschlichen Potenzials und nicht nur mit dessen angemessenem Funktionieren.

Kurz gesagt: die humanistische Psychologie tritt für das Werden des Menschen ein, für die Ganzheit und Einmaligkeit des Individuums, die Verbesserung der menschlichen Situation und ein besseres Verstehen des Einzelnen.

Pioniere dieser Bewegung waren Abraham Maslow (1954) und Carl Rogers (1961). Beide betrachten den Menschen als Wesen, das zu seiner Selbstverwirklichung strebt, indem es seine fundamentalen Möglichkeiten zu voller Blüte entwickelt. Ziele des Lebens sind die kontinuierliche Evolution, die bewusste Erfahrung der Freuden des Lebens, die bewusste Teilnahme an der schöpferischen Gestaltung neuer Lebensformen; diese Ziele stehen im krassen Gegensatz zu einer bloßen Anpassung an vorhandene Lebensformen. Die Einheit der psychologischen Untersuchung ist damit nicht eine einzelne Verhaltensreaktion, sondern die Person als ganze" (Zimbardo 1983).

Die humanistische Psychologie beschränkt sich dabei allerdings, wie in dem Zitat mehrfach betont wird, auf den Bereich des Bewusstseins als dem allgemein zugänglichen Bereich der menschlichen Empfindungen und ihrer Verarbeitung. Sie grenzt sich selbst von der Psychoanalyse als der Wissenschaft vom Unbewussten ab. Sie wirft ihr ein Verständnis des Menschen als durch seine Triebe festgelegt und darauf passiv reagierend vor. Dass dies nicht die einzige Interpretationsmöglichkeit der Psychoanalyse ist, wird im weiteren Textverlauf noch dargestellt.

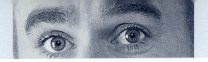

Im Zentrum der Aufmerksamkeit der humanistischen Psychologie steht die Persönlichkeitsentwicklung des Menschen. Was ist aber nun genauer unter der Person des Menschen zu verstehen? Der amerikanische Psychologe Guilford zählt dazu sieben Persönlichkeitsmerkmale (Abb. 5.1):

- **Morphologie:** Darunter wird die äußere Gestalt verstanden, also Größe, Haarfarbe, Gewicht, Hautfarbe, der Bereich der Gestik, Mimik und Haltung sowie die äußere Erscheinung der Kleidung;
- **Physiologie:** Hier geht es dagegen um den Bereich der inneren organischen Verfassung des Menschen, also Herzschlag, Stoffwechsel, Blutdruck und Körpertemperatur sowie deren äußere Anzeichen wie Nervosität, Schwitzen, Erröten, Müdigkeit. Der gesamte psychosomatische Bereich ist hier enthalten;
- **Bedürfnisse:** Dabei handelt es sich um konstante, gleichbleibende Wünsche (s. Kap. 3.1 Motivation und Bedürfnis, S. 30ff) nicht nur körperlicher, sondern auch sozialer und seelischer Art;
- **Interessen:** Sie bezeichnen lang anhaltende Neigungen und Bedürfnisse, die sich in bestimmten Tätigkeiten ausdrücken, wie z. B. sozialen oder künstlerischen Aktivitäten;
- **Einstellungen:** Diese beschreiben den Bereich konstanter Haltungen und Meinungen und beziehen sich im Wesentlichen auf ethische, soziale und politische Sachverhalte;

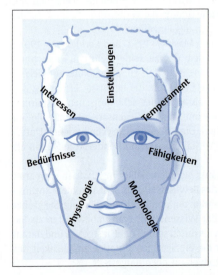

Abb. 5.1 Modell der Persönlichkeit in der humanistischen Psychologie (nach Hoberg u. Vollmer 1994)

5 Persönlichkeitsbild der Psychologie

- **Temperament:** Das Temperament beschreibt die Art, wie der einzelne Mensch etwas tut. Das Temperament des Menschen entspricht einer genetischen Anlage zu einem bestimmten Verhalten;
- **Fähigkeiten:** Damit ist der Bereich der Eignung für bestimmte Tätigkeiten (z. B. handwerkliche, pädagogische, musische oder logische Fähigkeiten etc.) gemeint.

Lernaufgabe
Führen Sie einmal eine Art Selbstcheck nach Guilford durch. Erstellen Sie dazu eine Tabelle mit den 7 Persönlichkeitsmerkmalen und tragen Sie dann in eine erste Spalte ein, wie Sie sich heute sehen und einschätzen, und in eine zweite Spalte, was Sie davon in Zukunft beibehalten und was Sie ändern wollen!

Das Ziel der humanistischen Psychologie ist also eine Persönlichkeitsentwicklung im Sinne des Wachstums und der Reifung der unterschiedlichen Persönlichkeitsmerkmale.

Definition
Unter Selbstverwirklichung wird die Entwicklung der menschlichen Persönlichkeit in den unterschiedlichen Bereichen verstanden.

Literatur

Hoberg, G., G. Vollmer: Persönlichkeitsprofile: beobachten – einschätzen – verändern. Klett, Stuttgart 1994

Rogers, C.R.: Entwicklung der Persönlichkeit. Klett, Stuttgart 1973

Zimbardo, P.G.: Psychologie, 3. Aufl. Springer, Berlin 1983

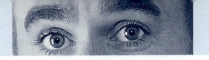

6 Persönlichkeitsbild der Psychoanalyse
Der Mensch ist nicht Herr im eigenen Hause des Bewusstseins.

Das Unbewusste. Sigmund Freud, der Begründer der Psychoanalyse (1856–1939) und der Entdecker des Unbewussten, stand mit seinem umfangreichen Lebenswerk ganz im Dienste der Aufklärung. Während in der Aufklärung als dem Versuch der „Herausführung des Menschen aus seiner selbst verschuldeten Unmündigkeit" (Kant) allerdings die Vernunft und der Verstand des Menschen im Vordergrund standen, widmete sich Freud dem Nachweis, dass der Verstand und damit das Bewusstsein des Menschen nur zu einem ganz geringen Teil für das menschliche Handeln verantwortlich ist. Nach Freud werden wir – mit dem Bild des Eisberges gesprochen – nur zu 10 % von dem Bewusstsein zugänglichen Motiven und Antrieben gesteuert und zu 90 % von unbewussten Triebwünschen, Fantasien und verdrängten Bewusstseinsanteilen. Wir sind in diesem Sinne, so formulierte es Freud, nicht „Herr im eigenen Haus des Bewusstseins".

Krisen des westlichen Denkens. Die Entdeckung des Unbewussten ist nach Freud die dritte Krise im Denken des westlichen Menschen. Krisen haben ja immer die Doppelbedeutung, dass sie einerseits irritieren und verunsichern, andererseits in ihnen aber auch immer die Chance der Neuentdeckung bisher übersehener wichtiger Erkenntnisteile steckt.

– **1. Krise: Galilei.** Die erste Krise im westlichen Denken ist für Freud mit den Namen Galilei, Kopernikus, Kepler u. a. verbunden. Bis ins Mittelalter glaubte der jüdisch-christlich geprägte Mensch, dass die Erde der Mittelpunkt des Weltalls sei und die Sonne um die Erde kreise. Erst die neuen Erkenntnisse der Astronomie zerstörten das alte Weltbild und begründeten das neue Denken, dass die Erde Teil eines viel größeren Universums sei.

– **2. Krise: Darwin.** Die zweite Krise im westlichen Denken hängt für Freud mit dem Namen Darwin zusammen. Der mittelalterliche Mensch glaubte mit der Kirche, dass der von Gott geschaffene Mensch der Höhepunkt der Schöpfung sei. Dem hielt Darwin die Erkenntnis der unendlich langsamen Evolutionsgeschichte des Lebens und des Menschen entgegen. Der Mensch ist Teil der Entwicklungsgeschichte des Lebens: Über die Voraussetzungen des Lebens, die Aminosäuren, entstand in einem Millionen Jahre umfassenden Zeitraum erst einzelliges, dann vielzelliges Leben, erst pflanzliches, dann tierisches und dann erst menschliches Leben. Und die Evolution ist mit den Menschen noch lange nicht abgeschlossen.

6 Persönlichkeitsbild der Psychoanalyse

- **3. Krise: Freud.** Das so hoch geschätzte Bewusstsein des Menschen und seine Vernünftigkeit stellen für Freud nur die eine Seite des nachvollziehbaren menschlichen Verhaltens dar. Dahinter und davor entdeckte er Antriebe und Handlungsmotive, die er dem Unbewussten zurechnete. Darunter verstand er einerseits die Triebe des Menschen und andererseits all das, was als belastend aus dem Bewusstsein des Menschen verdrängt worden war.

Aufklärung. Während die Aufklärer von Galilei über Darwin und Kant bis hin zu Freud auf der einen Seite die Illusionen und falschen Vorstellungen des Menschen zerstörten, ging es ihnen auf der anderen Seite um die Vergrößerung des menschlichen Handlungsspielraumes. Je besser der Mensch sich selbst und seine Fähigkeiten und Möglichkeiten kennt, desto verantwortlicher kann er handeln. Dies ist schon im Motto des Orakels von Delphi in der griechischen Antike festgehalten:

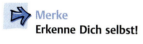
> **Merke**
> **Erkenne Dich selbst!**

Nur wer sich selbst kennt, kann verantwortlich handeln, nur wer sich selbst kennengelernt hat, kann sinnvoll und professionell mit anderen Menschen zusammenarbeiten.

6.1 Zugänge zum Unbewussten

Wer war nun dieser Freud, der Entdecker des Unbewussten?
Schlomo Sigismund, wie Freud ursprünglich laut Geburtsurkunde heißt, wurde 1856 im mährischen Freiberg geboren. Er war der dritte Sohn seines Vaters Kalamon Jacob Freud, eines jüdischen Tuchhändlers, und der erste Sohn, der Lieblingssohn, der zweiten (oder dritten) Frau seines Vaters, Amalie Freud. 1860 übersiedelte die Familie Freud nach einer Zwischenstation in Leipzig nach Wien. Die Familie Freud fühlte sich dem liberalen westeuropäischen Judentum zugehörig. Freud absolvierte in Wien eine ärztliche Ausbildung als Neurologe. Wegen der schlechten sozialen Lage der Familie Freud blieb ihm die wissenschaftliche Hochschulkarriere verwehrt und er ließ sich als praktischer Arzt in der Berggasse 19 nieder. Über die Vermittlung seines väterlichen Förderers Breuer wandte er sich zunehmend der Behandlung hysterischer Patientinnen zu und entdeckte in dieser anfänglich gemeinsamen Arbeit mit Breuer die Grundzüge der Psychoanalyse (PSA).

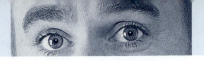

Die Psychoanalyse umfasst drei völlig verschiedene Bereiche:
- Eine Persönlichkeitstheorie des Menschen,
- eine Kultur- und Gesellschaftstheorie,
- eine psychotherapeutische Behandlungsmethode, deren Symbol die „Couch" geworden ist.

Für den Zweck des vorliegenden Lehrbuches beschränke ich mich im Wesentlichen auf den Bereich der Persönlichkeitstheorie.
Zuerst gilt es die Behauptung der Existenz des Unbewussten zu überprüfen. Freud bietet vier Überprüfungs- bzw. **Zugangsmöglichkeiten zum Unbewussten** an.

Freud'sche Fehlleistungen

Definition
Mit dieser Art Fehlleistungen, die auf immer mit dem Namen ihres Entdeckers verbunden bleiben werden, sind nicht-zufällige Versprecher gemeint.

In den Versprechern zeigt sich das Unbewusste, das hinter der Oberfläche des bewusst zugänglichen Fühlens und Denkens verborgen liegt.

Beispiel
Nach der Wahl von Gerhard Schröder zum Bundeskanzler 1998 wurde der „linke" Ottmar Schreiner, ein Gefolgsmann von Lafontaine, Geschäftsführer der SPD-Fraktion. Auf einer Pressekonferenz formulierte Schreiner, dass die SPD-Fraktion die Regierung stutzen müsse, damit sie erfolgreich arbeiten könne. Er bemerkte seinen Versprecher selbst und korrigierte sich schnell: „Ich meine natürlich, die SPD-Fraktion muss die Regierung stützen." Ein Buchstabe u statt ü macht den ganzen Unterschied aus. Freud würde jetzt behaupten, dass dieser Versprecher nicht zufällig zustande kam, sondern dass sich in dem Versprecher die wahre, eigentliche, aber unbewusste Einstellung von Schreiner zu Schröder und seiner Regierungsmannschaft ausdrückt. Schröder scheint das sehr wohl so verstanden zu haben und feuerte Schreiner bei der erstbesten Gelegenheit.

Lernaufgabe
Überlegen Sie einmal für sich, ob Ihnen zum Thema Freud'sche Fehlleistungen Beispiele einfallen. Welche unbewussten, verdrängten Anteile werden in diesen Versprechern sichtbar?

Traum

Tagesreste

Das Buch „Die Traumdeutung" von Freud wurde von einigen Kritikern zum Buch des 19. Jahrhunderts (erschienen 1889) gekürt und gilt als sein wichtigster Beitrag zur Entdeckung des Unbewussten. Freud beschäftigt sich mit der Bedeutung des Traumes und weist nach, dass wir alle träumen und dass wir träumen müssen, weil im Traum übersehene und übergangene Tagesreste verarbeitet werden. Wir träumen in den sogenannten REM-Phasen (Rapid-eye-movement-Phasen der schnellen Augenlidbewegungen). Man könnte Menschen geradezu foltern, wenn man sie am Schlafen bzw. an den Phasen des REM-Schlafes, den Traumphasen, hindern würde. Die Menschen wären dann völlig durcheinander und könnten den nächsten Tag kaum noch bewältigen und durchstehen. In der Hektik des Tages schaffen wir es nicht, der Realitätsanforderuung in jeder Hinsicht nachzukommen, alle Wahrnehmungen sowohl zu registrieren als auch zu verarbeiten.

Bildersprache

Die Sprache des Traumes ist eine Bildersprache. Sie ist die Sprache des Unbewussten, das Freud den „Primärprozess" nennt, primär in dem Sinne, dass das Unbewusste immer vor dem Bewusstsein vorhanden ist. Wir sind z. B. am Tag unangenehm berührt von einem Menschen, den wir neu kennenlernen. Wir haben aber gar keine Zeit, diesem Gefühl unsere Aufmerksamkeit zu schenken, weil wir schon wieder von dem nächsten Sinneseindruck bedrängt werden. Nachts träumen wir dann und verarbeiten das unangenehme Gefühl.

Die Traumsprache ist eine Gefühlssprache. Vor allem Gefühle, die wir tagsüber verdrängt haben (s. Kap. 8 Abwehrmechanismen, S. 79 ff), die wir nicht durch Verarbeiten ins Bewusstsein integrieren konnten, drängen sich des Nachts im Traum wieder in Erinnerung, in der geheimen Hoffnung, dass wir sie jetzt zulassen und verstehen können. Wenn wir uns dann morgens nicht an unsere Träume erinnern können, stellt dies auch eine Form der Zensur dar. Das Vergessen ist nämlich ein Abwehrmechanismus. Insofern ist es sehr hilfreich, sich an seine Träume zu erinnern und sie zu verstehen. Statt direkt nach dem Klingeln des Weckers aufzuspringen, könnten wir uns angewöhnen, einen Moment innezuhalten und uns zu fragen, ob wir geträumt haben und was uns in Erinnerung geblieben ist. Wenn man sich ein Büchlein und einen Stift zurechtlegt, kann man ein „Traumtagebuch" führen. Mit einiger Zeit der Übung wird unsere Erinnerung dann besser.

Traumdeutung

Es gibt eine spezielle Traumdeutungsmethode, die in den unterschiedlichsten Richtungen der Psychotherapie eingesetzt wird. Man versucht, den Traum Bild für Bild

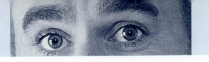

zu deuten, indem man sich anschaut, welche Gefühle das Bild beim Träumer auslöst und alle Assoziationen (alle unzensierten Einfälle) zu jedem Bild festhält. Bei dieser Art der Traumarbeit kann professionelle Hilfe weiterhelfen. Der Psychotherapeut bietet seine Einfälle und Interpretationen als Deutung an. Wenn der Träumer mit den angebotenen Deutungen etwas anfangen kann, kommt man weiter, ansonsten muss man weiter nach der Bedeutung suchen.

Die psychotherapeutische Traumdeutung unterscheidet sich sehr von populären Werken, die unter so vielversprechenden Titeln wie „5000 Traumsymbole aus 200 Kulturen" Verständnis versprechen, aber an der Oberfläche hängen bleiben. Was hilft es dort zu lesen, dass eine Tasche ein Symbol für die Vagina und eine Schlange ein Symbol für den Penis ist? Diese Symbolik ist zwar richtig, aber wichtig ist vor allem der Kontext, der Zusammenhang in der Verwendung des Symbols. Man muss die Bedeutung der Symbolik aus der subjektiven Sicht des Träumers und seiner kulturellen Sozialisation zu verstehen und zu deuten versuchen.

Es gibt nun sehr verschiedene Arten von Träumen:

Wunscherfüllungsträume. Wenn jemand träumt, seine Mutter sei gestorben, dann kann sich dahinter auch der verborgene, im Bewusstsein nicht eingestandene Wunsch nach dem Tod der Mutter verstecken. Wäre die Mutter gestorben, würden sich vielleicht einige Probleme und Konflikte des Träumers wie von selbst lösen. Ob dies so ist, lässt sich nicht allgemein behaupten, sondern muss in der Deutungsarbeit anhand der durch das Traumbild „Tod der Mutter" ausgelösten Gefühle herausgearbeitet werden.

Angstträume. Ein paar Tage, bevor mein Sohn Max geboren wurde, hatte ich einen Alptraum. Ich träumte, dass mein Sohn bei der Geburt ersticken würde. Jetzt können Sie sich vielleicht vorstellen, wie es mir ging, als ich nach einer äußerst schweren Geburt (komplizierte Sauggglockengeburt) von über 30 Stunden, die meine Frau und ich zusammen im Kreißsaal verbrachten, meinen Sohn vor dem Abtransport mit Blaulicht auf die Intensivstation einer entfernten Kinderklinik noch einmal sehen und verabschieden sollte. Ich war wie gelähmt und konnte kaum in den Nachbarraum gehen, wo mein Sohn in einem Brutkasten lag, weil ich dachte: „Ich weiß doch, was jetzt passiert ist. Er ist erstickt." Zum Glück war es nicht ganz so schlimm, aber es fehlte nicht viel. Ich würde den Traum allerdings nicht als „Deja-vue"-Traum deuten, sondern denke, dass fast alle Eltern Angst vor Komplikationen bei der Geburt haben und dass sich diese Angst in meinem Traum gezeigt hatte.

Verdrängungsträume. Wie bereits gesagt, zeigen sich in Träumen aber auch verdrängte Themen, die der Träumer im Tagesalltag nicht mit der nötigen Aufmerksamkeit registriert hat und bearbeiten konnte. Im Traum liegt so etwas wie eine zweite Chance, sich den am Tag verdrängten Themen erneut zuzuwenden, um sie vielleicht doch noch zu verstehen. Wenn jemand träumt, dass eine Flutwelle droht, ihn unter sich zu begraben, kann er sich fragen, welche Gefühle ihn im Moment zu begraben drohen. Wenn jemand träumt, ein Einbrecher steige durch sein Fenster in sein Zimmer ein, kann er sich fragen, wen oder was er im Augenblick aus seinem Leben herauszuhalten versucht (Beispiele aus Ann Faraday 1980).

Witze

Freud hat eine der besten Witzsammlungen seiner Zeit veröffentlicht, weil er nachweisen wollte, dass auch über den Witz geheime, unbewusste Botschaften transportiert werden.

Merke
Der Witz fällt also in gewisser Weise immer auf den zurück, der ihn erzählt.

Behalten und erzählt wird ein Witz nämlich nur, wenn er wenigstens in Teilen unsere Einstellung trifft. So werden in Frauenwitzen, die Männer erzählen, immer auch die Einstellungen der erzählenden Männer zu Frauen deutlich.

Beispiel
Was ist das: Es kann aus Nichts ein Essen, ein neues Kleid und eine Affäre machen?

(Eine Frau!)

Genauso zeigen sich natürlich auch in Männerwitzen, die von Frauen erzählt werden, die Einstellungen, die diese Frauen Männern gegenüber haben.

Beispiel
Männer sind wie Klobrillen. Entweder sind sie besetzt oder beschissen.

Die unbewusste Einstellung zeigt sich aber generell, nicht nur auf Frauen und Männer bezogen. Das Lachen fällt letztendlich immer auf den Lacher und den Erzähler zurück. Diese Erkenntnis von Freud ist vor allem nützlich, wenn man als Angehöriger einer gesellschaftlichen Minderheit Objekt und Opfer von dummdreisten Witzen ist. Blondinen- oder Ostfriesen-Witze kann man auf diese Weise eben auch gegen den Erzähler dieser Witze zurückwenden.

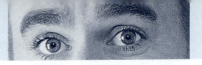

> **Beispiel**
> Ein Westdeutscher, ein Ostdeutscher und ein Türke gehen zusammen am Strand der Nordsee spazieren und finden eine Flaschenpost. Sie befreien den Flaschengeist, der über die Befreiung so froh ist, dass er allen dreien die Erfüllung eines Wunsches verspricht. Der Türke fängt an und wünscht sich ein großes Haus in Anatolien, in dem er mit seiner ganzen Familie zusammen leben kann. Der Ostdeutsche wünscht sich die Mauer zurück, fünf Meter höher, und Erich Honecker soll wieder in Amt und Würden zurückkehren. Bleibt als letzter der Westdeutsche übrig. Der kratzt sich am Kopf und sagt zum Flaschengeist: „Eigentlich sind jetzt schon alle meine Wünsche in Erfüllung gegangen, schick mal ein Bier rüber."
> (Wenn alle Türken und Ostdeutschen wieder zurückgeschickt werden könnten, gäbe es für viele Westdeutschen keine Probleme mehr.)

Krankheiten

Freud hat einen besonderen Abwehrmechanismus entdeckt, der dafür verantwortlich ist, dass sich über lange Zeit verdrängte Bewusstseinsthemen in körperliche Leiden, in Krankheitssymptome verwandeln. Freud nannte diesen Abwehrmechanismus **Konversion** (Umwandlung; s. Kap. 9 Psychosomatik, S. 106 ff). Diese Erkenntnis, auf der die Psychosomatik aufbaut, ist natürlich für unsere Arbeit im Krankenhaus und in der Pflege von unschätzbarem Wert, gewinnen wir darüber doch einen ganz neuen Zugang zur Krankheit und können hinter dem Leiden auch so etwas wie einen „versteckten Sinn" der Krankheit sehen.

6.2 Strukturmodell der Persönlichkeit

Topisches Modell

Die Persönlichkeitstheorie der PSA entstand bei Freud in zwei Schritten. Ausgehend von seiner neurologischen Ausbildung und der Unterteilung des Zentralnervensystems des Menschen in drei Schichten (s. Kap. 1 Bewusstheitsrad, S. 5 ff) entwickelte Freud in der ersten Version vor 1900 das topische Modell der grundlegenden Unterscheidung von Primärprozess und Sekundärprozess.

Zum **Primär-Vorgang** zählt Freud die Anteile des Stammhirns, also die Triebe und Instinkte des Menschen, und den größten Teil des Zwischenhirns, also unsere Gefühlswelt. Hier herrscht das analoge, vergleichende Denken der Bildersprache vor, die auch die Traumsprache ist. Zum **Sekundär-Vorgang** gehört für Freud vor allem das Großhirn mit seiner logischen Denkfähigkeit. Getrennt sind diese beiden Schichten im topischen Modell durch die Abwehrmechanismen, die für Freud die

6 Persönlichkeitsbild der Psychoanalyse

intrapsychische Zensur darstellen. Wegzensiert werden durch sie belastende, nicht aushaltbare psychische Eindrücke (s. Kap. 8 Abwehrmechanismen, S. 79 ff). Sie stellen in etwa Türwächter dar, die verhindern, dass unbewusste Anteile des Primärprozesses sich ohne Erlaubnis ins Bewusstsein des Sekundärprozesses vordrängen. Die Abwehrmechanismen sollen verhindern, dass wir überschwemmt werden von unkontrollierbaren Gefühlen, die nicht öffentlich zugelassen und erlaubt sind. Unerlaubte Gefühle und Gedanken werden auch im politischen Leben von starren Herrschaftssystemen wie der Diktatur zensiert.

Strukturmodell

Unter dem Eindruck der ungeheuren Brutalität des 1. Weltkrieges und der körperlichen Gefährdung seiner im Feld befindlichen Söhne entwickelte Freud um 1920 ein differenzierteres Bild der menschlichen Persönlichkeit: das Strukturmodell (Abb. 6.1). Hier finden wir die bekannten innerpsychischen Schichten des ES, des ICH und des ÜBER-ICH, die zusammen genommen den ganzen Menschen ergeben. Es handelt sich dabei um ein Konstrukt, wie sich das innerpsychische Erleben und Verarbeiten abspielen könnte, nicht um wirkliche, körperlich vorstellbare Schichten.

ES

Das ES („Ees" gesprochen, um es vom Personalpronomen „es" zu unterscheiden) steht bei Freud für das Lustprinzip und wirkt nach dem kindlichen Prinzip des „ich will". Für das Kind zählt nichts anderes als der Wille, das Bedürfnis, das auf

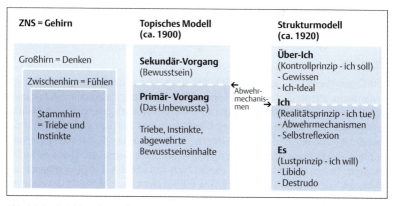

Abb. 6.1 Persönlichkeitstheorie der Psychoanalyse

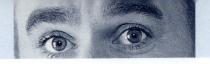

sofortige Befriedigung drängt. Demzufolge heißt das Zauberwort der Kinder mit zwei „t" auch „flott" und nicht „bitte". Das hätten die Erwachsenen gerne so; es ist bereits Ausdruck der Erziehungsbestrebungen der Eltern. Kinder wollen alles, und zwar jetzt und sofort. Das ist das „hedonistische" Prinzip der Lustbefriedigung. Kinder sind nun mal so, und das dürfen die Erwachsenen den Kindern auch nicht vorwerfen.

Freud stellt sich das Wirkprinzip des ES energetisch vor, wie es in seiner Zeit des physikalischen Denkens als dem vorherrschenden Denken im 19. Jahrhundert üblich war: Der Hunger wird z. B. langsam spürbar, wenn wir über längere Zeit nach dem Frühstück in der Klasse sitzen. Dann beginnt der Magen zu knurren, bis der Nachbar es hört, und wir müssen etwas essen, um den Hunger zu stillen. Danach ist der Körper erst einmal in der Homöostase, dem körperlichen Gleichgewicht, und mit der Verdauung beschäftigt. Dem Körper wird über die Verdauung die Energie zugeführt, die er für sein Funktionieren braucht. Sobald die Energie verbraucht ist, baut sich der Hunger erneut auf, und alles beginnt von vorne. Im ES, als dem Bereich der Grundenergie des Menschen, liegen nach Freud zwei Gegenkräfte im Clinch miteinander: die Lebensenergie (Libido), beherrscht vom Gott Eros, und die Zerstörungsenergie (Destrudo), beherrscht vom Gott Thanatos. Freud kam zu dieser antagonistischen Annahme der Gegenspielerkräfte durch den Eindruck des 1. Weltkrieges, der damals für viele Intellektuelle mit seiner ungeheuren Grausamkeit eine Art Kulturschock wurde, der sie am „guten" Menschen und seiner Humanität verzweifeln ließ. Im 1. Weltkrieg wurde das Maschinengewehr das erste Mal flächendeckend eingesetzt. Dadurch stieg die Zahl der getöteten Soldaten ungeheuer an. Freud geht also seit 1920 davon aus, dass der Mensch nicht von vornherein zum „Guten" oder „Bösen" festgelegt, ist sondern beide Anlagemöglichkeiten in sich hat. Sein tatsächlich gezeigtes Verhalten hängt davon ab, ob er sein innerpsychisches Gleichgewicht im Verlauf von Erziehung und Sozialisationsgeschichte findet oder nicht.

ÜBER-ICH

Der Gegenspieler des ES ist das ÜBER-ICH, das für Freud das gesellschaftliche Kontrollprinzip vertritt. Das ÜBER-ICH wirkt nach dem Prinzip des „ich darf/ich soll". Seine wesentlichen Bestandteile sind das Gewissen, als der innerpsychische Repräsentant der gesellschaftlichen Normen und Werte, und das „Ich-Ideal". Damit meint Freud die Vorstellung, die jeder Mensch im Verlauf seiner Sozialisation von sich selbst entwickelt, wie er einmal werden möchte. Immer, wenn das ES ein Bedürfnis verspürt, das es befriedigen will, meldet sich das ÜBER-ICH als Gegenspieler zu Wort und fragt: Darf ich das denn? Was soll ich denn nach Meinung der anderen, der Gesellschaft tun? Wie soll ich mich verhalten, was sind die Erwartungen der anderen?

6 Persönlichkeitsbild der Psychoanalyse

ICH

Zwischen diesen beiden Gegenpolen des ES und des ÜBER-ICH vermittelt das ICH, das bei Freud für das Realitätsprinzip steht. Es wirkt nach dem Motto „ich tue" und versucht einen Kompromiss zwischen den Gegenkräften der Lust, des „ich will", und der Pflicht, des „ich soll", zu finden. Das ist die Leistung des Erwachsenen. Dazu muss das ICH die Gegenkräfte ins Gleichgewicht bringen. Dies ist zugegebenermaßen eine sehr moderne Interpretation des Freud-Modells, die eher dem kybernetischen Denken des Gleichgewichts des 20. Jahrhunderts entspringt.

Das Ziel der Persönlichkeitsentwicklung der PSA ist das „starke Ich", das einen Kompromiss zwischen den individuellen Wünschen der ES-Triebkräfte und den gesellschaftlichen Kontrollbedürfnissen des ÜBER-ICH erreicht.

Zur **„ICH-Stärke"** gehören
- Angsttoleranz (die Fähigkeit, Angst auszuhalten),
- Frustrationstoleranz (die Fähigkeit auszuhalten, dass Bedürfnisse nicht befriedigt werden),
- soziale Urteilsfähigkeit (Abwägen zwischen individuellen und sozialen Bedürfnissen),
- Impulskontrolle (Fähigkeit, die ES-Impulse zurückzudrängen).

Eine gute Kompromissleistung des ICH liegt dann vor, wenn beide Teilbereiche des ES und ÜBER-ICH im Kompromiss enthalten und ausgewogen sind. Ein fauler Kompromiss ist einer, bei dem ein Teilbereich sich auf Kosten des anderen durchgesetzt hat.

Beispiel

Wenn ich als Lehrer also im Verlaufe des Unterrichts am Vormittag Hunger bekomme, dann will ich essen gehen. Das ES würde dann gerne ein 5-Gänge-Menü im einzigen 3-Sterne-Restaurant vor Ort einnehmen wollen.
Sofort meldet sich das kritische ÜBER-ICH: Was sollen denn die Schüler von dir denken, wenn du jetzt so üppig speisen gehst; ist überhaupt noch genügend Geld auf dem Konto oder ist es wie immer überzogen; und überhaupt geht das in einer 45-Minuten-Pause doch überhaupt nicht. Sonst bist du nicht pünktlich zum Unterricht zurück.
Also suche ich einen Kompromiss: Heute geh ich mit den Schülern in der nicht besonders guten Kantine des Krankenhauses essen, und wenn das Buch fertig ist, lade ich als Belohnung meine Frau zum 5-Gänge-Menü ein.

Freud hat das Ziel des „starken Ich" auch mit seinem berühmten Satz „Wo Es war, soll ICH werden" beschrieben. Wo vorher Unbewusstes war, soll durch die

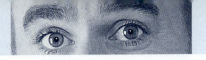

Integration der ES-Bedürfnisse und ÜBER-ICH-Kontrolle Bewusstsein entstehen. Das gesunde Selbstbewusstsein ist die reife Leistung des Erwachsenen, der mühsam lernen musste, dass seine kindlichen Bedürfnisse, die auf sofortige Befriedigung drängen, kultiviert und in Kompromisse, als Strategie der kleinen Schritte, umgewandelt werden müssen. Zu den **Aufgaben des ICH** zählen daher neben den bereits erwähnten:
- Affekttoleranz (Fähigkeit, Gefühle, auch widersprüchliche, zu ertragen),
- Beziehungen aufzunehmen und zu unterhalten,
- Fähigkeit der Introspektion (Fähigkeit der kritischen Selbstbetrachtung).

Das ICH greift bei seinen vielen Aufgaben unbewusst auf die Hillfe der Abwehrmechanismen zurück, die im Dienste der Stabilisierung des situativ zu „schwachen Ichs" zur Stabilisierung eingesetzt werden (s. Kap. 8 Abwehrmechanismen, S. 79 ff). Der selbstbewusste Erwachsene ist nach einem Ausspruch der Psychoanalytikerin Ruth Cohn „frei und abhängig" zugleich. Der selbstbewusste Mensch weiß einerseits, was er will, und gleichzeitig, dass er bei seinen Wünschen und Bedürfnissen auf andere angewiesen ist. Wir müssen wieder lernen, uns als Teil, in Relation zu einem größeren Ganzen, zu verstehen. Und für diese Relation steht das Selbst (Abb. 6.2).

Die **Gleichgewichtsinterpretation** des Freud'schen Strukturmodells hilft auch verstehen, dass nicht alle Menschen im Verlauf ihrer Sozialisation das Ziel des „starken Ichs" bzw. ein gesundes Selbstbewusstsein erreicht haben. Der selbstbewusste Mensch ist ja gerade nicht der Egoist, der weiter von seinem ES beherrscht wird und nur an sich denkt nach dem Motto „Alle denken an sich, nur ich denke an

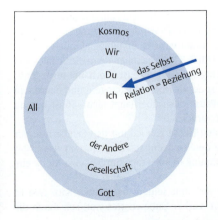

Abb. 6.2 Das „Selbst"

mich". Er wird aber auch genauso wenig vom ÜBER-ICH beherrscht, indem er sich nur an die gesellschaftlichen Erwartungen anpasst und zum Mitläufer wird.

Das Gleichgewichtsmodell kann man auch so verstehen, dass es darum geht, die körperlichen ES-Bedürfnisse und die psychischen Erfordernisse des Denkens, des Bewusstseins und damit des ÜBER-ICH, zusammenzubringen.

 Literatur

Clark, R.W.: Sigmund Freud. Fischer-TB, Frankfurt/M. 1985

Faraday, A.: Deine Träume. Schlüssel zur Selbsterkenntnis. Ein psychologischer Ratgeber. Fischer-TB, Frankfurt/M. 1980

Freud, S.: Gesammelte Werke in 18 Bänden. Fischer-TB, Frankfurt/M. 1968 (z. B. Bd. 2/3 Die Traumdeutung, Bd. 4 Pathophysiologie des Alltagslebens, Bd. 6 der Witz und seine Beziehung zum Unbewusstsein, Bd. 11 Vorlesungen zur Einführung in die Psychoanalyse)

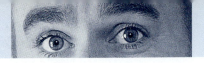

7 Reifeentwicklung des Menschen

Aus der Abhängigkeit der Symbiose des Kindes zur Unabhängigkeit des Erwachsenen

In dem Kapitel über die Bedürfnisse des Menschen als Antrieb seines Handelns ist bereits von seelischen Bedürfnissen die Rede gewesen, die weit über die Belange der Bewältigung der materiellen Lebensführung hinausgehen (s. Kap. 3 Motivation des Menschen, S. 30 ff). Seelische Bedürfnisse (auch spirituelle Bedürfnisse genannt) stehen immer im Gegensatz zu den materiellen, dinglichen und stofflichen Bedürfnissen. Insgesamt geht es, dem Bedürfnis nach Selbstverwirklichung folgend, darum, in den unterschiedlichsten Lebensphasen des Menschen an dieser **Lebensaufgabe** zu arbeiten. Nur so finden wir im konkreten Leben unseren abstrakten Sinn des Lebens. Was allerdings theoretisch so leicht gesagt ist, ist in der Praxis sehr schwer. Denn nach dem amerikanischen Psychoanalytiker Yalom gibt es insgesamt vier Grundtatsachen im menschlichen Leben, die die Gestaltung der Lebensaufgaben beeinflussen, nämlich „die Unausweichlichkeit des Todes für jeden von uns und für die, die wir lieben; die Freiheit, unser Leben nach unserem Willen zu gestalten; unsere letztendliche Isolation und schließlich das Fehlen eines erkennbaren Lebenssinns" (Yalom 1990).

7.1 Psycho-sexuelle Reifeentwicklung nach Freud

Lebensaufgabe. Das Ziel der Reifeentwicklung der Persönlichkeit, das „starke Ich" oder das gesunde Selbstvertrauen (s. Kap. 6 Persönlichkeitsbild der Psychoanalyse, S. 52 ff), kommt nach Freud nicht von allein zustande. Dazu muss der Mensch in vielen kleinen Schritten, aufeinander aufbauend, seine Lebensaufgaben lernen. Der große Bogen, den Freud dabei umreißt, fängt mit der Geburt und der Symbiose, der Phase der totalen Abhängigkeit des Babys von der Mutter, an und endet im Erwachsenwerden und der Selbstständigkeit am Ende der Pubertät.

Defizit. Neben den Lebensaufgaben beschreibt Freud auch die Defizite, die Lücken oder „Macken", die zurückbleiben, wenn die Lebensaufgaben nicht oder nur unzureichend bewältigt werden konnten (Tab. **7.1**). Und diese „Macken" haben wir alle in unserer Reifeentwicklung zurückbehalten, wenn wir uns selbstkritisch betrachten. Das ist auch gar nicht schlimm, denn wir haben daneben alle gelernt, mit unseren „Macken" umzugehen und zu leben. Darin liegt auch eine Ressource, eine Fähigkeit. Da die Lebensphasen und auch die Lebensaufgaben aufeinander aufbauen, können sich einerseits die Defizite verstärken, andererseits kann in späteren Lebensphasen

7 Reifeentwicklung des Menschen

Tabelle 7.1 Psycho-sexuelle Entwicklung nach Freud

Phasen	Thema	Defizit
I. Phase: orale Phase 0.–1. Lebensjahr	Ur-Vertrauen, Bewältigung der Ur-Angst (allein gelassen zu werden), Basis des späteren Selbstvertrauens	Misstrauen, Angst, Minderwertigkeit („emotional nicht satt geworden sein") Sucht als Ersatzbefriedigung
II. Phase: anale Phase 1.–3. Lebensjahr	Reinlichkeitserziehung, Anfänge der Ich-Bildung über Subjekt-/Objektunterscheidung, Grenzen, Gebote, Macht, Trotz und Verweigerung	„Analer Zwangscharakter" (autoritärer Charakter), Geiz, Psychosen als Erkrankung der Ich-Struktur
III. Phase: ödipale, phallische Phase 3.–6. Lebensjahr	kindliche Sexualität als Lust am eigenen Körper (sich selbst mögen), gegengeschlechtliche Anziehungskraft	verklemmte Sexualität (sich selbst nicht lieben/ akzeptieren), misslungene Identifikation mit dem eigenen Geschlecht als Resultat gestörter gegengeschlechtlicher Anziehung
IV. Phase: Latenzphase 6.–12. Lebensjahr		
V. Phase: genitale Phase = Pubertät 13.–18./21. Lebensjahr	Auseinandersetzung mit elterlicher/staatlicher Autorität, Geschlechtsrolle, erwachsene Sexualität und Beziehungsfähigkeit, Selbstverantwortung als Voraussetzung, um Verantwortung für andere übernehmen zu können, Erwachsenwerden, aufrechter Gang	„gebrochenes Rückgrat", nicht auf eigenen Füßen stehen, keine eigene Geschlechtsrolle

aber auch „nachgenährt" werden, wie es die Psychotherapie umschreibt: Wir können im Erwachsenenleben Dinge nachholen, unsere Defizite bearbeiten und so „nachreifen" und dann verantwortlicher handeln. Die Defizite sind auch noch in anderer Hinsicht wichtig: In Situationen der Überforderung lassen wir uns gerne

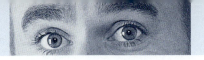

auf eine frühere Reifestufe zurückfallen. Manche Menschen regredieren vom Erwachsenen auf eine kindliche Stufe, wenn sie ins Krankenhaus müssen. Sie tun dann so, als könnten sie selbst nichts mehr, und die Pflegekräfte sollen alles für sie erledigen, wie es früher ihre Mütter getan haben.

Orale Phase (0. – 1. Lebensjahr)

Der Mund (lat. „os"; oral = durch den Mund) ist das Lustzentrum des Babys, nicht nur, weil es über den Mund die Nahrung aufnimmt, sondern auch, weil alles Neue zuerst einmal in den Mund gesteckt und abgelutscht wird.

Lebensaufgabe. Ur-Vertrauen lernen. Das kleine Baby kommt völlig hilflos auf die Welt und ist auf die Hilfe des sozialen Nestes und einer Hauptbezugsperson, meist immer noch der Mutter, angewiesen. Es ist völlig abhängig. Daher wird auch über die Schwangerschaft hinaus in den ersten Lebensmonaten des Säuglings von einer Symbiose zwischen Mutter und Kind gesprochen (s. Kap. 2 Zweite Geburt des Menschen, S. 17 ff).

Definition
Symbiose ist ein Begriff aus der Biologie und bedeutet, dass zwei Lebewesen aufeinander bezogen und angewiesen sind und nicht eigenständig überleben können.

Dass das Baby auf die Mutter angewiesen ist, ist klar, aber was hat die Mutter davon, dass sie sich so intensiv um ihr Baby kümmert? Sie fühlt sich wahrscheinlich „in den Augen des Babys gespiegelt", wie die PSA es formuliert, d. h. sie spürt, dass sie der wichtigste Mensch für dieses kleine, hilflose Bündel ist. Wenn das kein erhabenes Gefühl vermittelt! Ur-Vertrauen lernt das Baby, indem es die Ur-Angst bearbeitet. Die Ur-Angst, die wir alle als kleine Menschen erlebt haben, ist die, liegen gelassen, allein gelassen, aufgegeben zu werden. In dem Maße, wie wir die Verlässlichkeit unserer Hauptbezugsperson, der Mutter oder Eltern, erfahren, gewinnen wir Vertrauen in die Verlässlichkeit der Welt. Die Psychologie spricht davon, dass das Ur-Vertrauen die Basis des späteren Selbstvertrauens sei.

Defizit. Wer das Ur-Vertrauen nicht kennen gelernt hat, weil er nur schlecht bzw. unzureichend versorgt wurde, kann kein ausreichendes Selbstvertrauen entwickeln. Er entwickelt stattdessen ein Minderwertigkeitsgefühl als Resultat seiner Erfahrung des Misstrauens in die Welt. Die erfahrene Welt vermittelt statt benötigter Sicherheit Angst und Unsicherheit.

7 Reifeentwicklung des Menschen

Suchtverhalten. Die PSA sieht in der grundlegenden, frühkindlichen Prägung, dass ein Mensch „emotional nie richtig satt geworden ist", die Basis des späteren Suchtverhaltens. Die Silbe „Sucht" ist im Wort „Sehnsucht" enthalten:

> **Merke**
> **Jede Sucht ist eine Ersatzbefriedigung.**

Eigentlich befriedigend ist der lustvoll erlebte Körperkontakt, wie zwischen Mutter und Baby. Wer auf dieser Stufe emotional nie befriedigt wurde, entwickelt auf der einen Seite das ungestillte Bedürfnis, dies endlich nachzuholen, und die Sehnsucht, das emotionale Bedürfnis zu befriedigen, hat aber gleichzeitig Angst, dass er diesmal genauso unbefriedigt bleibt wie damals in seiner Kindheit. Am Beispiel des Alkoholismus (Abb. 7.1) soll dies kurz verdeutlicht werden: Der Tag, an dem Johnny Müller ins Leben tritt, ist ein viel schwierigerer, weil er aktive Auseinandersetzung fordert, um Begegnung zu ermöglichen, als der Tag, an dem Johnny Walker (Whiskey) ins Leben tritt. Johnny Walker kann jeder kaufen und passiv konsumieren, den ganzen Tag und die ganze Nacht lang, an jeder Tankstelle. Auf der einen Seite besteht das Bedürfnis nach Nähe und gleichzeitig die Angst, dass diese Nähe unbefriedigend bleibt, und das führt zum gleichzeitigen Distanzwunsch als Schutz vor möglichen Verletzungen und Enttäuschungen. Um keine unnötigen Missverständnisse aufkommen zu lassen: Es geht nicht darum, das heute weitverbreitete Suchtverhalten zu verdammen, zeigt es doch vielmehr, wie weit verbreitet bei uns allen kleine Defizite und „Macken" sind. Der Alkoholismus, an dem in der Bundesrepublik immerhin nach offiziellen Zahlen 1–2 %, also ca. 15 Millionen Menschen, erkrankt sind, ist nicht besser oder schlechter als die Rauchsucht oder die Fresssucht (Kummerspeck). Alle drei Süchte, zuviel zu trinken, zu rauchen und zu essen, stehen für orale Defizite.

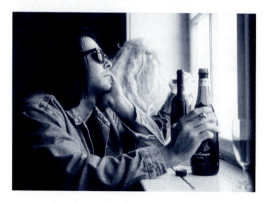
Abb. 7.1 Alkoholismus stellt wie jede Sucht eine Ersatzbefriedigung dar

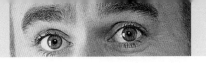

Anale Phase (1.–3. Lebensjahr)

In der analen Phase (lat. „anus" = After) verschiebt sich das „Lustzentrum" vom Mund auf den After.

Lebensaufgabe. In der analen Phase beginnt das Kleinkind, nachdem es abgestillt ist, zu laufen und zu sprechen. Es wird selbstständig, indem es sich mehr zutraut und mehr alleine kann. Wenn das Kleinkind zu sprechen beginnt, redet es zuerst von sich in der dritten Person, wie es angesprochen und gerufen wird: „Max macht ...". Erst danach kommt der gewaltige Entwicklungs- und Reifungsfortschritt, wenn das Kleinkind „ich" zu sagen lernt. Direkt danach kommt dann das „Nein", das uns als Eltern den Fortschritt der Kinder nicht genießen lässt, sondern ihn nervig macht. Die Lebensaufgabe dieser so wichtigen Phase liegt zuerst einmal in den Anfängen der Objektbildung: „Ohne Du kein Ich", so formuliert es der Philosoph Nietzsche. Das Kind entdeckt den Unterschied zwischen sich selbst und der Mutter. Eines der ersten Kinderwörter ist das Wort „Mama", abgeleitet aus dem Lateinischen von „mamma" = „Brust". In der oralen Phase ist die Brust gleichgesetzt mit der Mutter. Das Kind will sich die Mutter einverleiben, sie ausquetschen, um sich ihre Lebensenergie einzuverleiben. Erst in der analen Phase entdeckt es den Unterschied zwischen Brust und Mutter: die Brust ist nur ein Teil der Mutter. Erst danach beginnt das Kleinkind, sich als eigenständiger Teil zu erleben. Es setzt sich in Beziehung zur Mutter, dem ersten Du, und der Welt. Damit sind die Anfänge der Ich-Bildung gemacht. Gleichzeitig beginnt in der analen Phase aber auch der Ernst des Lebens, indem die ersten Gebote und Verbote auftauchen. Dieses neue Feld ist das Feld der Sauberkeits- und Reinlichkeitserziehung. Das Kleinkind erlebt die Reinlichkeitsforderung, die im Pampers-Zeitalter zum Glück nicht mehr ganz so rigide vorgetragen wird wie früher, als die Mütter noch jeden zweiten Tag die Windeln waschen mussten, aber nicht nur als Pflicht, sondern auch als durchaus „lustvoll" besetzt. Diese besondere Lust besteht darin, das, was von anderen gefordert wird, zu verweigern und nicht herzugeben. Es entspinnt sich ein erster Machtkampf, der in der Erziehungswissenschaft auch als erste Trotzphase beschrieben wird. Die beiden Ebenen des Machtkampfes zwischen Eltern und Kleinkindern sind zum einen das Essen, der „input", und zum zweiten die Ausscheidungen, der „output".

Defizit. Wer als Kleinkind zu früh und zu rigide zur Sauberkeit erzogen oder gar abgerichtet wurde, der entwickelt den von der PSA so genannten **„analen Zwangscharakter"**. Seine Lebenstriebe und seine Lebendigkeit werden in einen ganz engen Rahmen gespannt, und es entwickeln sich die in der deutschen Geschichte so bekannten „Sekundärtugenden", wie Pünktlichkeit, Sauberkeit, Genauigkeit etc., die alle noch ihren Ursprung aus der Reinlichkeitsdressur verraten (s. Kap. 2.3 Sozialcharakter als kulturelle Prägung, S. 29). Der „anale Zwangscharakter", der im Übermaß auf die Erwartungen der Erwachsenen und der Gesellschaft aus- und abgerichtet wurde, entspricht auch in weiten Teilen dem „autoritären Charakter" (s. Kap. 4.2 Autoritärer Charakter, S. 46 ff). Im Volksmund, nicht nur in Deutschland, ist zudem der Zusammenhang von Kot und Geld bekannt. Der „anale Zwangscharakter" wird auch als geizig beschrieben. Hier muss nicht nur an den Geiz mit Geld gedacht werden. Noch viel schlimmer sind Menschen, die mit sich selbst geizen, die sich in eine Beziehung nicht einbringen. Die PSA bringt außerdem die **Psychosen** in Verbindung mit Defiziten in der analen Phase. Psychosen sind psychische Erkrankungen der „ICH-Struktur". Wer in seiner Entwicklung nie „Nein!" sagen durfte, keine Eigenständigkeit zeigen und entwickeln durfte, weil er von Anfang an auf die Erwartungen der starken Außenwelt der Erwachsenen und der Gesellschaft hin orientiert wurde, der wurde von Anfang an in seiner ICH-Bildung behindert und konnte kein starkes Ich entwickeln (s. Kap. 6 Persönlichkeitsbild der Psychoanalyse, S. 52 ff). Im späteren Leben kann sich dann in Situationen der Überforderung, wenn die allgemeinen Abwehrmechanismen nicht mehr ausreichen, als Steigerung der Abwehr eine Psychose entwickeln (s. Kap. 8 Abwehrmechanismen, S. 79 ff).

Phallische, ödipale Phase (3.–6. Lebensjahr)

Der Phallus ist das männliche Geschlechtsorgan, der Penis. Der Begriff ödipal leitet sich ab von der tragischen griechischen Heldenfigur Ödipus.

Lebensaufgabe. Zur Zeit von Freud glaubte die Wissenschaft fest daran, dass der Sexualtrieb des Menschen erst in der Pubertät, der Zeit der Geschlechtsreife im Sinne der Fortpflanzungsfähigkeit erwache. Freud gilt als der Entdecker der frühkindlichen Sexualität. Eigentlich ist Sexualität von Geburt an vorhanden, allerdings nicht im Sinne erwachsener, genitaler Sexualität, sondern als Kuscheln, Hautkontakt etc. In der phallischen Phase wird das Interesse an Sexualität aber anders geweckt und gesteigert. Die Kinder entdecken in der Phase der Doktorspiele ihren eigenen Körper als Lustquelle und die Unterschiede zwischen den Geschlechtern. Freuds Theorie des „Penisneides" des kleinen Mädchens, das entdeckt, dass ihm etwas fehlt, was der Junge hat, eben den Penis, und der „Kastrationsangst" des kleinen Jungen, dem angedroht wurde, dass ihm der Penis abgeschnitten würde, wenn er weiter daran herumspiele, ist allerdings nur vor dem kulturellen Hintergrund seiner Zeit zu verstehen und gilt heute als veraltet und falsch. Die „Kastrationsangst" des kleinen Jungen hat vor dem Hintergrund des Beschneidungsrituals der jüdischen Jungen vielleicht seine Berechtigung gehabt. Der „Penisneid" des kleinen Mädchens war aber sicherlich schon damals weniger ein Neid auf die anatomische Besonderheit als vielmehr Neid auf die patriarchalische Privilegierung

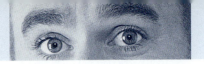

des männlichen gegenüber dem weiblichen Geschlecht. Mit dieser Theorie erweist sich Freud als Sohn seiner patriarchalischen Zeit und konnte auch nicht über seinen Schatten springen.

Mit dem Begriff der ödipalen Phase spielt Freud auf das sich während des 3.–6. Lebensjahres entwickelnde **gegengeschlechtliche Anziehungsverhältnis** in der familiären Beziehung an. In der Regel ist es normal, wenn die Mütter sich eher zu ihren kleinen Söhnen, als den Vertretern des männlichen Geschlechts, hingezogen fühlen als zu den kleinen Mädchen, als den Vertreterinnen des eigenen Geschlechts. Genauso können die kleinen Mädchen ihre Väter viel besser um den kleinen Finger wickeln. Mit der Annahme der Geschlechterpolarität, also der gegenseitigen Anziehungskraft der Männer durch die Frauen und der Frauen durch die Männer, steht Freud keineswegs allein. So berichtet z. B. der griechische Philosoph Platon in seinem Werk „Gastmahl" von einem Schöpfungsmythos, in dem der Mensch einst androgyn, ein Zwitter, also sowohl Frau als auch Mann gleichzeitig, gewesen sei. Erst später habe sich daraus die Geschlechterpolarität von Mann und Frau entwickelt. Seit dieser Zeit suchten nach Platon die Männer die Frauen und die Frauen die Männer, um durch Vereinigung mit dem gegengeschlechtlichen Pol wieder ganz und heil zu werden. Diesen Schöpfungsmythos finden wir auch in der jüdisch-christlichen Welt. So heißt es in der Schöpfungsgeschichte: „Im Anfang schuf Gott den Menschen ..." Zuerst war der Mensch, Adam und Eva sind erst eine spätere gegengeschlechtliche Ausdifferenzierung. Freud führt diese Tatsache der Geschlechterpolarität mit der Verknüpfung des Ödipus-Mythos allerdings noch weiter: Er behauptet, dass die kleinen Jungs ihre Väter als Konkurrenten um die Mutter erleben und sie deshalb durch Mord auszuschalten versuchen. Ich halte dies für eine falsche Interpretation der Ödipussage: Ödipus erstrebt seine Mutter Iokaste ja eben nicht aus sexuellen Motiven. Sie ist eher der gewonnene Preis für die Befreiung Thebens von dem Ungeheuer, der Sphinx. Ödipus erschlägt seinen Vater ja eben nicht in Konkurrenz um Iokaste, die er zu diesem Zeitpunkt nicht einmal kennt. Es handelt sich im Ödipusmythos vielmehr um einen typischen Autoritätskonflikt der Pubertät. Der halbstarke Ödipus will sich von dem alten Mann Laios nicht herumkommandieren lassen und erschlägt ihn dann im Kampf.

Beispiel

Vor ein paar Jahren spielten meine Kinder Max, damals 7 Jahre, und Lisa, damals 5 Jahre, in der Küche, während meine Frau bügelte und ich kochte. Unsere kleine Tochter himmelte ihren großen Bruder an und wollte ihn heiraten. Darauf fragte meine Frau unseren Sohn, ob er seine Schwester denn auch heiraten wolle. „Nee", meinte er daraufhin angewidert. Wen er denn mal heiraten wolle, fragte meine Frau weiter. Das wisse er nicht, antwortete Max. Normalerweise würden die Söhne doch ihre Mütter heiraten wollen, sagte daraufhin meine Frau zu ihm. Max überlegte nicht lange und meinte, seine Mutter sei doch schon verheiratet. Genau da schaltete ich mich ein, die sei auch schon an mich vergeben. Daraufhin überlegte Max eine Weile und meinte dann: „Es ist doch wirklich dumm, dass wir beide die Gleiche lieben!"

Im Normalfall fühlen sich die Söhne also von den Müttern auch sexuell angezogen, wie auch umgekehrt, sie wollen kuscheln und zur Mama ins Bett kriechen, um Körperkontakt zu spüren. Auch wenn diese Situation von den Söhnen, übrigens durchaus auch von den Vätern, als Konkurrenz erlebt wird, überlegen sie deswegen aber noch lange nicht, wie sie die Väter umbringen können. Dies liegt sicher auch daran, dass die Väter in dieser Phase viel stärker sind als die kleinen Söhne. Also nimmt der kleine Junge seine Zuflucht zu dem Abwehrmechanismus der **Identifikation**, um seine Ödipus-Konfliktsituation zu lösen: „Wenn ich mal groß bin, wie Papa, dann kriege ich auch eine Frau. Zwar nicht die Mama, aber eben auch eine Frau."

Defizit. Wenn diese frühe Phase der Entdeckung der kindlichen Sexualität von den Eltern nicht toleriert wird, sondern starke Verbote durchgesetzt werden, bleibt eine mehr oder weniger verklemmte Einstellung zur Sexualität zurück. Wer seinen eigenen Körper nicht zu lieben gelernt hat, der wird auch später in der gegengeschlechtlichen Sexualität Schwierigkeiten haben. Freud entdeckte noch einen weiteren Zusammenhang: In der Behandlung seiner hysterischen Patientinnen, einer damals weit verbreiteten Neurose, deckte er in deren Biografie fast immer sexuellen Missbrauch in der phallischen Phase durch Väter, Großväter, Onkel oder ältere Brüder auf. Vor dem durch diese Entdeckung ausgelösten gesellschaftlichen Skandal schreckte Freud allerdings zurück und vertrat später die Auffassung, dass es sich bei diesen Fallgeschichten eher um die Wunschvorstellung der Mädchen gehandelt habe. Es gibt noch ein weiteres Defizit dieser Entwicklungsphase: In dieser Reifephase entscheidet sich wohl auch die geschlechtliche Orientierung, ob gegengeschlechtlich (heterosexuell) oder gleichgeschlechtlich (homosexuell). In den Biografien von homosexuellen Männern findet sich unübersehbar oft eine gestörte Mutterbeziehung, in den Biografien lesbischer Frauen unübersehbar oft eine gestörte Vaterbeziehung. Wenn also die gegengeschlechtliche Anziehungskraft sich nicht entwickeln kann, weil die Beziehung zwischen den Geschlechtern gestört ist, dann bahnt sich statt der gegengeschlechtlichen Beziehungsaufnahme die gleichgeschlechtliche an. Es gibt also wohl doch nicht das „Schwulen-Gen", das regelmäßig im Sommerloch der Zeitungen seine fröhliche Auferstehung feiert.

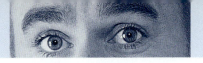

 Merke
Die geschlechtliche Orientierung ist also wohl nicht genetisch veranlagt, sie wird vielmehr in der Sozialisation gelernt.

Latenzphase (7. – 11. Lebensjahr)

Die Latenzphase (lat. „latent" = versteckt) bildet eigentlich eine Theorielücke im psycho-sexuellen Reifemodell. In dieser Phase treten nach Freud keine wichtigen, eigenständigen Themen auf; die bisherigen Themen reifen stattdessen weiter. Die Kinder sind voll mit der Einschulung, dem Austritt aus dem erzieherischen Familiensystem beschäftigt und machen weitere Schritte in Richtung Selbstständigkeit.

Genitale Phase der Pubertät (12. – 18./21. Lebensjahr)

In der genitalen Phase werden die Geschlechtsrollen „Mann" und „Frau" gelernt. Für diese Phase wird auch der Begriff der Pubertät gebraucht, der wörtlich Geschlechtsreife meint. Die Pubertät scheint heute immer früher zu beginnen und immer später, erst mit Beendigung der Ausbildung, zu enden.

Lebensaufgabe. In der Auseinandersetzung mit den elterlichen Rollenvorbildern des Vaters als Mann und der Mutter als Frau wird die eigene Geschlechtsrolle gesucht. Das ist für die jugendlichen Mädchen in dieser Phase etwas leichter als für die Jungen, weil sie ihr Rollenvorbild in Gestalt der Mutter meist tagtäglich vor Augen haben. Sie können dann relativ leicht entscheiden: So wie Mama will ich auf gar keinen Fall werden oder die und die Änderungen möchte ich an dem Rollenbild vornehmen. Dass die Väter sich aus den Familien und der Erziehung zurückziehen, kommt sehr häufig vor, weil sie sich entweder in Arbeit flüchten oder gar nicht mehr zur Familie gehören – jede dritte Ehe wird heute in der Bundesrepublik geschieden, und die Alleinerzieher sind überwiegend die Mütter. Deshalb ist es oft für die Jungen viel schwerer, weil sie kein leibhaftiges Rollenvorbild vor Augen haben. Entweder flüchten sie sich dann in Ersatz-Identifikationen und wollen werden die Michael Schumacher, Arnold Schwarzenegger, Einstein etc., oder aber sie müssen sich negativ von den Müttern abgrenzen: „Mann werden" heißt dann „nicht so zu werden wie die Mutter". Alle Jugendlichen müssen den Autoritätskonflikt der Pubertät, der zweiten und viel heftigeren Trotz-Phase, durchleben, um auf eigene Füße zu kommen und erwachsen zu werden. Der Generationenkonflikt, in dem die Jugendlichen das Angebot der Eltern und der Gesellschaft überprüfen, ob es für sie selbst taugliche Lebensentwürfe beinhaltet, ist völlig normal (s. Kap. 2.2 Sozialcharakter als Ergebnis der Sozialisation, S. 25 f). Nur wer sich gegen die Autorität, sei es die elterliche, väterliche oder staatliche, zur Wehr setzte, lernt den eigenen, aufrechten Gang. Wer dies nicht lernt, sondern gebrochen wird, weil die Autoritäten zu stark und zu

7 Reifeentwicklung des Menschen

rigide sind, wird nie erwachsen und eigenständig werden. Wir lernen in dieser Zeit die Eigenverantwortlichkeit, die die Voraussetzung bildet für die spätere Übernahme von Verantwortung für andere. Ganz wichtig ist in der Phase der Pubertät auch das „Omnipotenzgefühl", das sich in der deutschen Bezeichnung „Halbstarke" für Jugendliche ausdrückt. Die „Halbstarken" fühlen sich ja nicht „halb", sondern ganz stark, sie trauen sich zu, die Welt aus den Angeln zu heben und eigene Ideen zu verwirklichen. Dieses Zutrauen in uns selbst zu entwickeln, ist ein enorm wichtiger Zuwachs an Selbstvertrauen. Doch dazu müssen wir eigene Erfahrungen machen.

Defizit. Wer seine eigene Geschlechtsrollen-Identität nicht finden konnte, wird nachhaltig verunsichert bleiben, weil er nicht weiß, was es heißt, ein „Mann" oder eine „Frau" zu sein. Er wird kaum erwachsen, d. h. eigenständig, auf eigenen Füßen stehend, das Leben meistern. Der eigene Gestaltungsspielraum der Geschlechtsrolle wird so nicht wahrgenommen. Wer nicht erwachsen geworden ist, handelt nicht verantwortlich für sich und kann viel leichter manipuliert und gegängelt werden. Das „gebrochene Rückgrat" als das Gegenteil vom „aufrechten Gang" ist der Garant für die extrinsische Motivation und den autoritären Charakter (s. Kap. 4 Gehorsamkeitscharakter, S. 38 ff).

Beispiel
Als ich meinen Sohn Max, der nach meinem Gefühl mit 11 Jahren schon in der Pubertät war, fragte, was er denn jetzt sei, ein Jugendlicher, ein junger Mann oder was sonst, kratzte er sich am Kopf und platzte dann heraus: „Papa, ich bin ein Puber**täter**!" Da musste ich laut lachen und sagte zu ihm: „Toll, wie du das sagst. Das finde ich viel besser, als wenn du ein Pubert**opfer** wärst!"

Damit wir Täter im Sinne von Tatbeteiligten und Gestaltern werden können, müssen wir die Verantwortung wahrnehmen und auf eigenen Füßen stehen. Sonst fühlen wir uns weiter als Opfer fremder und übermächtiger Verhältnisse.
In der hier vorgestellten psycho-sexuellen Reifeentwicklung nach Freud bauen die Lebensaufgaben der einzelnen Phasen aufeinander auf. Dies gilt allerdings auch für die Defizite im Sinne einer nicht abgeschlossenen Reifeentwicklung. Das Ziel der Reifeentwicklung bei Freud ist das „starke Ich", ein gesundes Selbstvertrauen und Selbstbewusstsein. Nur wer das entwickeln konnte, wird „erwachsen", also eigenständig. Wer es nicht lernen konnte, bleibt infantil, kindlich, und damit als Objekt abhängig von stärkeren Subjekten. Wir brauchen aber die Eigenständigkeit, um Verantwortung für uns selbst zu übernehmen. Das ist die Voraussetzung dafür, um später Verantwortung für andere übernehmen zu können, eine Familie zu gründen und Kinder zu erziehen.

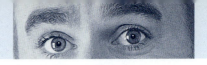

7.2 Psycho-soziale Reifeentwicklung nach Erikson

Während das Freud-Modell der Reifeentwicklung sich nur auf die Zeit des Erwachsenwerdens bezieht, stellt der amerikanische Psychoanalytiker Erikson ein Reife-Modell für das ganze Leben vor (Abb. 7.2). Erikson bildet für jede Lebensphase einen positiven Begriff, der das Ziel der Reifeentwicklung umschreibt, und einen negativen Begriff, der für das Defizit, die nicht gelungene Reifeentwicklung, steht. Die Reife des Menschen ist bei Erikson allerdings erst im Alter, in der letzten Entwicklungsphase, erreicht. Zusätzlich zu den Wachstumszielbeschreibungen und den Defiziten gibt Erikson für die einzelnen Phasen grundlegende **Fähigkeiten** an, die in ihnen gelernt und erworben werden.

Oral-sensorische Phase (1. Lebensjahr)

Hier verwendet Erikson die gleichen Begriffe wie Freud: Ziel der Reifeentwicklung dieser Phase ist das **Urvertrauen**, das entsprechende Defizit ist **Misstrauen**.

Lebensstufe								
VIII Reife								Ich-Integrität gegen Verzweiflung
VII Erwachsenen-alter							Zeugende Fähigkeit gegen Stagnation	
VI Frühes Erwachsenenalter						Intimität gegen Isolierung		
V Pubertät und Adoleszenz					Identität gegen Rollenkonfusion			
IV Latenz				Leistung gegen Minderwertigkeitsgefühl				
III Lokomotorisch genital			Initiative gegen Schuldgefühl					
II Muskulär-anal		Autonomie gegen Scham und Zweifel						
I Oral-sensorisch	Urvertrauen gegen Misstrauen							

Lebensaufgabe

Abb. 7.2 Lebensaufgaben nach Erikson (1982)

7.2 Psycho-soziale Reifeentwicklung nach Erikson 75

Fähigkeit. **Glaube** an die Verlässlichkeit der Welt infolge der Erfahrung der Zuverlässigkeit der Bezugspersonen als Resultat der frühkindlichen Prägung.

Muskulär-anale Phase (2. – 3. Lebensjahr)

Ähnlich wie bei Freud beginnt auch bei Erikson in der zweiten Lebensphase die **Autonomie** als Unabhängigkeitsstreben, Subjektwerdung und Abgrenzung von der Objektwelt. Gelingt dies nicht, weil seitens der Eltern zuviel Kritik an den Fähigkeiten des Kindes geübt wurde, dann schämt sich das Kind. **Scham** bedeutet, dass man sich in seiner Unfähigkeit verstecken muss, weil man **Zweifel** an den eigenen Fähigkeiten hat.

Fähigkeit. Mit jedem „ich will" und „ich will nicht" wird die **Willenskraft** gestärkt, die zur Lebensbewältigung nötig ist.

Lokomotorisch-genitale Phase (4. – 5. Lebensjahr)

Die Lokomotorik (Fortbewegung) steht für Erikson in dieser Phase der frühkindlichen Sexualität im Vordergrund. Die **Eigeninitiative** des Kindes, sich selbst und die Welt zu erkunden, sollte hier von den Eltern unterstützt werden. Wird diese Unterstützung seitens der Eltern dem Kind nicht deutlich, entwickelt es **Schuldgefühle**, weil es sich als unfähiger Eindringling in die Erwachsenenwelt empfindet. Diese Art von Schuldgefühlen kann das Resultat von vielfach wiederholten Erziehungssätzen wie „lass mich das mal machen, dafür bist du noch viel zu klein" etc. sein.

Fähigkeit. Es braucht einen „langen Atem", um längerfristige Ziele zu erreichen. Dazu muss das Kind auch **Zielstrebigkeit** und ein gewisses Maß an Frustrationstoleranz lernen. Es muss lernen, auch bei Rückschlägen wieder aufzustehen und es von Neuem zu versuchen.

Latenzphase (6. – 11. Lebensjahr)

Erikson geht wie Freud von einer Latenzphase aus. Er stellt hier allerdings auch eine positive Lebensaufgabe heraus: die **Leistung** bzw. die Leistungsfähigkeit. Lernt das Kind die innere Ordnung der Dinge kennen und wie die Dinge funktionieren, dann lernt es einen „Werksinn" kennen und erlebt sich als leistungsstark. Das Gegenteil ist der Fall, wenn es als „dumm" oder mutwillig die innere Ordnung der Dinge zerstörend abgewertet und abgelehnt wird. Daraus entwickelt sich dann das **Minderwertigkeitsgefühl**.

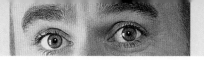

Fähigkeit. Die Fähigkeit, die in dieser Phase gelernt wird, ist das **Können**, das Zutrauen in die eigenen Fähigkeiten, die als ausreichend dafür erlebt werden, den Dingen auf den Grund zu gehen.

Phase der Pubertät und der Adoleszenz (12.–18. Lebensjahr)

In der Zeit der Pubertät, in der sich die Geschlechtsreife entwickelt, und im daran anschließenden Jugendalter bis zur Beendigung der Ausbildung müssen die Jugendlichen ihre eigene **Identität** finden und selbstständig werden. Dies geht nur in der Abgrenzung von den Eltern im Generationskonflikt. Gelingt dies nicht, bleibt die **Rollendiffusion**, die Unklarheit bzw. Verwirrung über die Eigenständigkeit in der Geschlechtsrolle von „Mann" oder „Frau" zurück. Es wird dann oft zur negativen Identität der Abgrenzung über Drogenkonsum oder gesellschaftliches Außenseitertum gegriffen.

Fähigkeit. In dieser Phase erwirbt der Heranwachsende die Fähigkeit der **Treue**. Das ist ein altertümlicher Begriff, der langsam wieder in Mode kommt. Damit ist die Verlässlichkeit und Bindungsfähigkeit des Menschen gemeint.

Phase Frühes Erwachsenenalter (19.–25./30. Lebensjahr)

Um sich in **intimen Beziehungen** als beziehungsfähig zu erweisen, muss der Mensch über sich selbst hinaus Verantwortung übernehmen. Er muss Kontakt aufnehmen können und seine Hingabefähigkeit lernen. Gelingt dies nicht, weil er den Kontakt scheut und sich von anderen Menschen abkapselt, ist **Isolierung** und Einsamkeit die Folge.

Fähigkeit. **Liebe** meint vor allem die passive Hingabefähigkeit. Aktiv müssen wir den anderen so akzeptieren, wie er ist, und dürfen nicht versuchen, ihn nach unserem Bilde umzumodeln.

Phase Erwachsenenalter (31.–65. Lebensjahr)

Mit **Zeugungsfähigkeit** meint Erikson hier mehr als die geschlechtliche Zeugungsfähigkeit. Darin sind alle über die eigene Person hinausgehenden Interessen in Familie und Gesellschaft zusammengefasst. Stagniert die kreative Zeugungsfähigkeit des Menschen, kommt es zur Selbstabkapselung und Beschränkung auf den materiellen Besitz und die körperliche Gesundheit (**Stagnation**).

Fähigkeit. **Fürsorge** wird erst möglich, wenn man sich über den eigenen Egoismus hinaus dem anderen Menschen zuwendet und sich für ihn interessiert.

Phase Reife (65. Lebensjahr – Tod)

Die letzte Lebensaufgabe ist bei Erikson wie in der indischen Philosophie die Reflexion des Lebens und der eigenen Anstrengungen und Bemühungen. Kommt der Mensch in dieser rückblickenden Lebensschau zu einem positiven Ergebnis, dann erreicht er seine **Ich-Integrität** im Sinn von Ganzheit und Vollkommenheit. Der Mensch ist dann zufrieden und kann gelöst das Leben loslassen und sterben. Kommt er in der Rückschau zu einem eher negativen Ergebnis, stellen sich Zorn über das „verfehlte" Leben und Zukunftspessimismus bzw. Angst vor dem Tod ein. Statt Zufriedenheit auszustrahlen, bieten diese Menschen ein Bild der **Verzweiflung**.

Fähigkeit. Mit **Weisheit** ist mehr als Wissen gemeint. Weisheit umschreibt die Gelassenheit des Alters und der Lebenserfahrung, die nicht mehr allem nachjagen und anhaften muss.

Phase Hohes Alter (80. Lebensjahr – Tod)

Das Alter müsste infolge der drastisch gestiegenen Lebenserwartung heute noch einmal weiter differenziert werden. Naomi Feil (1992) hat dies in Anlehnung an Eriksons Modell getan. Aufgrund der Beobachtung der zunehmenden Altersverwirrtheit beschreibt Feil als positives Ziel dieser Lebensphase, dass die Menschen sich aus der Alltagsrealität verabschieden, hier vieles vergessen, um sich in die Vergangenheit zurückzuziehen. Sie tun dies allerdings aus einem guten Grund: Sie wollen Dinge, die sie in der **Vergangenheit** verdrängt haben, jetzt nachträglich **bearbeiten** (s. Kap. 8 Abwehrmechanismen, S. 79 ff). Dazu kehren sie in ihre Gefühlswelt zurück. Feil bietet mit dem Konzept der Validation (Wertschätzung) eine Methode an, wie wir verwirrte alte Menschen in ihrer Gefühlswelt verstehen und akzeptieren können. Gelingt dies, können wir zu einem Begleiter der alten Menschen werden, verstehen wir den tieferen Sinn der Verwirrtheit aber nicht, bleibt den alten Menschen nur noch das **Vor-sich-hin-Vegetieren** und der völlige Rückzug aus der Realität.

Fähigkeit. In unserer überaus rationalen und vernünftigen Welt haben wir Erwachsenen alle viel zu schnell gelernt, unsere Gefühle zu verdrängen und nicht ernst zu nehmen. Wenn wir in diesem Sinne wieder wie Kinder werden, nämlich gefühlsdirekt und unverstellt, dann liegt darin ein Beitrag zur Reife des ganzen Menschen. Wir lernen, unsere **Gefühle zu verarbeiten**.

Die „Reife" des Menschen kommt also nach dem Konzept der Lebensaufgaben nicht von ungefähr. Sie ist vielmehr Resultat der ständigen Arbeit an uns selbst. Wir müssen unsere Anlagen und Fähigkeiten wachsen lassen, und zwar nicht nur im ego-

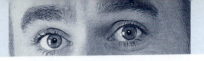

istischen Interesse, sondern indem wir uns den Mitmenschen zuwenden und uns ihnen öffnen.

Merke
„Indem wir einander dienen, werden wir frei", war das zentrale Motto des Grals-Mythos, eines Mythos, der für unsere europäische Geschichte von enormer Bedeutung war.

Lernaufgabe
Versuchen Sie einmal, für Ihre jetzige Lebensphase als Schülerin oder Schüler Ihre Lebensaufgabe zu beschreiben! Was sind Fähigkeiten, auf die Sie aufbauen können? Wo kennen Sie Defizite, an denen Sie weiter arbeiten müssen, damit Sie in Ihrer Selbstverwirklichung und Ihrem persönlichen Wachstum weiter kommen?

Literatur

Erikson, E.H.: Jugend und Krise. Klett-Cotta, Stuttgart 1970

Erikson, E.H.: Kindheit und Gesellschaft. Klett-Cotta, Stuttgart 1982

Feil, N.: Ein neuer Weg zum Verständnis verwirrter, alter Menschen. Reinhardt, München 2000

Freud, S.: Vorlesungen zur Einführung in die Psychoanalyse, Bd. 11. In: Gesammelte Werke in 18 Bänden. Fischer-TB, Frankfurt/M. 1968

Yalom, I.: Die Liebe und ihr Henker. Goldmann, München 1990

8 Abwehrmechanismen
Der Mensch schützt sich vor Überforderung.

Wenn nach dem Struktur-Modell der Persönlichkeit, wie es von Freud entworfen wurde, das „starke Ich" das Ziel der Persönlichkeitsentwicklung ist, dann müssen wir uns aber auch mit dem Fall auseinandersetzen, dass dieses hehre und hoch gesteckte Ziel nicht erreicht wird.

Definition
Das „schwache Ich" ist demzufolge ein ICH, das mit der Kompromissleistung zwischen den Triebwünschen des ES und den Normen des ÜBER-ICH und der Gesellschaft überfordert ist.

In dieser seelischen Not greift das „schwache Ich" zu den so genannten Abwehrmechanismen, die damit zu „Krücken des schwachen Ichs" werden. Hier stoßen wir wieder auf die teleologische Absicht (Adler 1997) bzw. auf den alten Grundsatz der Psychologie, dass jedes Verhalten, also auch der Gebrauch der Abwehrmechanismen, sinnvoll ist, nämlich sinnvoll für den, der ohne „Krücken" nicht gehen könnte. Für den Gehbehinderten erfüllen die Unterarmgehhilfen die Funktion der gestützten, eingeschränkten Fortbewegung. Dies ist immer noch besser, als sich gar nicht mehr fortbewegen zu können. Die Abwehrmechanismen werden nach Freud allerdings vom ICH unbewusst eingesetzt; sie sind so etwas wie eine intrapsychische Zensurbehörde, die das zu „schwache Ich" vor dem Unbewussten oder einer überwältigenden Realität schützt.
Solche **Überforderungssituationen** des zu „schwachen Ichs" können ganz unterschiedlich aussehen:

Zu starke ES-Wünsche bzw. -Fantasien. Hiermit ist vor allem der Bereich der Triebe gemeint. Die Psychoanalyse geht davon aus, dass sie sich mit Unruhe und Spannungssteigerung aufbauen und auf Triebentladung drängen, um dann in die Spannungsabfuhr und damit ein Nachlassen der Unruhe zu münden.

Beispiel
In einer hysterischen Krankengeschichte bei Freud wird eine Frau vorgestellt, die sich in den Mann ihrer Schwester verliebt hat (ES: Ich liebe diesen Mann, ich will ihn für mich haben!). Sie kommt so in eine ziemlich ausweglose Lage, denn erstens darf sie moralisch nicht ehebrechen und zweitens darf sie gesellschaftlich der Schwester nicht den Mann ausspannen. Sie löst diesen Konflikt für sich, indem sie unbewusst zum Abwehrmechanismus

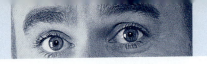

der Konversion greift und Lähmungserscheinungen in den Beinen entwickelt: Weil sie nicht mehr gehen kann, kann sie auch die Schwester und ihren Mann nicht mehr besuchen und kommt so nicht mehr in Versuchung. Dies ist ein psychisch „sinnvolles" Verhalten, auch wenn es auf Kosten ihrer Gesundheit geht.

Zu große Komplexität der Wirklichkeit. Gerade in unserer modernen Welt der Medien und der ständigen Reizüberflutung ist es ungeheuer schwer geworden, den Überblick über Wichtiges und Unwichtiges zu bewahren. Die Welt ist so kompliziert geworden, dass wir sie zu großen Teilen nicht mehr verstehen; sie schreit nach Vereinfachung.

Beispiel
Allport (1971) berichtet von einem Schiffssanitäter um die Jahrhundertwende, der, ohne überhaupt eine Ahnung von Krankheiten zu haben, über Beziehungen zu dem Job gekommen war. Als einziger medizinischer Ansprechpartner auf dem Schiff befand er sich aber in einer ziemlich verzwickten Lage. Der einfache Sanitäter zog sich mit dem Abwehrmechanismus des Vorurteils, einer starken Vereinfachung im Sinne einer Schwarz-weiß-Zeichnung auf die Affäre: Er fragte alle seine Patienten, wo es denn weh tue. Bei der Aussage „innen" verschrieb er Aspirin und bei der Aussage „außen" pinselte er Jod auf die beschriebene Körperstelle. So gab es für den unausgebildeten Sanitäter keine Krankheit mehr, die er nicht behandeln konnte. Die durch Vereinfachung für ihn gewonnene Sicherheit ging nicht auf seine Kosten, sondern auf die seiner Patienten.

Zu starke Angst und Unsicherheit. Während auf der einen Seite Angst in unserer doch so aufgeklärten Zeit ein Tabuthema ist, nimmt auf der anderen Seite die Unsicherheit angesichts vielfältiger neuer und unübersichtlicher Situationen immer mehr zu.

Beispiel
Die Krankenpflegeschülerin S. ist zu Hause ausgezogen und hat sich ein Zimmer im Wohnheim genommen. Gerade hat sie sich auch einen Traum erfüllt und ein gebrauchtes Auto gekauft. Sie ist im Nachhinein unsicher, ob diese Entscheidung richtig und vernünftig war, weil der TÜV des Autos schon nächsten Monat abläuft. Sie hat Angst vor den Vorwürfen des Vaters, dass sie zu unbedacht gehandelt habe. Sie greift in dieser Situation auf den Abwehrmechanismus des Vergessens zurück und denkt einfach nicht an die bevorstehende TÜV-Vorstellung ihres so sehr herbeigesehnten Autos.

8 Abwehrmechanismen

Psychische Verletzungen, Kränkungen, Traumata. Trauma ist in der Medizin die allgemeine Bezeichnung für Unfall. Hier sind jedoch psychische Unfälle in Form von schwerwiegenden psychischen Verletzungen gemeint, wie z. B. Opfer von Gewalt oder sexuellem Missbrauch geworden zu sein.

Beispiel
Eine Frau war in ihrer Jugend Opfer sexuellen Missbrauchs durch ihren Vater geworden. Seitdem war sie Einzelgängerin; Kontakt zu gleichaltrigen Männern hatte sie keinen, sie ging ihnen vielmehr aus dem Weg. Sie griff zum Abwehrmechanismus der Verdrängung, um ihre psychische Verletzung auszuhalten.

Vor diesem Hintergrund sehr unterschiedlicher Ausgangssituationen greift das überforderte, zu „schwache Ich" unbewusst zu den verschiedensten **Abwehrmechanismen**, um sich zu schützen und zu stabilisieren. Das überforderte ICH weiß sich nicht anders zu helfen. Im Alltag können wir eine Vielzahl dieser Abwehrmechanismen feststellen, weil die Anforderungen dort einfach zu hoch sind. Wir sollen jederzeit und jeden Tag die Realität bewältigen, indem wir alle unsere Gefühle, Gedanken, Wünsche und die Erwartungen an uns wahrnehmen und bewusst bearbeiten. Insofern brauchen wir alle, immer mal wieder, jeden Tag, den einen oder anderen Abwehrmechanismus. Sie anzuwenden ist also keinesfalls krankhaft. Anderseits erschweren sie uns aber das Leben, weil die kurzfristig abgewehrten Themen uns verfolgen und einholen. Wir sollten also bewusster mit ihnen umgehen, um sie so nicht mehr oder wenigstens weniger oft zu benötigen. Wo Unbewusstes, Abgewehrtes war, soll Bewusstsein als Gegensatz zur Abwehr entstehen. In diesem Sinne dient die nachfolgende Beschäftigung mit den einzelnen Abwehrmechanismen der Aufklärung, dem Bewusstmachen und damit der Selbsterkenntnis. Ich will dabei nicht zwischen „reifen" und „unreifen" Formen von Abwehrmechanismen unterscheiden, wie das teilweise in der wissenschaftlichen Literatur der PSA getan wird. Hier soll einfach beschrieben werden, wie sie wirken, weil sie alle eine wichtige Schutzfunktion für den überforderten Einzelnen darstellen.

8.1 Vorurteile

Beginnen wir mit einem der häufigsten und alltäglichsten Abwehrmechanismen, den Vorurteilen, weil an ihnen exemplarisch einiges dargestellt werden kann, was für die Abwehrmechanismen allgemein gilt.

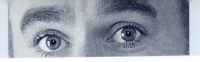

Definition
Vorurteile sind falsche, negative Urteile, die sich gegen Richtigstellung sperren. Feindbilder sind gebündelte Vorurteile.

Vorurteile beeinflussen unser Verhalten. Vorurteile bestimmen einmal unsere Wahrnehmung, wir nehmen etwas als falsch und negativ wahr, und was wir wahrgenommen haben, schirmen wir sodann auch noch gegen Richtigstellung und Überprüfung an der Realität ab. Vorurteile beeinflussen darüber hinaus aber auch unser Verhalten.

Beispiel
Eine Frau steigt in die Straßenbahn. Sie ist vom Weihnachtseinkaufstrubel völlig genervt und gestresst, einfach fertig. Es ist nur noch ein Platz frei neben einem Mann, der einen schwarzen Schnauzbart hat. Einige ALDI-Tüten stehen neben ihm auf dem freien Sitz. Laut Vorurteil muss es also ein Türke sein. Die Frau setzt sich, so müde sie ist nicht neben den Mann, weil alle Türken ja angeblich nach Knoblauch stinken.

Vorurteile sind Urteile, die, vorab von anderen gefällt, übernommen werden, um uns das Leben zu erleichtern.

Vorurteile sind falsch. Sie stimmen nicht mit der Realität überein, sie vereinfachen komplexe und widersprüchliche Realität: Nicht nur Türken kaufen bei ALDI ein und nicht nur türkische Männer tragen schwarze Schnauzbärte, sondern auch dunkelhaarige deutsche und andere Männer. Vorurteile werden nicht auf ihre Richtigkeit hin überprüft.

Vorurteile sind negativ. Sie sind Träger einer negativen Wertung: „stinken" im obigen Beispiel ist eindeutig negativ, der Mensch, der Türke, wird dadurch abgewertet. Völlig egal ist, ob nicht auch andere Menschen gerne Knoblauch essen. Die Frau nimmt in dem Beispiel also einen Mann wahr (Schnauzbart, ALDI-Tüten), den sie aufgrund ihrer Vorurteilsstruktur zum Türken macht. Doch dabei bleibt es nicht: Ihre Wahrnehmung wird in ein Verhalten umgesetzt, indem sie sich nicht neben den Mann setzt. Sie kommt durch ihr vorurteilshaft blockiertes Verhalten erst gar nicht in Gefahr, etwas anderes, einen nicht stinkenden Türken, kennen zu lernen.

Stereotype. Es gibt auch positive falsche Vorurteile, die sich gegen Richtigstellung sperren. Sie werden Stereotype genannt.

Beispiel
Vor vielen Jahren las ich in der lokalen CDU-nahen Zeitung, der Bergischen Landeszeitung, in der Rubrik „Aus aller Welt" folgende Meldung: In den USA wird ein Fünftel des Hundefutters von Menschen gegessen. Kein Wunder, dass es in Amerika so viele Prachtkerle gibt!

Der Meldung erster Teil stimmt, was von der Weltgesundheitsorganisation WHO bestätigt wird, weil ein Fünftel der amerikanischen Bevölkerung unterhalb des Existenzminimums lebt und aus Armut Hundefutter kaufen und essen muss. Der Meldung zweiter Teil ist wahrscheinlich aufgrund eines positiven Vorurteils, eines Stereotyps, gegenüber den USA als dem Land der unbegrenzten Möglichkeiten zustande gekommen, wo jeder angeblich vom Tellerwäscher zum Millionär oder vom Schauspieler zum Präsidenten werden kann. Nach dem Motto, dass nicht sein darf, was nicht sein kann, wurde die unbeliebte Nachricht verbrämt und umgebaut.

Vorurteile sperren sich gegen Richtigstellung. Um lebensfähig zu sein, müssen einzelne, in konkreten Situationen gewonnene Erfahrungen generalisiert und verallgemeinert werden. Das Problem ist nur, dass die vorurteilshafte Verallgemeinerung sich gegen Richtigstellung sperrt, d. h. sie wird resistent und koppelt sich damit von der Realität und der Überprüfung in der Realität ab. So wichtig also Generalisierung ist, so lästig und blockierend sind Vorurteile.

 Merke
Generalisierungen müssen an veränderter Realität überprüfbar bleiben, sonst werden sie zu Vorurteilen.

Wird innerhalb von Vorurteilsstrukturen etwas Neues, nicht in diese vorgegebenen Strukturen Hineinpassendes kennen gelernt, dann wird das Neue, nicht Passende, zurechtgebogen, es wird zur Ausnahme erklärt, und das Vorurteil bleibt so unangetastet.

 Beispiel
Wenn die Frau in der Straßenbahn sich doch dazu überwinden würde, sich neben den türkisch aussehenden und wahrscheinlich nach Knoblauch stinkenden Mann zu setzen, würde sie vielleicht die Erfahrung machen, dass er gar nicht stinkt. Das würde ihr Vorurteil, dass alle Türken stinken, aber nicht berühren oder verändern. Sie würde daraus vielmehr die eine rühmliche Ausnahme machen: der eine Türke, der nicht stinkt, weil ihm seine deutsche Vermieterin Seife geschenkt hat.

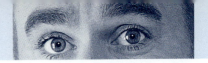

So dumm sie oft sind, werden Vorurteile trotzdem gebraucht. Sie erfüllen für das „schwache Ich" nämlich vier verschiedene Funktionen.

Abwehr von Angst und Unsicherheit

Hier handelt es sich um eine eindeutig psychologische Funktion, die wir bereits weiter oben am Beispiel mit dem Schiffssanitäter (S. 80) beschrieben haben. Angst und Unsicherheit sind nur schwer bzw. gar nicht auszuhalten und werden deshalb über Vorurteile abgewehrt.

Stabilisierung des Selbstwertgefühls

Die zweite psychologische Funktion, die von Vorurteilen für die Psyche des überforderten „schwachen Ichs" geleistet wird, ist die Stabilisierung des angekratzten Selbstwertgefühls. Der psychologische Mechanismus ist recht einfach gestrickt: Durch Abwertung des anderen versucht sich das verunsicherte ICH selbst aufzuwerten. Diese eigene Versicherung geht auf Kosten des anderen. Allport (1971) beschreibt in diesem Zusammenhang amerikanische Hafenarbeiter, deren soziale Lage recht bescheiden ist. Diese schlecht angesehenen Hafenarbeiter haben extrem viele Vorurteile gegenüber „Negern". Die Vorurteile erlauben es ihnen, ihre eigene schlechte soziale Lage besser ertragen zu können, indem sie auf andere herabblicken. Sie reden sich so selbst ein, etwas Besseres zu sein. Ähnlich ist das Verhalten arbeitsloser oder von Arbeitslosigkeit bedrohter Jugendlicher zu bewerten, die bei uns keine gesellschaftliche Zukunftsperspektive haben und dann Ausländer jagen und brutal zusammenschlagen. Auf Kosten der bei uns lebenden Ausländer wird so das eigene ramponierte bzw. nicht vorhandene Selbstbewusstsein ersatzweise geflickt.

> **Beispiel**
>
> „Er (ein englischer Botaniker) fühlt sich eng verbunden mit allen systematischen Botanikern im Gegensatz zu den Pflanzen-Physiologen, die er für liederliche, böse Schufte hält; aber er fühlt sich mit allen Botanikern eng verbunden, und tatsächlich mit allen, im Gegensatz zu den Physikern und anderen Naturwissenschaftlern, die er für dumme, mechanische, gesinnungslose Schufte hält; aber er fühlt sich eng verbunden mit allen Naturwissenschaftlern im Gegensatz zu allen Psychologen, Soziologen, Philosophen und Literaten, die er für unordentliche, verrückte, unmoralische Schufte hält; aber er fühlt sich eng verbunden mit allen Leuten höherer Schulbildung im Gegensatz zur arbeitenden Bevölkerung, die er für betrügerische, verlogene, verbummelte, betrunkene, viehische, schmutzige

Schufte hält, aber wenn die arbeitende Bevölkerung zusammen mit den anderen als Engländer angesehen wird, hält er sie für höherstehend als alle anderen Arten von Europäern, die er für…hält" (Wells).

Hier wird von dem Literaten Wells auch schon der Übergang zur nächsten Funktion der Vorurteile für die verunsicherte menschliche Psyche beschrieben: Das „Wir-Gefühl" schafft Zusammenhalt nicht nur durch Ausschluss, sondern auch durch Abgrenzung von anderen.

Gruppenintegration

Bei der Vorurteilsfunktion der Gruppenintegration haben wir es eher mit einer soziologischen Aufgabe zu tun. Durch die Übernahme der Gruppen-Vorurteile kann sich jeder Zugang zur Gruppe verschaffen.

Beispiel
Wenn ich als Mann eine neue Arbeitsstelle antrete, bin ich zu Anfang unsicher, was das für Kollegen und Kolleginnen sind, was für eine Arbeit etc. Ich versuche also zuerst einmal, die Atmosphäre zu erkunden, um mich zu orientieren. Wenn ich dann in der Pause höre, wie die neuen Kollegen Blondinenwitze erzählen, brauche ich auch nur einen zu erzählen, um zu zeigen: Schaut mal, ich bin genau so einer wie ihr, lasst mich rein in eure Gruppe. Schon gehöre ich dazu.

Auf einer ähnlichen allgemeinen Ebene ermöglicht das Erzählen von Witzen über andere Volksgruppen oder Völker die Integration in die eigene Gruppe. Waren es vor einigen Jahren die Ostfriesen, über die sich die anderen deutschen Volksgruppen lustig machten, so sind es heute die Ostdeutschen, auf deren Kosten sich die Westdeutschen lustig machen. Zu Zeiten des „Kalten Krieges" in den 50er und 60er Jahren, also der absoluten Hochrüstung von Ost und West gegeneinander, waren die Nationenwitze sehr beliebt.

Vom Allgemeinen wieder zum Konkreten zurück: Wenn man sich in eine Gruppe integrieren will, muss man nur die Gruppen-Vorurteile akzeptieren und übernehmen. In einer Gruppe von Krankenschwestern und Krankenpflegern muss man nur über die angeblich viel schlechter ausgebildeten Altenpfleger lästern; in der Frühschicht über die Spätschicht; in der Somatik über die Psychiatrie etc. Nichts ist einfacher und billiger, als mit den Wölfen zu heulen.

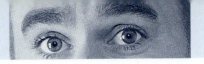

Gesellschaftlich gebilligte Aggressionsabfuhr

Sündenbock. Von Vorurteilen wird noch eine vierte, wiederum soziologische Aufgabe erfüllt. Es bleibt nicht nur bei der eben beschriebenen Abgrenzung eines „Wir" von anderen, Fremden, sondern die Abgrenzung wird als negative Abgrenzung vorangetrieben. Durch Abwertung des anderen wird die eigene Aufwertung betrieben. Zuerst wird ein Sündenbock geschaffen.

Definition
Der Terminus Sündenbock stammt aus dem berühmten hebräischen Ritual, das im 3. Buch Mose-Levitikus (16:20–22) beschrieben wird. Am Tage des Versöhnungsfestes wurde durch Los eine lebendige Geiß ausgewählt. Der Hohepriester, in leinene Gewänder gehüllt, legte beide Hände auf den Kopf der Geiß und bekannte über sie die Verfehlungen der Kinder Israels. Wenn so die Sünden des Volkes symbolisch auf das Tier übertragen waren, führte man es hinaus in die Wüste und ließ es laufen. Das Volk fühlte sich gereinigt und schuldlos für die kommende Zeit (Ostermann und Nicklas 1976).

Bezeichnend an diesem Vorgang ist zum einen, dass es sich, wie Adorno es einmal formulierte, immer um „Sündenböcke" und nie um „Sündenlöwen" handelt. Es sind also immer schwache Gruppen, gesellschaftliche Minderheiten, die sich nicht wehren. „Sündenlöwen", also starke Gruppen, würden sich zur Wehr setzen. Zum anderen bleibt es nicht bei der Deklaration von Sündenböcken, sondern die zu Sündenböcken gemachten Gruppen werden im zweiten Schritt durch ein von offizieller Seite geschürtes gesellschaftliches Klima der Feindseligkeit ihnen gegenüber der geballten gesellschaftlich entstandenen Aggression ausgesetzt.

Ausländerfeindlichkeit. So wurden im gesellschaftlichen Klima der Bundesrepublik der 90er Jahre unter der CDU-geführten Regierung von Kohl die Ausländer, genauer die Asylbewerber, zum Sündenbock gemacht. Sie waren angeblich schuld daran, dass unser Rentensystem nicht mehr finanzierbar ist, deutsche Frauen nach 22 Uhr nicht mehr allein auf die Straße gehen können, deutsche Kinder in deutschen Schulen nicht mehr genug lernen etc. Auf den angeblichen Sündenbock werden alle innergesellschaftlichen Übel und Missstände abgewälzt, damit über Alternativen der Umverteilung des gesellschaftlichen Reichtums gar nicht erst diskutiert werden muss. Ein wahrhaftiger gesellschaftlicher Skandal, stellt Kohl sich damit doch direkt in die Tradition des menschenverachtenden deutschen Faschismus, des Nationalsozialismus. Die gesellschaftlich entstandene Aggressionsbereitschaft der am Kapitalismus gescheiterten Existenzen wurde von Hitler durch das Vorurteil und Feindbild des „raffgierigen Juden" von den Konzernen weg auf die schutzlosen Juden kanalisiert. Der Weg zum Völkermord an 6–7 Millionen Juden war geebnet und gebahnt. Dieser Weg führte über unvorstellbare persönliche Brutalität, wo „normale" deutsche Männer und Frauen Juden mit Fäusten und Fußtritten umbrachten, bis hin zur systematischen Vergasung in den Konzentrationslagern.

Die gesellschaftlich gebilligte Aggressionsabfuhr über Vorurteile fängt relativ harmlos an. Sie beginnt mit Witzen:

Beispiel
Wie viele Türken passen in einen VW-Käfer? 104! Vier auf die Sitzplätze und 100 in den Aschenbecher.

Aber das Lachen müsste einem doch im Halse stecken bleiben, wenn man bemerkt, dass dies ein alter Judenwitz aus dem Nationalsozialismus ist. Die Übergänge sind fließend: Es blieb nicht beim Lachen und Witze machen, sondern endete in Auschwitz. Deshalb müssen wir den Anfängen wehren, denn „der Schoß ist fruchtbar noch" (B. Brecht), aus dem das Monster des Faschismus gekrochen kam. Der Schoß ist deshalb noch so fruchtbar, weil Vorurteile und Feindbilder als gebündelte Vorurteile eben psychische Funktionen für das „schwache Ich" erfüllen und soziologisch die in ihrer Befürfnisbefriedigung frustrierten Massen einbinden.

8.2 Verdrängung

Verdrängung ist sowohl der wichtigste als auch der allgemeinste bzw. umfassendste Abwehrmechanismus.

Definition
Bei der Verdrängung ist weder die Vorstellung noch der durch sie ausgelöste Affekt im Bewusstsein vorhanden. Die Einsichts- und Denkfähigkeit des Menschen ist zwar sehr weit entwickelt, doch stößt sie auch immer wieder an ihre eigenen Grenzen. In diesen Belastungssituationen, wo uns alles über den Kopf wächst und zu viel wird, greifen wir unbewusst zur Entlastung durch den Abwehrmechanismus der Verdrängung. Er hilft uns, belastende Gefühle und Gedanken nicht wahrnehmen zu müssen.

Beispiel
Für viele Deutsche nach dem 2. Weltkrieg war die Vergangenheit des Krieges mit all dem Unrecht, das er über die Menschen brachte, äußerst belastend. Sie verdrängten sie, weil sie nicht in der Lage waren, sich der eigenen Mitschuld und Verantwortung zu stellen.

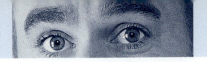

Verdrängung ist das Gegenteil von Verarbeiten. Wer die Vergangenheit verdrängt und nicht bearbeitet, kann auch aus den Fehlern der Vergangenheit nichts lernen und muss sie wiederholen.

8.3 Verleugnen

Noch wesentlich schärfer als das Verdrängen wirkt die Verleugnung.

Definition
Der Verleugner will die Realität nicht wahrhaben, weil er die Verantwortung nicht übernehmen kann bzw. Unrecht getan hat.

Beispiel
So z. B. der Neonazi, der den Völkermord der Deutschen im Nationalsozialismus an den Juden verleugnet und behauptet, die Verbrennungsöfen in den Konzentrationslagern seien von den Amerikanern erst nach Kriegsende installiert worden, um Hitler an den Pranger zu stellen.

Diese Art der Verleugnung ist notwendig, solange die Deutschen nicht die Verantwortung für ihre Geschichte übernehmen. Denn eins steht fest: Hitler ist legal, in freien Wahlen an die Macht gekommen. Erst danach hat er über die Ermächtigungsgesetze die Weimarer Verfassung außer Kraft gesetzt und den nationalsozialistischen Staat geschaffen. Das bedeutet nicht, dass alle Deutschen nun schuldbeladen in Scham versinken müssen wegen ihrer barbarischen Vergangenheit. Verantwortlich politisch handeln heißt aber, in der Gestaltung einer wirklichen Demokratie daran mitzuarbeiten, dass die Vergangenheit sich nicht wiederholt.

8.4 Vergessen

Erinnern und Vergessen sind Funktionen unseres Gedächtnisses. Die Menschen erinnern sich gerne an Dinge, die schön, spannend und aufregend waren, sie vergessen gerne belastende Dinge, wie z. B. die Steuererklärung etc.

Beispiel
Ein alter Mann im Altersheim vergisst ständig, welcher Tag heute ist, manchmal sogar, in welchem Zimmer er wohnt. Er vergisst, dass morgen der Friseur kommt, und weiß nicht mehr, wie seine Enkel heißen.

Bei einem vergesslichen alten Menschen sollte aber nicht direkt oder ausschließlich an einen hirnorganischen Abbauprozess gedacht werden. Sein Kurzzeitgedächtnis ist sicherlich nicht mehr besonders gut, im Langzeitgedächtnis hat er aber seine nach wie vor vorhandenen Stärken. Sein Vergessen steht vielmehr im Dienste seiner Lebensgestaltung, denn der eintönige Alltag im Heim mit seinen drei Höhepunkten Frühstück, Mittag- und Abendessen bietet oft wenig Erinnerungswertes. Da gibt es nichts Aufregendes und Herausforderndes mehr. Also vergisst der alte Mensch sinnvollerweise viel von dem, was ihn nicht mehr interessiert, und zieht sich zurück in seine Erinnerung, als das Leben schöner war als jetzt im Heim. Selbst wenn er dann in Kriegserinnerungen schwelgt, muss uns das nicht wundern, denn damals wurde der jetzt alte Mensch gebraucht, musste sich bewähren, alles Dinge, die ihm jetzt im Alltag fehlen.

8.5 Verschiebung

Definition
Haben belastende oder unerfüllbare Gefühle oder Wünsche dort, wo sie entstehen, keinen Platz, zum Ausdruck zu kommen, müssen sie demzufolge verschoben werden.

Beispiel
Der Pflegedienstleiter macht den Stationsleiter Hans zur Schnecke, er solle sofort den Dienstplan neu schreiben, das sei schließlich kein Freizeit-, sondern ein Dienstplan. Hans fühlt sich zwar völlig zu Unrecht angegriffen, traut sich aber nicht, entsprechend zu reagieren, weil er bei dem bekanntermaßen cholerischen Chef befürchtet, sonst weiter darauf warten zu müssen, die seit zwei Monaten offene Stelle auf Station besetzt zu bekommen. Er schluckt seinen Ärger also herunter. Als er nach Dienstschluss nach Hause kommt, raunzt er seine Frau an, was das denn für ein Saustall in der Wohnung sei.

Den bei der Arbeit entstandenen Ärger kann Hans nicht sofort beim Chef, der ihn verursacht hat, loswerden. Er bringt den Ärger mit nach Hause und verschiebt ihn damit an einen Ort, wo er meint, ihm Raum geben zu können. Die Frau weiß aber gar nicht, wie ihr geschieht. In klassischer Weise würde die Frau dann die Kinder ausschimpfen, und die müssten sich wieder ein eigenes Ventil für ihren Ärger suchen. Es können aber nicht nur negative, unterdrückte Gefühle wie Ärger und Wut verschoben werden, sondern auch frustrierte, also unbefriedigte, Bedürfnisse.

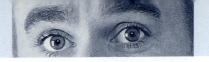

Viele alte Menschen in der Bundesrepublik leben sozial sehr isoliert, sie haben wenig bis gar keinen Kontakt zu anderen Menschen. In dieser Situation wird oft der Dackel „Waldi" oder der Wellensittich „Hansi" zum Ersatzpartner, mit dem die alten Menschen sprechen und den sie liebkosen, weil kein menschlicher Partner mehr vorhanden ist.

Hier werden kommunikative und zärtliche Bedürfnisse auf ein Tier verschoben, weil kein menschlicher Partner vorhanden ist. Dies ist auf jeden Fall besser und sinnvoller, als würden diese Bedürfnisse ganz unter den Tisch fallen. Vielen alten Menschen würde auch der Umzug ins Altenheim erleichtert, wenn sie ihre lieb gewonnenen Haustiere mitnehmen dürften.

8.6 Sublimierung

Beim Abwehrmechanismus der Sublimierung geht es um einen Sonderfall der Verschiebung.

Definition
Bei der Sublimierung wird ein unerfüllbares Bedürfnis auf eine gesellschaftlich anerkannte Ebene verschoben, um es dort ersatzweise zu leben.

Beispiel
Wenn jemand das Bedürfnis hätte, in Blut zu waten, dann geht das natürlich nicht, weil das gesellschaftlich nicht erlaubt und tolerierbar ist. Er könnte allerdings ersatzweise Metzger werden. Dann könnte er einerseits seinem Bedürfnis nachgehen und würde andererseits einen gesellschaftlich anerkannten Beruf ausüben.

Die Verschiebung auf eine gesellschaftlich erlaubte und anerkannte Ebene ist bei der Sublimierung der entscheidende Punkt. Sie ist viel weiter verbreitet, als wir auf den ersten Blick glauben. Wer z. B. keine Kinder bekommen kann und dann Erzieher oder Lehrer wird, sublimiert auch. Er kann sich dann wenigstens ersatzweise statt mit eigenen mit den Kindern fremder Leute beschäftigen.

Freud hat auf der Basis des Abwehrmechanismus der Sublimierung eine eigenständige Kulturtheorie entwickelt. Demnach müssen wir Menschen, wenn wir kulturelle Leistungen erbringen wollen, jeden Tag und immer wieder eine ganze Reihe unserer vitalsten Bedürfnisse sublimieren und auf eine gesellschaftlich anerkannte Ebene verschieben. Kulturelle Leistungen, und sei es auch „nur" die Fron einer Ausbildung, wären nicht möglich, wenn alle immer nur nach ihren Bedürfnissen und ihrer direkten Befriedigung leben würden. Sie müssen teilweise sublimiert und im Dienst langfristiger Bedürfnisse, z. B. dem, in einem Beruf gesellschaftliche Anerkennung zu finden, zurückgestellt werden.

8.7 Rationalisierung

Definition
Wenn über die Gefühle hinweggedacht wird, dann handelt es sich um den Abwehrmechanismus der Rationalisierung.

Dies ist in unserer so vernunftsbetonten Gesellschaft seit dem Zeitalter der Aufklärung an der Tagesordnung. Obwohl die Gefühle anthropologisch gesehen älter sind als das Denken (s. Kap. 1 Bewusstheitsrad, S. 5 ff), haben die modernen Menschen sich angewöhnt, sie abzuwehren und über sie hinwegzudenken.

Beispiel
Die Krankenpflegeschülerin Kirsten kommt völlig geschafft nach der Schule nach Hause und freut sich darauf, ihren Feierabend zu genießen, da klingelt es an der Haustür. Als sie leicht genervt wegen der Ruhestörung öffnet, steht dort ein junger Mann, der sie um eine Spende für das Seenotrettungswerk bittet. Kirsten ärgert sich über die Störung und darüber, dass sie Geld spenden soll, obwohl sie selber nicht viel hat. Dem jungen Mann aber sagt sie: „Ich würde Ihnen ja etwas spenden, wenn ich nicht gestern wieder im Fernsehen gesehen hätte, dass von den Spendengeldern viel zuviel in dunklen Kanälen verschwindet."

Statt ihrem Ärger über die Ruhestörung des verdienten Feierabends Ausdruck zu verleihen und dem jungen Mann die Tür vor der Nase zuzuknallen, reißt Kirsten sich zusammen und zähmt ihre Gefühle. Sie rationalisiert, schaltet ihre Vernunft ein und sagt sich wahrscheinlich, der junge Mann könne ja auch nichts dafür und sie dürfe deshalb nicht unhöflich sein. Was sollen außerdem denn die Nachbarn denken bei so einem gefühlsmäßigen Auftritt ihrerseits. Vielleicht stehen die ja alle schon auf der Spendenliste. Also ruhig bleiben, Vernunft bewahren und die ärgerlichen Gefühle zähmen.

8.8 Regression und Fixierung

Die beiden Abwehrmechanismen der Regression und Fixierung kommen nur in Verbindung miteinander vor.

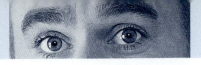

Definition
Regression bedeutet, sich in emotionalen Überlastungssituationen auf eine frühere Stufe der psychischen Reifeentwicklung zurückfallen zu lassen.

Erwachsene Patienten z. B. regredieren im Krankenhaus sehr gerne auf die Stufe eines Kleinkindes und lassen sich vom Pflegepersonal bedienen, wie sie das früher von ihrer Mutter gewohnt waren. Krankheit und ein Krankenhausaufenthalt sind meist emotional belastend und verunsichernd. Dem weichen die Patienten aus, indem sie sich nicht erwachsen, sondern kindhaft und damit nicht voll verantwortlich verhalten. Sie fallen aber nicht zufällig auf irgendeine frühere Stufe der Reifeentwicklung zurück (s. Kap. 7 Reifeentwicklung des Menschen, S. 64 ff), sondern genau auf die Stufe, auf der sie **fixiert**, d. h. stehen geblieben sind, bzw. wo sie entsprechende Defizite in ihrer Reifeentwicklung zurückbehalten haben.

Beispiel
Vor ein paar Jahren fuhr ich mit meiner Familie und einer Bekannten nebst deren ca. 12-jährigen Tochter in Urlaub. Die Bekannte hatte sich gerade von ihrem Mann getrennt, und ihre Tochter hockte fast die ganzen vier Wochen des Urlaubs däumchenlutschend auf dem Schoß der Mutter.

Die Trennung der Eltern ist für Kinder immer sehr belastend. In dieser belastenden Situation regredierte die 12-jährige Tochter auf die Stufe eines Kleinkindes und kehrte in die Embryonalstellung zurück. Damals als Kleinkind ging es ihr besser als jetzt, weil damals die Eltern noch zusammen waren. Doch auch auf der Stufe des Kleinkindes muss sie orale Defizite zurückbehalten haben, die sie jetzt nachholend auszugleichen versuchte.

8.9 Identifikation mit dem Aggressor und Wendung gegen das eigene Selbst

Einen weiteren Sonderfall der Verknüpfung stellt der Abwehrmechanismus der Identifikation mit dem Aggressor dar, der in Kombination mit dem der Wendung gegen das eigene Selbst auftritt. Diese Kombination ist etwas schwer zu verstehen, aber auch sie birgt eine unbewusste Logik.

Beispiel
Im Polizeibericht wird festgehalten, dass Frau S. von ihrem Mann brutal zusammengeschlagen in der Ambulanz des örtlichen Krankenhauses behandelt werden musste. Schwellungen im Gesicht, ein gebrochenes Nasenbein

8 Abwehrmechanismen

und mehrere Schürfwunden werden dokumentiert. Im Polizeiprotokoll findet sich dann aber auch folgender Satz von Frau S.: „Vielleicht war das Essen ja wirklich angebrannt".

Obwohl Frau S. brutal zusammengeschlagen worden ist und große Schmerzen hat, identifiziert sie sich nach wie vor mit ihrem aggressiven Mann: Vielleicht war das Essen ja wirklich angebrannt und sie hat ihn damit provoziert, redet sie sich ein. Dann hat sie es ja verdient, dass sie die Schläge mit der Bratpfanne bekam. Diese Wendung gegen sich selbst verhindert den sonst nötigen endgültigen Abbruch der Beziehung. Denn von einem unberechenbaren Schläger müsste sie sich trennen. Vielleicht kann sie das aber nicht, weil sie Angst vor der Selbstständigkeit und Unsicherheit hat. Deshalb muss sie sich weiter mit ihrem aggressiven Ehemann identifizieren.

Beispiel
Die Krankenpflegeschülerin Silke wurde im Alter von 10 Jahren von ihrem Vater sexuell missbraucht. Sie ist sehr verschlossen und hat wenig Kontakt zu ihren Klassenkameraden. Nach Ablauf des ersten Ausbildungsjahres fehlt sie mehrere Wochen, ohne dass jemand weiß, wo sie ist. Dann kommt irgendwann ein Anruf aus der Psychiatrie: Silke ist dort mit einer schizophrenen Psychose in Behandlung.

Sexueller Missbrauch im Alter von 10 Jahren ist schon schlimm genug, denn er tut körperlich weh, aber viel schlimmer sind die seelischen Folgen. Denn es ist ja meist nicht der böse fremde Mann vor dem Eltern ihre Kinder warnen, sondern die Täter kommen meist aus der eigenen Familie: Väter, Brüder, sogar Großväter. Menschen, die vorher oft idealisiert wurden, missbrauchten das in sie gesetzte Vertrauen. Damit droht die psychische Innenwelt zusammenzubrechen. Die Wendung gegen das eigene Selbst finden wir auch hier: Vielleicht hab ich doch durch einen zu kurzen Rock provoziert, fragt sich Silke. Damit nimmt sie die Schuld auf sich und kann sich weiter mit dem Aggressor, dem Vater, der sie missbrauchte, identifizieren. Sie schützt so in ihrer seelischen Not ihre psychische Innenwelt vor dem totalen Zusammenbruch, ein zwar schmerzhaftes, aber dennoch „sinnvolles" Verhalten.
Oder Silke sagt sich, wenn alle Verdrängung nicht mehr ausreicht und sie wieder eingeholt wird von der schmerzhaften Erinnerung: Das war ja nicht ich, die missbraucht wurde, sondern „nur" mein Körper. Sie spaltet Gefühl und Körper voneinander, um ihr Innerstes zu retten. Das kann als psychischer Hintergrund durchaus zur Schizophrenie (gespaltenes Bewusstsein) führen.

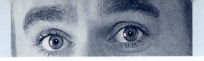

8.10 Projektion

Definition
Unter Projektion wird die Abwehr von bei sich selbst nicht akzeptierten Gefühlen und Bedürfnissen durch Übertragung auf den anderen verstanden.

So tritt uns dann scheinbar in der Außenwelt ein abgelehnter Bereich unserer eigenen Innenwelt gegenüber. Im Außen wird dann bekämpft, was zuvor innen bei uns selbst abgewehrt wurde. Das Abgewehrte holt uns auf diese Weise wieder ein, man muss sich wieder damit befassen.

Merke
Der Balken im eigenen Auge ist das beste Vergrößerungsglas für die Splitter bei den anderen (Adorno).

Das eigentliche Problem ist der Balken im eigenen Auge der uns davon abhält zu bemerken, dass die Splitter bei den anderen, im Verhältnis zu unserem eigenen Balken, klein sind. Indem auf den anderen gezeigt wird, wird versucht, von den eigenen, abgewehrten Anteilen abzulenken.

Beispiel
In der Hochzeit des Kalten Krieges, den 50er und 60er Jahren, standen sich Ost und West bis an die Zähne bewaffnet gegenüber. Beide Seiten entwickelten Overkill-Kapazitäten. Der Westen konnte die Welt ca. 50-mal atomar vernichten, der Osten ca. 30-mal. Aber beide Seiten versuchten, sich als die einzig Friedliebenden darzustellen: Der Westen reagierte angeblich nur auf den aggressiven Weltkommunismus, der Osten reagierte seinerseits nur auf den aggressiven Imperialismus.

Beide Seiten im Ost-West-Konflikt weigerten sich, die eigene Aggressivität der Aufrüstung zu sehen, sie projizierten sie auf den Feind, und bekämpften sie dort aufs Verbissenste. „Haltet den Dieb", schreit der Dieb und versucht damit meist erfolgreich, von sich abzulenken.
Es ist äußerst schwer, über Projektionen ins Gespräch zu kommen, weil es sich dabei um Unbewusstes, Verdrängtes handelt. Wer den Abwehrmechanismus der Projektion benutzt, sieht im anderen vor allem verdrängtes Eigenes. Das, was Menschen bei sich selbst nicht zulassen, nicht akzeptieren können, sehen sie beim anderen dann überdeutlich. Immer, wenn sich jemand heftig über andere aufregt, drängt sich die Frage auf, was das denn mit ihm zu tun hat, was er denn da projiziert.

Wiederholungszwang. Alle Menschen benutzen jeden Tag diverse Abwehrmechanismen, um sich vor Überforderungen zu schützen. All das, was abgewehrt wird, gerät ins Unbewusste, drängt sich aber immer wieder vor. Die Psychoanalytiker nennen das den Wiederholungszwang. Solange Gefühle und Bedürfnisse nicht bearbeitet und bewusst gemacht, sondern stattdessen abgewehrt werden, sind die Menschen Gefangene ihres Unbewussten. Sie müssen die ursprünglichen Gefühle, Bedürfnisse und Wünsche in ihren Beziehungsgeschichten immer wieder reinszenieren und wiederholen.

8.11 Steigerung der Abwehr: Neurosen und Psychosen

Trotz allem ist der Gebrauch der Abwehrmechanismen „normal" und psychisch gesund. Jeder schützt sich mit ihnen vor Überforderungen, denen er sich sonst nicht gewachsen sieht. Reicht diese normale Abwehr aber nicht aus, muss sie nochmals gesteigert werden. Dann wird von Neurosen und Psychosen gesprochen.

Definition
Neurosen und Psychosen sind also eine Steigerung der intrapsychischen Abwehr, weil die „normalen" Abwehrmechanismen nicht mehr ausreichen, weil die Überforderungen in der Realitätsarbeit noch stärker geworden sind.

Merke
Steigerung der Abwehr: normaler Gebrauch der Abwehrmechanismen → Neurose → (Borderline-)Psychose.

Neurose. Auch jede Neurose oder Psychose ist sinnvoll. Sie stellt ein sinnvolles, gesteigertes psychisches Abwehrverhalten dar, geboren aus der seelischen Not der Überforderung, eingesetzt zum Schutz vor noch schlimmeren Folgen, wie dem kompletten Zusammenbruch der psychischen Innenwelt.

Definition
Neurosen entstehen also durch eine Steigerung der intrapsychischen Abwehr. Die reine Verdrängung unbewusster Wünsche und Fantasien, die entweder einen scheinbar unüberwindbaren innerseelischen Konflikt auslösen würden oder eine starke Bedrohung von außen nach sich zögen, reicht nicht mehr aus. Dabei bleibt die Einsicht vorhanden, dass eine Störung der Realitätsverarbeitung vorliegt.

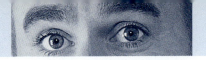

Zur Zeit der Entwicklung der Psychoanalyse durch Freud stand vor allem das Neurosenbild der **Hysterie** im Vordergrund. Freud behauptete, dass es keine körperliche Ursache für Hysterie gebe, auch wenn sie körperliche Symptome wie Lähmungserscheinungen etc. zeigte. Er folgte hier seinem Lehrmeister Charcót, der hysterische Symptome unter Hypnose sowohl hervorrufen als auch verschwinden lassen konnte. Heute stehen vor allem die **Angst- und die Zwangsneurosen** im Zentrum der psychoanalytischen Forschung und Behandlung.

Psychosen. Psychotische Patienten schaffen es relativ leicht, dem Pflegepersonal in der Psychiatrie klar zu machen, dass sie selbst „normal" und die Pflegepersonen merkwürdig seien. Sie leiden nicht an ihrer psychischen Erkrankung, und von daher ist es sehr schwierig, überhaupt einen Zugang zu ihnen zu bekommen.

Definition
Im Gegensatz zu den Neurosen liegt bei den Psychosen eine ziemlich weit gehende Loslösung von der Realität vor.

Nach der psychoanalytischen Theorie handelt es sich bei den Psychosen um Erkrankungen der ICH-Struktur, die sich in der psychischen Reifeentwicklung nicht oder nur unzureichend hat entwickeln können (s. Kap. 7.2 Psycho-sexuelle Reifeentwicklung nach Erikson, S. 74 ff).

Neben den klassischen Krankheitsbildern der Psychosen wie der **Schizophrenie** und dem **manisch-depressiven Formenkreis** findet sich hier aktuell auch die **Borderline-Psychose**. Wörtlich übersetzt bedeutet dies „Grenzgänger" zwischen psychisch „normal" und psychisch krank. Der Abwehrmechanismus des Aktionismus kommt hier verstärkt vor.

8.12 Institutionalisierte Abwehrmechanismen im Krankenhaus und in der Pflege

Neben den individuellen Abwehrmechanismen gibt es auch noch Abwehrmechanismen, die sich in Institutionen (s. Kap. 12.2 Aufbau und Struktur der Gesellschaft, S. 155 ff) verfestigt haben. Es handelt sich hier um ein Verhältnis der gegenseitigen Festigung und Stabilisierung.

Merke
„Die Institution festigt die Abwehr des Einzelnen, die Individuen [mit ihren Abwehrmechanismen – d.V.] stabilisieren die Institution." (Mentzos 1988)

8 Abwehrmechanismen

In einer Studie in einem englischen Krankenhaus werden folgende institutionalisierte, in der Struktur der Institution Krankenhaus eingefrorene Abwehrmechanismen im Verhalten von Pflegepersonal und Ärzten beobachtet und beschrieben:

Aufspaltung der Pflege-Patient-Beziehung. Damit die Beziehung zwischen Pflegeperson und Patient nicht zu eng und zu persönlich wird, ist die Spezialisierung der Funktionspflege in vielen Krankenhäusern immer noch beliebter als die ganzheitliche Pflege. In der Funktionspflege vermeiden die Pflegekräfte den intensiveren Kontakt zum Patienten. Über die Spezialisierung wird Distanz als Schutz vor persönlicher Belastung geschaffen und Nähe vermieden. In der ganzheitlichen Bezugspflege bildet der intensive Kontakt zum Patienten die Grundlage der Pflege-Beziehung (Abb. 8.1).

Depersonalisierung, Kategorisierung, Leugnung der Belastung des Pflegepersonals. Der Patient wird nicht als ganze Person gesehen, sondern entpersönlicht: „der Blinddarm von Zimmer 6". Die individuellen Unterschiede der Patienten werden nicht gesehen und gewürdigt, sie werden gleichgemacht und vereinheitlicht: „Alle Patienten müssen gleich behandelt werden!" Die Individualität der Pflegekräfte wird hinter einer einheitlichen Tracht bzw. Uniform versteckt; individuelle Belastungssituationen des Pflegepersonals werden geleugnet: „Schwester ist kein Beruf, sondern Berufung!"

Objektivität und Gefühlsverleugnung. Objektivität bedeutet hier den Versuch, die Subjektivität des Leidens und der Betroffenheit durch das Leid anderer Menschen zu verleugnen: „Männer sind nun mal wehleidiger als Frauen!" Über die Objektivi-

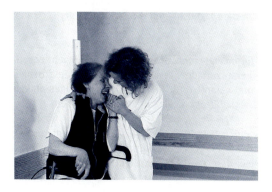

Abb. 8.1 In der Bezugspflege ist der intensive Kontakt zum Patienten besonders wichtig

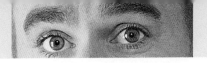

tät soll Gefühlskontrolle erreicht werden, indem die subjektiven Gefühle verdrängt und verleugnet werden. Erleichtert wird dies durch Unpersönlichkeit im Umgang mit den Patienten und durch die verbreitete Neigung, vorschnelle Ratschläge zu verteilen, um sich nicht weiter auf die Individualität und Subjektivität der einzelnen Situation einlassen zu müssen: „Ratschläge können auch Schläge sein!"

Entscheidungsvermeidung und ritualisierte Aufgabendurchführung. In der extrem arbeitsteiligen Organisation der Institution Krankenhaus kann leicht jede Eigeninitiative abgeblockt werden, weil man immer entschuldigend auf die vielen anderen Berufsgruppen und Kollegen verweisen kann. Die tägliche Routine dient der Abwehr in Krisensituationen (s. Kap. 14.3 Patientenrolle und Pflegerolle, S. 170 ff).

Verweigerung der Verantwortungslast bei der Entscheidungsfindung durch Kontrollen und Gegenkontrollen. Wer als Patient im Krankenhaus liegt, befindet sich fast immer in einer verunsichernden Krisensituation. Der Patient ist darauf angewiesen, Informationen über seinen Zustand, die Diagnostik und die Prognose der Krankheitsentwicklung zu erhalten, um seine Angst und Unsicherheit zu minimieren. Die Pflegekräfte, aber noch viel mehr die Ärzte, entziehen sich diesem Bedürfnis des Patienten, indem sie vor einer endgültigen Entscheidung und Aussage immer vorschieben, zuerst eine andere Facharztmeinung, ein Konzil, eine Kontrolluntersuchung, Differenzialdiagnostik etc. abwarten zu müssen. Sie verbarrikadieren sich hinter dem arbeitsteiligen System Krankenhaus und können so ihre Verantwortlichkeit ablehnen bzw. aufschieben. Darunter leidet der Patient mehr als nötig.

Abgesprochene soziale Neuverteilung der Verantwortung bzw. Verantwortungslosigkeit. Ältere Pflegepersonen verschieben gerne die Verantwortung auf jüngere, frischer und aktueller ausgebildetere Kollegen bzw. Kolleginnen oder auf die Ärzte, die nun mal leider für die Diagnostik und die Aufklärung der Patienten allein zuständig seien.

Zweckvolle Unklarheit bei der formalen Verantwortungsaufteilung. Für den Patienten ist es äußerst schwierig herauszufinden, wer denn heute in der aktuellen Schicht überhaupt zuständig und verantwortlich ist. Durch unklare Rollenbilder können nötige Festlegungen zweckvoll, also beabsichtigt, unklar bleiben.

Reduktion der Verantwortung durch Delegation nach oben. Bevor Verantwortung übernommen wird, holen sich die Pflegepersonen erst einmal Rückendeckung von oben, indem sie klarstellen, dass sie das nicht allein entscheiden können. Die Delegation nach oben vermindert die Eigenverantwortung. Dieses Verhalten

8 Abwehrmechanismen

der Absicherung nach oben kann aber genauso Reaktion auf einen „autoritären Führungsstil" der Pflegedienstleitung oder der ärztlichen Leitung sein (s. Kap. 13 Führungsstile, S. 163 f).

Idealisierung und Unterbewertung der Möglichkeiten persönlicher Entwicklung. Die Belastungen des Berufes, das Burn-out-Syndrom (s. Kap. 22.1 Burn-out-Syndrom als Folge des Helfer-Syndroms, S. 277 f) und die Tatsache der hohen Fluktuation infolge dieser Belastung werden geleugnet, indem die eigene Einsatzbereitschaft idealisiert wird. Es wird über die eigenen Kräfte hinaus geholfen. Das Helfer-Syndrom (s. Kap. 8.13 Helfer-Syndrom, S. 100 ff) wird benutzt, um eigene Schwäche abzuwehren, indem sich für noch Schwächere, Kranke und Leidende eingesetzt wird. Die persönliche Entwicklung und Entlastung, manchmal die nötige Veränderung, werden so leider übersehen.

Vermeidung von Veränderung. Veränderung verunsichert erst einmal notwendigerweise. Je unsicherer jemand in seiner Rolle und in seinem Status ist, desto weniger kann er sich auf Veränderung in seiner bisherigen Arbeitsweise und seiner Beziehungsdefinition einlassen, weil er sich dadurch infrage gestellt fühlt. Die übliche Abwehr von Veränderung läuft auf dem Niveau der drei ewigen Totschlagargumente: „Das haben wir schon immer so gemacht; das haben wir noch nie so gemacht; da könnte ja jeder kommen!"

Lernaufgabe

Sind Sie im Krankenhausalltag solchen Abwehrmechanismen auch schon begegnet? Wie wirkt ein solches Verhalten auf den Patienten, auf Kollegen, Vorgesetzte und Ärzte?

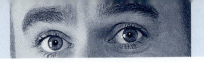

8.13 Helfen als Abwehr (Helfer-Syndrom)

Motive des Helfens

In einem früheren Kapitel ging es bereits allgemein um die Motive als die Beweggründe für das menschliche Handeln (s. Kap. 3 Motivation des Menschen, S. 30ff). Jetzt soll konkreter auf das Motiv zum Helfen eingegangen werden. Dazu muss zuerst einmal geklärt werden, was unter Hilfe zu verstehen ist. Im Hilfe-Verständnis wird unsere Einstellung zum Mitmenschen sehr deutlich. Im Einzelnen können vier unterschiedliche Hilfe-Konzepte unterschieden werden:

- **Durch Hilfe abhängig machen:** Hilfe wird hier eingesetzt, um den auf Hilfe angewiesenen Menschen abhängig zu halten und ihn dadurch zu kontrollieren. Es geht um Macht;
- **Der „Starke" hilft dem „Schwachen":** Durch Hilfeleistung für andere kann der Helfer seine eigene „Schwäche" abwehren. Angesichts des Elends anderer Menschen geht es ihm gleich viel besser;
- **Probleme der anderen zu den eigenen machen:** Hier wird stellvertretende Hilfe geleistet, indem versucht wird, dem anderen seine Probleme abzunehmen, ihn zu entlasten. Damit setzt der Helfer vor allem sich selbst in Szene;
- **Hilfe zur Selbsthilfe:** Das ist das in der Krankenpflege gebrauchte Verständnis des Helfens: „So viel Hilfe wie nötig und so wenig Hilfe wie möglich!" Nur so können die Selbsthilfekräfte des Patienten angeregt werden.

Helfer in der Krankenpflege

> **Merke**
> **Die wahre Nächstenliebe oder die Ware Nächstenliebe?**

Natürlich sollen Menschen sich gegenseitig weiter helfen, aber diese Hilfe muss von Herzen kommen. Dazu muss eine entsprechende mitmenschliche Einstellung erarbeitet werden. „Liebe Deinen Nächsten wie Dich selbst!" war ein oft gehörtes Motto in der Sozialisation. In der jüdisch-christlichen Tradition, vor allem durch die Interpretation unserer staatstragenden Kirchen, wird das Bild der Nächstenliebe allerdings recht eigenartig verfremdet. Es ist, wie wenn man ein Pferd von hinten aufzäumt: „Liebe Deinen Nächsten, den Nächsten, den Nächsten, den Nächsten…" und man selbst bleibt dabei auf der Strecke. Bevor der Mitmensch, der Nächste, geliebt werden kann, muss man sich erst einmal selbst lieben und akzeptieren. Dies ist die unabdingbare Voraussetzung der Liebesfähigkeit. Es ist aber auch die Voraussetzung dafür, dass die Menschen in den sozialen Berufen in der tätigen Nächstenliebe, ohne die unsere Gesellschaft noch kälter würde, als sie heute viel-

8 Abwehrmechanismen

fach schon erlebt wird, nicht selbst auf der Strecke bleiben und „ausgebrannt", krank und damit selbst hilfebedürftig werden.

Beispiel
Das Bild der Nächstenliebe wird in der Bibel am Beispiel des mildtätigen Samariters vorgestellt. In der dazu erzählten Geschichte wird ein Reisender von Räubern zusammengeschlagen und ausgeraubt und bleibt verletzt im Straßengraben liegen. Zuerst kommen ein Pharisäer, ein scheinheiliger Schriftgelehrter, und weitere rechtschaffene Bürger vorbei, die sich nicht um den hilflosen Mann kümmern. Zu guter Letzt kommt ein Angehöriger des Stammes der Samariter, einer gesellschaftlichen Minderheit wie z. B. bei uns der Zigeuner, des Wegs. Der Samariter hebt den Verletzten auf sein Pferd und führt ihn in eine Herberge. Da er selbst weiterreisen muss, gibt er dem Wirt Geld und beauftragt ihn mit der Pflege des Raubopfers.

Die Pflegekräfte sind nicht die „Samariter", sondern sie sind der „Herbergswirt" des biblischen Beispiels, sie pflegen gegen Geld und Bezahlung. Die Pflege ist ein Dienstleistungsgewerbe, die Nächstenliebe hat hier Warencharakter, d. h. die Pflegenden verkaufen auf dem Arbeitsmarkt ihre Fürsorglichkeit, ihre Mitmenschlichkeit, ihre Freundlichkeit etc.

Merke
Die durchschnittliche Verweildauer des examinierten Pflegefachpersonals in der Pflege nach der Ausbildung beträgt 5,8 Jahre.

Eigentlich ist es also viel zu teuer, Schüler und Schülerinnen für die Pflege auszubilden, weil sie gar nicht lange genug durchhalten in diesem anstrengenden Beruf. Das ist natürlich nicht ernst gemeint. Es verweist aber darauf, wie wichtig es ist, die nötige Nähe, die wahre Nächstenliebe, ohne die Pflege als Beziehungspflege gar nicht heilend sein kann, durch die notwendige Distanz auszugleichen. Nach Dienstschluss müssen die Pflegepersonen sich des Warencharakters ihrer Arbeit bewusst werden und abschalten, damit sie am nächsten Tag wieder die nötige Nähe herstellen und aushalten können.

Helfer-Syndrom

Es geht also darum, klarer unterscheiden zu lernen, aus welchen Motiven heraus geholfen wird, damit die Pflegenden besser für sich sorgen lernen und die anstrengende Arbeit dadurch besser und länger aushalten. Dazu müssen die bewussten von den unbewussten Motiven des Helfens unterschieden werden:

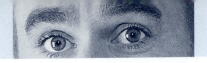

Bewusste Motive des Helfens

Das sind die Motive, die die Schülerinnen und Schüler im Vorstellungsgespräch benennen könnten, die ihrem Bewusstsein zugänglich sind. Dies können folgende Beweggründe sein:
- Nächstenliebe,
- früher in der Kindheit erfahrene Hilfe zurückgeben zu wollen,
- lieber mit lebendigen Menschen als mit Maschinen zu arbeiten,
- einer sozial anerkannten Arbeit nachzugehen,
- gute Weiterbildungsmöglichkeiten,
- flexible Arbeitszeiten, die sich gut mit der Familie vereinbaren lassen,
- etc.

Unbewusste Motive des Helfens

Beim unbewussten Zwang, helfen zu müssen, spricht man vom Helfer-Syndrom, das Schmidbauer in seiner bekannten Studie über die „hilflosen Helfer" (1977) beschrieben hat. Die am Helfer-Syndrom leidende Pflegekraft kann nicht „Nein" sagen, er oder sie meint, immer, rund um die Uhr, im Einsatz für den Mitmenschen sein zu müssen. Durch die Hilfe für andere wird die eigene „Schwäche" abgewehrt. Die stellvertretende Hilfe für andere wird oft als eigene „Stärke" und Leistungsfähigkeit erlebt. Der andere, dem geholfen wird, wird aber abhängig gehalten, er darf auf gar keinen Fall selbstständig werden. Der Helfer würde dann nicht mehr gebraucht und würde sich nutzlos vorkommen. Er hat Angst, „Nein" zu sagen, weil er von sich selbst zu wenig hält. Dieses Selbstbild projiziert er auf andere und meint dann, dass die auch nichts von ihm hielten, wenn er nicht ihren Erwartungen entspreche.

 Beispiel

Der Krankenpflegeschüler Lars, der nach seinem Schichtdienst noch als ehrenamtlicher Helfer in der Johanniterhilfe im Rettungsdienst arbeitet, kommt kaputt nach Hause und will gerade ins Bett gehen, als seine Freundin anruft, weil sie eine Reifenpanne hat. Statt zu sagen, hilf dir selbst, das geht so und so, zieht er sich wieder an und fährt zu seinem nächsten Einsatz los.

Frühkindliche Prägung

Nach Schmidbauer ist das Helfer-Syndrom das Resultat einer frühkindlichen Prägung.

8 Abwehrmechanismen

Definition
Syndrom bedeutet in der Medizin, dass es sich um ein Puzzle handelt, eine Gruppe von Krankheitszeichen, die für ein bestimmtes Krankheitsbild charakteristisch sind.

Die einzelnen Puzzlesteine des Helfer-Syndroms benennt Schmidbauer wie folgt:

Das ungeliebte Kind. Alle Menschen haben die Sehnsucht nach bedingungsloser Liebe. Sie wollen einfach geliebt werden, bloß weil sie da sind, egal, was sie getan oder nicht getan haben. Leider bleibt die Wirklichkeit hinter dieser Ur-Sehnsucht des Menschen meist mehr oder weniger zurück. Die Erfahrung des „ungeliebten Kindes" ist eine ganz andere: Es wurde von den Eltern nicht freudig erwartet oder herbeigesehnt. Es fühlt sich lästig, nicht wahrgenommen und beachtet. Das Schlimmste, was Menschen passieren kann, ist, übersehen zu werden. Übersehene Menschen versuchen dann, die Aufmerksamkeit auf sich zu lenken. Bei Kindern geht dies entweder, indem sie etwas anstellen; dann werden sie zwar bestraft, aber Strafe ist immer noch besser, als gar nicht beachtet zu werden. Oder aber sie werden zu braven, angepassten, hilfreichen Kindern, um auf diese Weise Anerkennung zu finden.

Das ungeliebte Kind, das sich mit den elterlichen ÜBER-ICH-Forderungen überidentifiziert. Damit Kinder nicht übersehen werden, tun sie das, was die Eltern von ihnen erwarten und fordern. Sie identifizieren sich mit den elterlichen Forderungen, mit den Forderungen der gesellschaftlichen Normen und Werte, mit dem elterlichen ÜBER-ICH. Dazu tragen Erziehungssätze bei, die tausendfach wiederholt werden: „Erst wenn du dein Zimmer aufräumst, gute Noten mit nach Hause bringst, dein Kleidchen nicht mehr dreckig machst, zur rechten Zeit aufs Töpfchen gehst usw., können wir irgendwann auch mal über deine Wünsche und Bedürfnisse reden." Brave Kinder lernen so, eigene Bedürfnisse nicht mehr anzumelden, weil sowieso nicht darauf eingegangen wird. Sie lernen so, durch Aufopferung für andere, indem sie das tun, was mächtigere andere, Eltern, Lehrer etc., von ihnen erwarten und fordern, sich Anerkennung zu erarbeiten. Was sie so erfahren, das ist sicher keine Liebe, sondern nur ein billiger Ersatz.

Merke
Das Muster der frühkindlichen Prägung lautet dann: „Damit ich wahrgenommen und wenigstens ein bisschen anerkannt werde, muss ich mich für andere einsetzen, mich aufopfern."

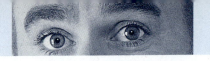

Eigene Bedürfnisse werden geleugnet. Das brave Kind, das sich Anerkennung durch Hilfe für andere erarbeitet, hat gelernt, dass es um seine eigentlichen Bedürfnisse nicht geht. Es verlernt, eigene Bedürfnisse überhaupt zu spüren, anzumelden und für seine Bedürfnisbefriedigung einzutreten. Im Vollbild des Helfer-Syndroms handelt es sich um ein Selbstbild, in dem der Helfer meint, sich grenzenlos für andere aufopfern zu können, ohne je eigene Bedürfnisse zu haben.

Indirekte Aggressivität. Obwohl eigene Bedürfnisse vom Helfer nicht mehr angemeldet werden, bestehen natürlich Erwartungen, für die geleistete Hilfe Anerkennung oder eine andere Form der Gegenleistung zu erhalten. Diese Erwartungen werden aber nicht geäußert. Treten die Erwartungen dann nicht ein, was nicht weiter verwunderlich ist, ist der Helfer ärgerlich. Er darf das aber auf gar keinen Fall sein und vor allem nicht zeigen, weil das nicht in sein Selbstbild vom selbstlosen Helfer passen würde. Also äußert sich sein Ärger indirekt.

Der Helfer sucht sich schwächere, von ihm abhängige Partner. Weil der Helfer voller Minderwertigkeitsgefühle steckt, fühlt er sich einer offenen, direkten Auseinandersetzung nicht gewachsen. Er sucht sich vornehmlich noch schwächere Partner, um sich angesichts deren Schwäche scheinbar stark zu fühlen. Eltern können so ihre größer werdenden Kinder nie wie gleichberechtigte Partner behandeln. Sie brauchen die scheinbare Überlegenheit, um nicht gleichberechtigt diskutieren und streiten zu müssen (s. Kap. 19.1 u. 19.2 Persönliche Kommunikationsstile: Bedürftig-abhängiger und Helfender Stil, S. 237 ff).

Lernaufgabe

Warum haben Sie sich für einen Beruf in der Krankenpflege entschieden? Diskutieren Sie mit Ihren Kollegen und Kolleginnen über die verschiedenen bewussten und unbewussten Motive für diese Berufswahl.

Burn-out-Syndrom

Wer das Helfer-Syndrom als Resultat einer frühkindlichen Prägung gelernt hat, der leidet wirklich darunter. Einem solchen Menschen ist nur ganz schwer zu helfen, weil er seine eigene Bedürftigkeit ja permanent leugnet. So versäumt er eben auch, seine schwindenden Kräfte zu bemerken und rechtzeitig „Nein" zu sagen. Wer ständig nur gibt, ohne entsprechend etwas zurückzubekommen, der ist irgendwann am Ende seiner Kraft. Das ist wie bei einer Batterie, die immer nur leistet und dadurch entladen wird. Wird sie nicht wieder durch Gegenleistung aufgeladen, kann sie ihre Leistung nicht weiter erbringen, sie ist ausgebrannt. So geht es auch den einseitig nur gebenden, aber nicht einfordernden und nehmenden Menschen, den Menschen, die am Helfer-Syndrom leiden. Die Folge dieser einseitigen Beziehung ist das Burn-out-Syndrom, das Gefühl, „ausgebrannt" zu sein, nicht mehr zu können. Das Burn-out-Syndrom kann allerdings auch die Folge von zu viel Stress sein (s. Kap. 16.3 Stress-Bewältigungs-Modell, S. 187 ff). Die Frage, wie man sich vor dem Ausbrennen schützen kann, wird weiter unten (s. Kap. 22 Psychohygiene, S. 273 ff) ausführlich behandelt.

Literatur

Adler, A.: Praxis und Theorie der Individualpsychologie, 10. Aufl. Fischer-TB, Frankfurt/M. 1997

Allport, G.: Die Natur des Vorurteils. Köln 1971

Charlier, S.: Die Bedeutung der Psychoanalyse an der Universität. Schriftenreihe der GHK, Kassel 2001

Freud, A.: Das Ich und die Abwehrmechanismen. Fischer-TB, Frankfurt/M. 1987

Mentzos, S.: Interpersonale und institutionalisierte Abwehr. Suhrkamp, Frankfurt/M. 1988

Ostermann, Ä., H. Nicklas: Vorurteile und Feindbilder. Urban & Schwarzenberg, München 1976

Schmidbauer, W.: Die hilflosen Helfer. Über die seelische Problematik der helfenden Berufe. Rowohlt, Reinbek 1977

Schmidbauer, W.: Helfen als Beruf. Die Ware Nächstenliebe. Rohwohlt, Reinbek 1992

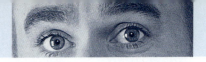

9 Psychosomatik

Der Körper ist der Spiegel der Seele.

Definition

Sowohl in der Medizin als auch in der Pflegewissenschaft gehen wir von der Ganzheitlichkeit des Menschen aus. Man betrachtet den Menschen als Einheit aus Leib, Seele und Geist.

Da die Seele aber kein Organ des Menschen, sondern vielmehr ein Symbol der Einheit bzw. Ganzheit des Menschen ist, könnte die Ganzheitlichkeit auch als Einheit von Leib/Fühlen/Denken beschrieben werden. Wenn von der Seele des Menschen die Rede ist, dann ist auch immer die Seelenverwandtschaft des Menschen mit allen Kreaturen der Erde und der gesamten Schöpfung, einschließlich Gottes, gemeint. Der Mensch ist eine eigene Ganzheit, in dieser Ganzheit aber auch gleichzeitig Teil der Schöpfung, Teil einer viel größeren Ganzheit, die weit über den Menschen hinausgeht. Damit ist bereits das Schlüsselthema der Psychosomatik angesprochen (s. Kap. 9.4.3 Krebs, S. 121 ff). Eine Konsequenz des ganzheitlichen Menschenverständnisses ist die Auffassung, dass der Körper der „Spiegel der Seele" ist, was nichts anderes heißt, als dass es sich beim Körper und bei der Seele, also dem Fühlen und Denken des Menschen, nur um zwei verschiedene Seiten der gleichen Medaille, des ganzen Menschen, handelt.

9.1 Konversion

Mit dem Abwehrmechanismus der Konversion entdeckte Freud den Schlüssel bzw. das Scharnier, das die beiden unterschiedlichen Seiten des Körpers und des Bewusstseins zusammenhält und verbindet. In der Konversion verwandelt sich ein verdrängtes Bewusstseinsthema (s. Kap. 8 Abwehrmechanismen, S. 79 ff) in ein körperliches Symptom (Abb. 9.1). Das Krankheitssymptom ist dann ein in die Stofflichkeit des Körpers abgesunkener verdrängter Bewusstseinsinhalt. Die Auseinandersetzung mit der Krankheit und ihren Symptomen könnte wiederum dazu beitragen, die Verdrängung rückgängig zu machen. Durch die Auseinandersetzung mit den verdrängten Bewusstseinsthemen kann der Mensch versuchen, diese Themen ins Bewusstsein zu integrieren, sie zu verarbeiten statt zu verdrängen. So steht die Verdrängung am Anfang und der Versuch, die Verdrängung zu bearbeiten und dadurch rückgängig zu machen, am möglichen Ende der Erkrankung.

9 Psychosomatik

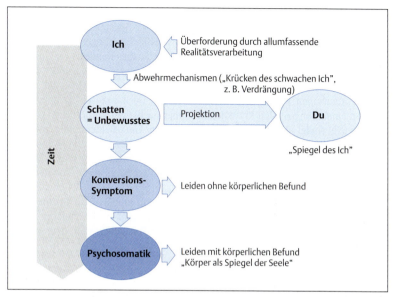

Abb. 9.1 Psychosomatik. Die Umwandlung eines verdrängten Bewusstseinsthemas führt zu körperlichen Krankheitssymptomen

Merke
„Wo ES war, will ICH werden."

Mit dieser Formulierung wies Freud auf die intrapsychische Dynamik hin. Das trifft auch auf die Deutung der Krankheit zu. Die verdrängten ES-Themenbereiche sollen bewusst gemacht und integriert werden, damit sie nicht weiter verdrängt und abgewehrt werden müssen. Die Konversionssymptome stellen die Vorstufe zur eigentlichen Psychosomatik dar.

Definition
Psychosomatische Krankheiten sind Krankheiten, bei denen sich der Patient nachhaltig krank und unwohl fühlt, bei denen allerdings organisch, körperlich, anfangs keine Krankheit diagnostiziert werden kann.

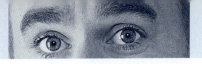

> **Beispiel**
> Angst-Neurose oder Panik-Syndrom (gesteigerte Angst) ist ein in den letzten Jahren in der medizinischen Literatur bis in die Regenbogenpresse der Wartezimmer-Postillen hinein immer häufiger anzutreffendes Krankheitsbild geworden. Angst ist hier das verdrängte Bewusstseinsthema. In der 1. Stufe tritt das Konversionssymptom auf: Die Patienten, in der Mehrzahl sind es Patientinnen, klagen über Herzbeschwerden. Der somatisch orientierte Mediziner, der bei allen Krankheiten immer nach einer körperlichen Ursache sucht, findet aber keine Organschädigungen. Trotz Beklemmungsgefühlen, Herz-Rhythmus-Störungen etc. ist das Herz organisch gesund. Wenn keine Ursache gefunden werden kann, die Patientinnen auch keine Idee haben, wo die psychischen Ursachen verdrängter Angstgefühle liegen könnten, verschlimmert sich die Krankheit, sie eskaliert zur 2. Stufe: Es entsteht die Psychosomatik der Herzkrankheit, diesmal mit krankhaftem Organbefund. Das kann entweder Angina pectoris sein oder aber ein Herzinfarkt. Solche chronischen Krankheiten sind also mit der Zeit gewachsen, über längere Zeit entstanden, biografisch geprägt.

9.2 Sekundärgewinn von Krankheit

Krankheit ist auf den ersten Blick immer negativ: Sie tut weh, hält uns von dem gewohnten Lebensrhythmus und -ablauf ab, irritiert uns etc. Auf den zweiten Blick zeigt sich aber noch etwas anderes: Die Mediziner sprechen vom Sekundärgewinn der Krankheit. Wer sich krank fühlt, zum Arzt geht und dann krank geschrieben wird, der darf „krank feiern". Der Kranke bekommt Sonderzuwendungen an Aufmerksamkeit und erfährt eine spürbare Rollenentlastung (s. Kap. 16.3 Verschiedene Medizintheorien zu Gesundheit und Krankheit, S. 183 ff). Er muss für die Zeit der Krankschreibung nicht arbeiten, nicht in die Schule gehen, im Haushalt seinen Verpflichtungen nicht oder nur eingeschränkt nachkommen. Wenn jemand nur im Falle einer Erkrankung Aufmerksamkeit erhält, weil erst dann auffällt, wie wichtig seine Arbeitsleistung für andere ist, kann der Ausweg „Krankheit" allerdings selbst krank machend bzw. verschlimmernd wirken: Man muss krank werden, um über den Umweg Krankheit die fehlende und krank machende Aufmerksamkeit wenigstens ansatzweise zu bekommen. Diese Sackgasse tut sich für viele Hausfrauen auf, deren Arbeit für die Familie, waschen, putzen, kochen etc., oft in keinster Weise gewürdigt, wie selbstverständlich – ohne Dank – in Anspruch genommen wird.

Es gibt eine weitere Sichtweise von Krankheit als Sekundärgewinn, die uns im Folgenden besonders interessiert. In dem Buch Krankheit als Weg von Dethlefsen

u. Dahlke (1983) wird versucht, Krankheit als „Stopp-Signal", wie eine rote Kontrollleuchte im Auto, zu verstehen. Für den Psychologen Dethlefsen und für den Arzt Dahlke wird der Mensch nicht krank, sondern für sie als Esoteriker ist der Mensch „erbsündig", von seiner Konstitution als Mensch her krank. Die Esoterik stellt die mystische Richtung der Philosophie dar, in der die ältesten Bewegungsgesetze der Geschichte des menschlichen Denkens überliefert wurden. Vor allem das analoge, vergleichende Denken findet sich hier wieder.

Streben nach Harmonie. Mit der „erbsündigen" Konstitution des Menschen meinen Dethlefsen und Dahlke Folgendes: Der Mensch ist seit seiner Vertreibung aus dem Paradies als Individuum allein, aber er sehnt sich danach, mit allem verbunden, mit allem in Einklang zu sein, er sehnt sich also zurück ins Paradies. Das biblische Bild des Paradieses muss zeitgemäß neu interpretiert werden. Erich Fromm (1980) hat dies getan, und für ihn steht das Paradies als Bild für die Harmonie, den Einklang, auf drei Ebenen:

– **Als Harmonie des Menschen mit sich selbst:** Im Paradies war der Mensch noch nicht in die Geschlechterpolarität von Mann und Frau aufgespalten; er lebte noch in Harmonie mit sich selbst; Adam und Eva gibt es erst seit dem Zeitpunkt der Vertreibung aus dem Paradies;
– **als Harmonie des Menschen mit der Natur:** Der Mensch des Paradieses musste noch nicht arbeiten; die gebratenen Tauben flogen im in den Mund und die Kokosnüsse auf den Kopf; erst nach der Vertreibung aus dem Paradies musste der Mensch für seinen Lebensunterhalt arbeiten, wobei der Spruch „Machet euch die Erde untertan" bereits eine Interpretation ist, die die Abkehr vom Denken des Einklangs verdeutlicht;
– **als Harmonie des Menschen mit Gott:** Der Mensch des Paradieses war bei Gott; erst nach der Vertreibung aus dem Paradies erlebte er sich als getrennt und verstoßen von Gott. Unser Wort „Sünde" kommt aus dem Germanischen und bedeutet „getrennt von Gott".

Polarität. Die Bibel schildert die Vertreibung aus dem Paradies als Strafe Gottes für die Übertretung eines göttlichen Verbots. Es gab im Paradies zwei verbotene Bäume, deren Früchte der Mensch nicht essen durfte. Der eine Baum war der des unsterblichen Lebens, wonach die Menschen sich seit der Vertreibung aus dem Paradies immer noch sehnen. Der andere Baum war der der Erkenntnis. Gerade was verboten ist, macht den Menschen besonders neugierig, so dass er der Versuchung nicht widerstehen konnte; er musste vom Baume der Erkenntnis essen. Dies ist nun ein erkenntnisphilosophisches Thema: Die für den Menschen gewonnene Erkenntnis ist ein Fortschritt, aber sie hat nicht nur die Vertreibung aus dem Paradies zur Folge gehabt, sondern auch, als Schattenseite, die Subjektivität der Wertung. Als erken-

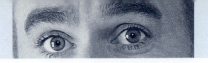

nende Menschen sind wir auf die Welt der Polarität verwiesen: Jeder kann nur erkennen, wenn er einen subjektiven Standpunkt einnimmt. Die dabei gewonnene Erkenntnis ist erst einmal positiv; sie wird aber negativ, wenn man in den Fehler verfällt, sie zu verabsolutieren, quasi Objektivität für sie einzufordern. Jeder erkennt als Mensch erst einmal immer nur die eine, subjektive Seite der Polarität: Ich bin ein Mann, d. h. aber noch lange nicht, dass ein Mann bessser ist als eine Frau. Männer und Frauen sind beide Menschen, weder die einen noch die anderen sind die besseren Menschen. Erst wenn die Menschen sich gegenseitig respektieren und danach streben, über den Tellerrand der eigenen Subjektivität hinauszuschauen und wertzuschätzen, dass der jeweils andere eine Bereicherung für uns ist, uns fehlende Teile oder Sichtweisen ergänzt, können wir die Polarität überwinden.

Merke
Die Erkenntnismöglichkeit des Menschen ist ein Vorteil, das Verhaftetbleiben in der Polarität ist der Nachteil.

Die Menschen bleiben der Polarität verhaftet, wenn sie subjektiv werten. Denn immer wenn jemand sagt, ich sehe, ich schätze etc., schließt er damit die anderen Möglichkeiten aus und entwertet sie gleichzeitig. Nach dem Motto „Sehen wir die Dinge doch einmal realistisch, so wie ich sie sehe!" betrügen die Menschen sich alle selbst ein bisschen. Wir müssten uns bemühen, die anderen möglichen Sichtweisen der Dinge nicht als ärgerlich, weil abweichend von unserer eigenen Sichtweise, sondern als Bereicherung, als Ergänzung übersehener Anteile zu schätzen. Erst wenn die Menschen bereit sind, sich ihre subjektive Sichtweise einzugestehen, und sie „objektivieren" wollen, indem sie andere subjektive Sichtweisen als Ergänzung zulassen, sind sie auf dem Weg der Überwindung der Polarität. Erst dann ist die Menschheit auf dem Weg zurück in die paradiesische Welt des Einklangs und der Harmonie. Aber Harmonie kommt nicht von alleine zustande, sondern sie kann nur das Resultat unserer eigenen Anstrengungen sein. Insofern sagen Dethlefsen und Dahlke radikal:

Merke
Der Mensch wird nicht krank, er ist krank, weil und solange er ein Gefangener der Polarität ist. Gefangen gehalten werden die Menschen durch die subjektive Wertung.

Wertung. Die subjektive Wertung ist eine Folge des polaren Denkens. Wer „Ja" zu einer Möglichkeit des Handelns sagt, weil sie ihm momentan mehr zusagt, eher seinen Bedürfnissen entspricht etc., sagt damit gleichzeitig „Nein" zu vielen anderen Möglichkeiten zu handeln, die momentan keinen Sinn für ihn haben. Und das

9 Psychosomatik

hat überhaupt nichts mit „richtig" und „falsch" zu tun. Die Menschen werden krank, wenn sie aus dem Gleichgewicht von Fühlen und Denken, von Körper und Psyche gefallen sind. Um unser Gleichgewicht neu zu finden, wieder in die große Harmonie des Einklangs mit allen und allem zu kommen, müssen wir die Polarität überwinden und uns als Teil eines größeren Ganzen verstehen lernen. Leider führt diese Erkenntnis, wie der Buddhismus lehrt, nur über die Erfahrung von Leid. Denn wenn es dem Menschen gut geht, denkt er zu wenig über sich nach. Tucholsky hat in der Weimarer Republik festgestellt: Der Mensch hat zwei Weltanschauungen; eine, wenn es ihm gut geht, und eine, wenn es ihm schlecht geht. Letztere nennt man Religion!

9.3 Krankheit als Krise

Krise hat immer eine Doppelbedeutung: In dem Begriff stecken gleichzeitig Gefahr und Chance. Die Gefahr liegt darin, dass die Krankheit nur erlitten wird als ein auferlegtes Schicksal, dem der Mensch sich ausgeliefert fühlt. Die Chance liegt darin, den „versteckten" Sinn der Krankheit zu verstehen. Wenn es gelingt, ihn zu entdecken, kann Krankheit der Weg sein zur Erkenntnis vorher übersehener, verdrängter Bewusstseinsanteile. Generell gibt es zwei Leitfragen, die sich bei jeder Art von Erkrankung stellen lassen und die uns erste Hinweise darauf geben, was die Krankheit deutlich machen will:

- **Wozu zwingt mich das Symptom?** Über die Krankheit muss sich jeder zwangsläufig mit bestimmten Dingen beschäftigen, die er vorher nicht beachtet hat. Worauf werde ich gestoßen, wenn ich krank bin?
- **Wovon hält mich das Symptom ab?** Wenn ich krank bin, kann ich bestimmte Dinge, die ich in gesundem Zustand getan hätte, nicht mehr tun, ich werde davon abgehalten, sie zu tun. Auch das kann aufschlussreich sein.

Diese Sicht von Krankheit macht aber nur Sinn vor dem Hintergrund von zwei Grundannahmen:

- **Resonanzgesetz** oder es gibt keinen Zufall: Zufall ist das, was uns zufällt, weil wir damit in Resonanz stehen. Das Resonanzgesetz geht davon aus, dass die Innenwelt unserer Gedanken in einem Wechselverhältnis mit der Außenwelt steht. Esoteriker formulieren: „innen wie außen!" Die Psychoanalyse kennt das Zusammenspiel von innen und außen im Abwehrmechanismus der Projektion, wo innere, verdrängte Bewusstseinsthemen nach außen übertragen werden. Die Kraft des positiven Denkens wäre hier zu nennen, mit der jeder über die Art seiner Gedanken Einfluss auf die Außenwelt nehmen kann. Wie man dem anderen gegenübertritt, welche Einstellung man zum anderen Men-

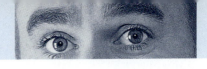

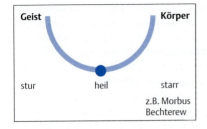

Abb. 9.2 *Komplementaritätsgesetz zum Gleichgewicht zwischen Körper, Fühlen und Denken*

schen hat, so reagiert der andere auch, so handelt er gewissermaßen „zurück". Ebenso erwähnt werden kann hier das deutsche Sprichwort: „Wie es in den Wald hineinruft, so schallt es zurück!"

– **Komplementaritätsgesetz:** Der Mensch wird im psychosomatischen Verständnis erst dann krank, wenn er aus dem Gleichgewicht von Körper/Fühlen/Denken gefallen ist. Der Körper versucht gewissermaßen, Einseitigkeiten, die sich im Denken des Menschen eingestellt und verfestigt haben, auszugleichen. Der Körper nimmt seinerseits eine Extremposition, die Position der Erkrankung, ein. Die geheime Hoffnung besteht darin, dass wie beim Pendel, das zwischen zwei Extrempositionen hin- und herpendelt, irgendwann wieder die Mitte gefunden wird (Abb. 9.2). Es geht nicht darum, gesund zu werden, denn Gesundheit ist nur die polare Entsprechung zur Krankheit. Wahre Heilung erfolgt nur durch erneuten Ausgleich, durch die Ausbalancierung. Wir müssen „heil" werden.

 Beispiel
Es gibt eine körperliche Krankheit der „Erstarrung", die als komplementärer Ausdruck der „Sturheit" im Bewusstsein und Geist zu verstehen ist: der Morbus Bechterew. Es handelt sich dabei um eine sehr schmerzhafte Versteifung der Wirbelsäule. Ausgangspunkt ist meist der Bereich der Halswirbel („halsstarrig"). Die Wirbelsäule steht mit ihrer Doppel-S-Form und den Bandscheiben für die Beweglichkeit und Flexibilität des Menschen, sie ist der Stoßdämpfer des Körpers. Beim Morbus Bechterew versteift sich vom Hals ausgehend die gesamte Wirbelsäule. Der Mensch kann sich nur noch sehr eingeschränkt und unter Schmerzen bewegen. Der Körper zeigt mit seiner Steifheit und Starrheit sehr schmerzhaft, um was es eigentlich geht: um die Starrheit und Sturheit im Geiste, der Körper zeigt, was im Geist fehlt: Flexibilität und Beweglichkeit.

Sinn der Krankheit

Der versteckte „Sinn" von Krankheit liegt also darin, uns darauf aufmerksam zu machen, dass wir aus dem Gleichgewicht von Körper, Fühlen und Denken gefallen sind. Wer körperlich krank geworden ist, ist vorher bereits im Bewusstsein in eine extreme Einseitigkeit und Schieflage geraten, die der Körper in der Krankheit auszugleichen versucht. Der Körper zeigt uns in der Krankheit, was uns fehlt, und versucht, unsere Aufmerksamkeit auf die bisher verdrängten Bewusstseinsthemen zu lenken. Indem er sich ihnen zuwendet und sie bearbeitet, hat jeder Kranke eine erneute Chance, diese Themen endlich zu integrieren, statt sie weiter zu verdrängen. Allerdings kann niemand gezwungen werden, den eigenen Körper und seine Krankheiten als „Spiegel der Seele" zu nutzen. Manchen Leuten gefällt ihr Gesicht bekanntlich nicht, wenn sie morgens verkatert in den Spiegel sehen. Es liegt in der individuellen Verantwortung, ob das Spiegelgesicht ausgehalten und genutzt, der Spiegel zertrümmert, verhängt oder durch Duschen stumpf und beschlagen gemacht wird. Wird diese Verantwortung nicht wahrgenommen und weiter verdrängt, wird es nach Dethlefsen und Dahlke allerdings schlimmer und die Krankheit eskaliert.

Eskalationsstufen der Krankheit

Was Dethlefsen und Dahlke an Gedanken zur Eskalation von Krankheit vorstellen, deckt sich zu 90 %, bis zur Stufe 6, mit den allgemein gesicherten Erkenntnissen der als Wissenschaft betriebenen Psychosomatik. Die einzelnen Eskalationsstufen von Krankheit sollen im Folgenden etwas ausführlicher vorgestellt werden (vgl. Abb. 9.1, S. 107):

1. Stufe: Psychischer Ausdruck. Gedanken, Wünsche, Fantasien strömen jeden neuen Tag auf jeden von uns ein. Die Anforderung der Realitätsarbeit ist nun, sich mit all dem so zu beschäftigen, dass all die neuen inneren und äußeren Eindrücke wahrgenommen und verarbeitet werden. Das ist eine riesige Überforderung des ICH. Zur Bewältigung dieser Überforderung setzt das ICH unbewusst die Abwehrmechanismen ein (s. Kap. 8 Abwehrmechanismen, S. 79 ff). Das hilft zwar momentan zur Entlastung, doch fängt mittel- und langfristig hier bereits die Eskalation von Krankheit an: Jeder verdrängte Gedanke, Wunsch etc. verwandelt sich auf der Zeitachse der immer längeren Verdrängung oder der Beibehaltung der Verdrängung in ein körperliches Symptom.

2. Stufe: Funktionale Störungen. Hier handelt es sich um mehr oder weniger alltägliche kleinere Unpässlichkeiten wie Kopfschmerzen oder ein Schnupfen, also nichts Bedeutsames, dem meistens auch wenig Beachtung geschenkt wird. Aber schon Alfred Adler, ein Weggefährte Freuds aus der Anfangszeit, stellte die psycho-

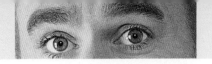

somatische Leitfrage zu Kopfschmerzen: „Welcher Gedanke bereitet mir Kopfschmerzen?" Auch beim Schnupfen kann die Frage gestellt werden: „Wovon habe ich die Nase voll!" Es gibt immer auch ein psychisches Thema, eine Belastung etc. Niemand wird gezwungen, sich solche Hilfsfragen zu stellen. Wird dies nicht für nötig gefunden, eskaliert nach Dethlefsen und Dahlke Krankheit allerdings weiter.

3. Stufe: Akute, körperliche Störungen. Hier sind entzündliche Prozesse (lat. Endung „itis", z. B. Bronchitis etc.), Verletzungen und kleinere Unfälle gemeint. Eine Entzündung deutet immer auf ein „heißes" Konfliktthema hin. Gelingt es immer noch nicht, das hinter der Krankheit versteckte Bewusstseinsthema zu verstehen, verschlimmert sich die Krankheit weiter.

4. Stufe: Chronische Störungen. Aus einer Bronchitis wird dann eine chronische Lungenentzündung, die medizinisch so definiert ist, dass über einen Zeitraum von zwei Jahren über mehr als drei Monate hinweg erschwerte und verlängerte Ausatmung, Husten, auftreten müssen. Chronos (lat.) heißt wörtlich übersetzt „über längere Zeit", also biografisch geprägt entstanden. Solchen chronischen Krankheiten (lat. Endung „-ose", z. B. Arthrose etc.) liegt also immer eine längere Verdrängungsgeschichte zugrunde.

5. Stufe: Unheilbare Prozesse. Wird das unbewusste Hintergrundthema von Krankheit jetzt immer noch nicht verstanden, kommt es zur nächsten Eskalationsstufe. Mit unheilbaren Prozessen sind Organveränderungen, Krebs etc. gemeint. Die meisten Krebsarten haben eine sehr lange Latenzzeit (die Zeit die zwischen Ansteckung und Ausbruch der Krankheit liegt, ist sehr lang), z. B. bei der Leukämie, dem Blutkrebs, ca. 30 Jahre. In der Sprache der Psychosomatik heißt das aber, dass es sich um eine 30-jährige Verdrängungsgeschichte handelt. Entsprechend schwer bis unmöglich ist es bei einigen Krebserkrankungen, das Rad der Verdrängung wieder durch bewusstes Bearbeiten des Konfliktthemas zurückzudrehen. Es ist also nur hilfreich, wenn es gelingt, den Verdrängungsprozess auf einer möglichst frühen Eskalationsstufe zu stoppen.

6. Stufe: Tod. Tod durch Krankheit oder Unfall ist die vorerst letzte Eskalationsstufe von Krankheit. Unverstandene schwere Krankheit führt zum Tode. Das geistige, spirituelle Thema des Todes ist das „Loslassen" – das Leben muss losgelassen werden. Dies gelingt leichter, wenn es vorher besessen, d. h. bewusst gelebt wurde (s. Kap. 11 Die letzte Krise des Lebens: Tod und Sterben, S. 128 ff). Bis zu dieser Stufe der Eskalation von Krankheit geht die normale Psychosomatik mit. Erst auf der 7. und letzten Stufe haben wir es mit der „esoterischen Besonderheit" von Dethlefsen und Dahlke zu tun.

9 Psychosomatik

7. Stufe: Angeborene Missbildungen und Störungen. Kein normaler Mediziner kann erklären, warum es kleine Babys gibt, die direkt bei Geburt z. B. völlig verkrebst sind oder angeborene Missbildungen, Behinderungen oder Störungen aufweisen. Es kann also generell und in diesem speziellen Fall schon gar nicht um Schuld gehen, was ein typisches Missverständnis in der Einstellung zur psychosomatischen Deutung von Krankheit ist. Ein kleiner Mensch, der noch keinen Atemzug getan hat und bereits sterbenskrank ist, kann keine Schuld auf sich geladen haben, er ist unschuldig. Dethlefsen und Dahlke versuchen, diesen Erklärungsengpass auf der Basis der Reinkarnationslehre, also der Lehre der Wiedergeburt, durch das Gesetz des „Karmas" zu überbrücken.

 Merke
Karma ist das Gesetz des Ausgleichs.

Karma bedeutet, dass die Menschen die Verantwortung haben, ihre „bösen Taten", ihre „Sünden" auszugleichen. Der Ausgleich geschieht in Form des Erleidens genau des Unrechts, das derjenige vorher angerichtet hat, in der Hoffnung, dass danach eingesehen wird, dass unrecht gehandelt wurde, und es in der Zukunft nicht wieder getan wird. „Was ich selbst nicht angetan haben möchte, das sollte ich auch keinem anderen antun!" In dieser Volksweisheit drückt sich der „kategorische Imperativ" der Philosophie von Kant aus. In dieser Art der „esoterischen" Interpretation könnte eine angeborene Missbildung oder Behinderung den Zustand des Erleidens von vorher, im vorigen Leben, angerichtetem Unrecht darstellen. Auch in der Bibel steht: „Wir werden ernten, was wir gesät haben!" Das heißt doch nichts anderes, als dass die Menschen für ihre Taten verantwortlich sind und zur Verantwortung gezogen werden. Dann ist es eigentlich egal, ob wir dabei das Bild des „Jüngsten Gerichts" vor Augen haben oder ob das Karma die Gerechtigkeitsinstanz vertritt. Der Gedanke der Wiedergeburt war übrigens bis zum Konzil von Konstantinopel im Jahre 553 unter dem Kaiser Augustinian auch ein fester Bestandteil der christlichen Überlieferung. Erst dann wurde er wegzensiert. Dabei ist es doch gerade ein tröstender Gedanke, dass die Menschen mehrere Lebenschancen haben, um an der Reifung und dem Wachstum zu arbeiten (s. Kap. 7 Reifeentwicklung des Menschen, S. 64 ff). Durch die Idee des Karmas und der Wiedergeburt wird jedenfalls die Eigenverantwortlichkeit des Menschen unterstrichen.

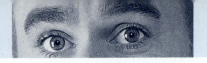

Es gibt in der Interpretation des Talmud, der jüdischen esoterischen Weisheitslehre, kein unpersönliches Schicksal, dem der Mensch sich ausgeliefert sieht.

> Achte auf Deine Gedanken
> Denn sie werden zu Worten.
>
> Achte auf Deine Worte,
> denn sie werden Handlungen.
>
> Achte auf Deine Handlungen,
> denn sie werden Deine Gewohnheiten.
>
> Achte auf Deine Gewohnheiten,
> denn sie werden Dein Charakter.
>
> Achte auf Deinen Charakter,
> denn er wird Dein Schicksal.

Das Schicksal setzt sich aus den Unterlassungen unserer früheren Taten zusammen, es ist Ergebnis unserer geschichtlichen und gleichzeitig Ausgangspunkt unserer aktuellen Verantwortlichkeit. Genau so kann auch die Verantwortlichkeit des Menschen gegenüber seinen Krankheiten gesehen werden: Die Krankheit bietet eine Chance der Umorientierung, der Zuwendung zu übersehenen, verdrängten Bewusstseinsthemen.

9.4 Exemplarische psychosomatische Deutung von Krankheitsbildern

Neben den beiden bereits vorgestellten allgemeinen Leitfragen zur Symptomatik von Krankheiten (Wozu zwingt mich das Symptom, wovon hält es mich ab?) gibt es weitere erste und noch sehr allgemeine Hinweise zu bewusstseinmäßigen Entsprechungen der verschiedenen Körperorgane. Diese Liste (Tab. 9.1) ist aus der Jahrtausende alten Erfahrung der Medizin entstanden und stellt so etwas wie das Volkswissen über die Zusammenhänge von Bewusstsein und Körper dar. So wird bei ernsthaften Beziehungsproblemen z. B. im Volksmund davon gesprochen: „Das geht mir jetzt aber an die Nieren!" Die Nieren stehen laut der Liste für Partnerschaft. Jetzt gilt es, das konkrete Krankheitsbild weiter zu deuten, um es der Bearbeitung zugänglich zu machen. Dies soll anhand einiger der Hauptkrankheitsbilder unserer westlichen Zivilisation im Folgenden aufgezeigt werden.

9 Psychosomatik

Tabelle 9.1 Verzeichnis der psychischen Entsprechungen der Organe und Körperteile in Schlagworten (aus Dethlefsen, T., R. Dahlke: Krankheit als Weg. Bertelsmann, München 1983)

Augen	Einsicht
Blase	Druck loslassen
Blut	Lebenskraft, Vitalität
Dickdarm	Unbewusstes, Geiz
Dünndarm	Verarbeitung, Analyse
Finger- und Fußnägel	Aggression
Füße	Verständnis, Standhaftigkeit, Vewurzelung, Demut
Galle	Aggression
Genitalbereich	Sexualität
Gliedmaßen	Beweglichkeit, Flexibilität, Aktivität
Haare	Freiheit, Macht
Hals	Angst
Hände	Begreifen, Handlungsfähigkeit
Haut	Abgrenzung, Normen, Kontakt, Zärtlichkeit
Herz	Liebesfähigkeit, Emotion
Knie	Demut
Knochen	Festigkeit, Normerfüllung
Leber	Wertung, Weltanschauung, Religion
Lunge	Kontakt, Kommunikation, Freiheit
Magen	Gefühl, Aufnahmefähigkeit
Mund	Aufnahmebereitschaft
Muskeln	Beweglichkeit, Flexibilität, Aktivität
Nase	Macht, Stolz, Sexualität
Nieren	Partnerschaft
Ohren	Gehorsam
Penis	Macht
Rücken	Aufrichtigkeit
Scheide	Hingabe
Zähne	Aggression, Vitalität
Zahnfleisch	Urvertrauen

Rückenschmerzen

Im obigen Schlagwortkatalog findet sich für das Körperteil Rücken die psychische Entsprechung Aufrichtigkeit. Nun ist der Rücken allerdings ein großes Körperteil, und es müsste genauer unterschieden werden, um welchen Abschnitt des Rücken es sich handelt, weil die psychische Bedeutung doch recht unterschiedlich ist.

Weichteil-Rheumatismus. Neben der Wirbelsäule als dem körperlichen Organ der menschlichen Aufrichtigkeit gehört zum Rücken auch der Bänder- und Sehnen-, der „Halteapparat" der Muskulatur. Die Psychoanalyse geht davon aus, dass sich

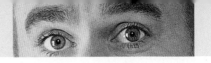

aktuelle Kränkungen und psychische Verletzungen relativ kurzfristig, d. h. innerhalb von ein, zwei Tagen dort als Verspannungen, Steifigkeit etc. niederschlagen. "Was uns kränkt, das macht uns krank!" Die konkrete Körperstelle des Auftretens solcher Muskelschmerzen und -verspannungen ist natürlich bedeutsam und muss gesondert gedeutet werden. Dazu gibt die folgende Grobuntergliederung der Wirbelsäule weitere Hinweise.

Hals- und Nackenschmerzen. Die Halswirbel und der Schulterbereich gehen nahtlos ineinander über und können daher aus gutem Grund zusammen betrachtet werden. Wer hier unter Verspannungen, davon ausgelösten Kopfschmerzen, Bandscheibenbeschwerden etc. leidet, der sollte sich fragen, ob er sich nicht zu viel Verantwortung auf die Schultern geladen hat, die überfordert, niederdrückt und zu sehr belastet. Ein weiterer Hinweis möglicher Deutungen geht in Richtung der Halsstarrigkeit und Hartnäckigkeit des Betroffenen. Hartnäckigkeit im Sinne eines "langen Atems" und Durchhaltevermögens ist wichtig und hilfreich, doch kann sie auch übertrieben werden und wird dann schnell zu einer Extremposition.

Brustwirbelschmerzen. In alten Ausgaben des Pschyrembels: Klinisches Wörterbuch (de Gruyter, Berlin) findet sich noch der Hinweis auf die Head'schen Zonen. Dabei handelt es sich um die Erkenntnis, dass bestimmte Brustwirbel mit besonderen inneren Organen in direkter Nervenverbindung stehen. Dies ist auch aus der allgemeinen Reflexzonenlehre bekannt. Alle inneren Organe des Menschen haben Nervenenden im Auge (Iris-Diagnostik), am Ohrläppchen, an der Hand und am Fuß (Hand- und Fußreflexzonentherapie). So steht z. B. das 8.–9. Brustwirbelsegment mit dem Magen und seinen Erkrankungen in direkter Verbindung, andere mit der Galle, der Lunge etc. Durch diese Organentsprechungen werden weitere Hinweise auf den möglichen psychischen Hintergrund geliefert.

Lendenwirbelschmerzen, Ischias, Hexenschuss, Lumbago. Die Vielzahl der verschiedenen Bezeichnungen liefert einen ersten Hinweis darauf, dass es sich bei den Lendenwirbelrückenschmerzen um eine der häufigsten schmerzhaften Erkrankungen der Wirbelsäule handelt. Es gibt allerdings völlig verschiedene Deutungsmöglichkeiten für die psychische Entsprechung:
- **Körperliche Mitte:** Der Bereich des 4./5. Lendenwirbelsegments ist die körperliche Mitte des Menschen. Hier liegt der Körperschwerpunkt. Betrachtet man den Körper als "Spiegel der Seele" wird deutlich, dass es sich nicht nur um die körperliche Mitte, sondern um den Mittelpunkt des ganzen Menschen handelt. Die naheliegende Frage, die sich jeder Erkrankte hier also stellen sollte, ist die nach seiner eigenen Zufriedenheit: Bin ich mit mir, meiner Arbeit, den Menschen, die mir wichtig sind, wirklich im Lot, bin ich zufrieden?

9 Psychosomatik

– **Sexualitäts-Chakra:** Der Bereich des 4./5. Lendenwirbelsegments entspricht in der asiatischen Chakrenlehre (Lehre von den besonderen Energiezentren des menschlichen Körpers) dem Sexualitäts-Chakra. Die Frage zu diesem psychischen Bereich lautet also: Wie steht es um meine sexuelle Grundenergie und deren Befriedigung? Ist die sexuelle Energie im Fluss oder ist sie blockiert?

– **Kopf/Leib-Polarität:** Es gibt eine weitere Deutungsmöglichkeit für diesen Lendenwirbelbereich. Ebenfalls aus der asiatischen Medizin kommt die Vorstellung der Kopf/Leib-Polarität von oben und unten. Stellen Sie sich vor, dass der Kopf ins Becken gesenkt würde, dann würde die Nase zum After herausschauen. Der Bereich des 4./5. Lendenwirbels würde dann dem Bereich des Halses entsprechen. In der psychischen Deutung wird hier danach gefragt, wie es um den Ausdruck der Gefühle bestellt ist. Werden die Gefühle geäußert oder werden sie heruntergeschluckt?

Es sind ganz verschiedene Deutungsversuche und psychische Entsprechungen, die hier bei Schmerzen im Lendenwirbelbereich angesprochen werden. Sie machen aber auch deutlich, warum es sich beim Ischias mittlerweile um eine Volkskrankheit handelt, an der jeder 2. Bundesbürger einmal oder häufiger in seinem Leben leidet.

Allergien

Auch die Allergien gelten heute als Volkskrankheit. Sie nehmen ständig zu. Als Auslöser stehen vielfältige Stoffe von Blütenpollen über Farb- und Geschmacksstoffe in Nahrungsmitteln, Tierhaaren etc. in Verdacht, die Ursache muss allerdings eher im psychischen Bereich gesucht werden. Bei den Allergien handelt es sich um eine überschießende, übertriebene Reaktion des körpereigenen Abwehr- und Immunsystems. Bei giftigen und gefährlichen Stoffen in der Umwelt ist es ein nötiges Selbstschutzsystem unseres Körpers, solche Stoffe nicht „hereinzulassen". Im psychischen Sinne heißt abwehren aber auch, sich nicht öffnen, nicht lieben zu können, denn jede Abwehr betont unsere Körpergrenzen und verhindert die gefährliche Öffnung nach außen, zu den anderen Menschen. Die übertriebene Abwehr, die sich in der Allergie zeigt, bedeutet aber auch in den Körper verschobene Aggressivität, die im Bewusstsein nicht zugelassen und gelebt werden kann. Es ist aber schon länger bekannt, wie eng Angst mit Aggression verknüpft ist, denn bekämpft wird immer das, was uns Angst einjagt:

„Bei genauerer Betrachtung der bevorzugten Allergene finden wir meist schnell heraus, welche Lebensbereiche dem Allergiker eine so große Angst einjagen, dass er sie so leidenschaftlich in einem symbolischen Repräsentanten bekämpft. Da rangieren an erster Stelle die Haare von Haustieren, allen voran Katzenhaare. Zu Katzenfell (wie Fell allgemein) assoziieren Menschen Schmusen und

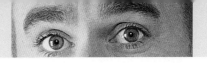

Liebkosen – es ist weich und kuschelig, anschmiegsam und dennoch ‚animalisch'. Es ist Symbol für Liebe und hat einen sexuellen Bezug.... Den gleichen Bereich repräsentieren auch die Blütenpollen, die bevorzugten Allergene aller Heuschnupfenallergiker. Blütenpollen sind ein Befruchtungs- und Fortpflanzungssymbol, so wie ja auch der ‚reife' Frühling jene Jahreszeit ist, unter der die Heuschnupfenkranken am meisten ‚leiden'. Tierhaare wie Pollen als Allergen zeigen uns an, dass die Themen ‚Liebe', ‚Sexualität', ‚Trieb' und ‚Fruchtbarkeit' stark mit Angst besetzt sind und deshalb aggressiv abgewehrt, d. h. nicht hereingelassen werden.

Ganz ähnlich ist es um die Angst vor dem Schmutzigen, Unsauberen, Unreinen bestellt, die sich in der Hausstauballergie ausdrückt... So wie der Allergiker versucht, Allergene zu vermeiden, versucht er auch, die entsprechenden Lebensbereiche zu vermeiden, wobei ihm eine verständnisvolle Medizin und die Umwelt gerne behilflich sind. Den Machtspielen des Kranken sind auch hier keine Grenzen gesetzt: Die Haustiere werden abgeschafft, niemand darf mehr rauchen usw. In dieser Tyrannei über die Umwelt findet der Allergiker ein gut getarntes Betätigungsfeld, um seine verdrängten Aggressionen unerkannt zu verwirklichen" (Dethlefsen u. Dahlke 1983, S. 153 f.).

Bei der Allergie des **Asthma bronchiale** handelt es sich um eine weitere Besonderheit. Das Atem-Geschehen ist ein ständiger Wechsel von Einatmen und Ausatmen, von Geben und Nehmen. Der Asthmatiker hat Angst, nicht genug Luft zu kriegen, er kann „den Hals nicht vollkriegen", und dabei vergisst er, dass er erst ausatmen muss, bevor er wieder einatmen kann. Der Asthmatiker hat Angst, er fühlt sich klein und minderwertig und versteckt dieses Gefühl sich selbst gegenüber hinter dem Dominanzanspruch der krankheitsbedingten Kontrolle der häuslichen Umgebung und des Verhaltens seiner Mitmenschen. Der Asthmatiker liebt das Sterile und Keimfreie, er hat Angst vor dem Lebendigen.

Bei der Allergie der **Neurodermitis**, den „Hautallergien", geht es wieder um eine andere Problematik. Das Organ der menschlichen Haut, das größte Kontaktorgan des Menschen, steht für die Grenze zwischen dem blutigen Inneren und der Außenwelt. Wer entweder zu starre Grenzen oder gar keine Grenzen in der Erziehung gesetzt bekommen hat, ist gefährdet, über die Neurodermitis das Grenzthema im Körper auszuleben, er kratzt sich am Körper blutig und zeigt damit, dass es darum geht, die Bewusstseinsgrenzen zu öffnen und die Abwehr zu lockern. Das Bewusstseinsthema der Neurodermitis ist also die Grenze bzw. die ausgewogene Grenzziehung im Sinne von Grenzsetzung und Gestaltungsspielraum für die Grenzerfahrung (s. Kap. 3 Motivation des Menschen, S. 30 ff). Beide Extreme – sowohl gar keine Grenzen, als auch zu starre Grenzen – haben die Mitte verloren und sind gewissermaßen überzogen. Dies ist allgemein wichtig für das psychosomatische Verständnis. Immer wenn die Mitte verloren ist, wir aus dem Gleichgewicht gefallen und in einem Extrem angekommen sind, werden wir krank, d. h. der Körper versucht, durch die Krankheit den ganzen Menschen wieder zur Rückkehr in die Mitte zu veranlassen.

Krebs

Falsch verstandene Liebe. In den nächsten 10 Jahren wird der Krebs zur häufigsten Todesursache in Deutschland werden. Er wird dann die Herz-Kreislauf-Erkrankungen, die heutige Todesursache Nr. 1, abgelöst haben. Das Herz steht symbolisch für das Gefühl und repräsentiert damit den Gegenpol zum Kopf, dem Ort des Denkens. Die heute so häufigen Herzkrankheiten verweisen direkt auf die „Engherzigkeit" unserer Kultur, in der das Denken die Gefühle weitgehend zurückgedrängt hat. Im Krebsgeschehen liegt eine Abwandlung des gleichen Grundthemas vor: Im Krebs zeigt sich nach Dethlefsen (1983) die falsch verstandene Liebe. Liebe, die nicht im Bewusstsein gelebt wird, wird in den Körper verschoben und tobt sich hier als falsch verstandene Liebe in einer meist tödlich endenden Krankheit aus. Liebe als Bewusstseinsthema bedeutet, sich klarzumachen, dass wir alle nur als Teil von Beziehung und in Beziehung glücklich sind, dass wir alle uns bescheiden als Teil eines größeren Ganzen sehen lernen müssen. Genau das fällt dem heutigen egoistischen, westlichen Menschen aber so schwer. Der westliche, egoistische Mensch setzt sich über den Mitmenschen und versucht, sich auf seine Kosten gewalttätig durchzusetzen. Genau dies tut die Krebszelle auf der Körperebene auch. Mit dem Krebstod zeigt sie uns aber auch das Ende des egoistischen Weges auf. Als winziges Rädchen, als eine von Abermillionen Körperzellen mit einem begrenzten Leben, muss die Körperzelle sich ganz in den Dienst des ganzen Menschen und seines Überlebens stellen. Das ist natürlich keine Hauptrolle und erfordert eine große Bescheidenheit, die die Krebszelle aufgibt. Sie fängt an, ihr Eigenleben in den Vordergrund zu stellen, sie wird egoistisch und setzt ihre Interessen über die Interessen des gesamten Organismus. Die Krebszelle fängt an, sich unkontrolliert zu teilen. Der Zellkern, der „Kopf" der Zelle, vergrößert sich. Anhand der Zellkernvergrößerung kann der Krebs jetzt diagnostiziert werden. Die Zelle wuchert über das umliegende Gewebe hinaus und bildet Metastasen, um den ganzen Körper zu unterwandern. Weil die Zelle in ihrem Wachstum auf Kosten des umliegenden Gewebes von der Sauerstoffatmung nicht mehr ernährt werden kann, schaltet sie auf die primitivere Form der Gärung um. Atmung ist abhängig von der Gemeinschaft, vom Austausch, während Gärung jede Zelle für sich allein realisieren kann. Die zur Krebszelle entartete Einzelzelle des Vielzellers Mensch regrediert auf die Stufe eines Einzellers. Durch unendliche Teilung versucht sie, ihr Konzept der Unsterblichkeit durchzusetzen. Dieses Konzept scheint kurzfristig erfolgreich, weil die Krebszelle auf Kosten des umliegenden Gewebes immer weiter wächst. Dies ist aber äußerst kurzsichtig, weil es in der Erschöpfung des Wirts, des menschlichen Körpers, auch den Tod der Krebszelle mit herbeiführt.

Egoismus. Die Kurzsichtigkeit der Krebszelle ist für den Menschen, der daran stirbt, unverständlich. Sieht man jedoch einmal genauer in den Spiegel der Krebskrankheit als Zivilisationskrankheit und vergleicht das kurzsichtige Verhalten der Krebszelle mit unserem eigenen egoistischen Verhalten, dann erkennt man, dass die Krebszelle ein Schmarotzerdasein führt.

„Die Krebskrankheit ist Ausdruck unserer Zeit und unseres kollektiven Weltbildes. Wir erleben in uns als Krebs nur das, was wir selbst ebenfalls leben. Unser Zeitalter ist gekennzeichnet durch die rücksichtslose Expansion und Verwirklichung der eigenen Interessen. Im politischen, wirtschaftlichen, ‚religiösen' und privaten Leben versuchen die Menschen ihre eigenen Ziele und Interessen ohne Rücksicht auf (‚morphologische') Grenzen auszubreiten, versuchen überall Stützpunkte ihrer Interessen zu gründen (Metastasen) und nur ihre eigenen Vorstellungen und Ziele gelten zu lassen, wobei man alle anderen in den Dienst des eigenen Vorteils stellt (Schmarotzerprinzip)" (Dethlefsen u. Dahlke 1983, S. 341).

Ausbeutung. Der Krebs verhält sich „kapitalistisch" im klassischen Sinne, indem Raubbau am Körper des Menschen betrieben wird. Erst langsam, seit den „Grenzen des Wachstums" des Club of Rome, dämmert uns, dass wir bei dem Versuch, uns „die Erde untertan zu machen", unsere eigenen Lebensgrundlagen mit vernichtet haben. Nach dem Motto „Nach uns die Sintflut!" hinterlassen wir unseren Nachkommen außer Schulden und einer zerstörten Umwelt nichts Lebenswertes mehr. Ganz ähnlich verhält sich die Krebszelle.

Merke
Wir bekommen keinen Krebs, sondern wir sind Krebs.

Der Krebs und der Krebskranke scheitern letztendlich an der Polarisierung: ich oder die Gemeinschaft. Gefährdet ist also jeder, der sich über die Gemeinschaft erhebt, sich asozial verhält und auf Kosten der Gemeinschaft seinen persönlichen Vorteil durchzusetzen versucht. In dieser Einseitigkeit der Deutung schießen Dethlefsen u. Dahlke allerdings weit über ihr Ziel des Gleichgewichts hinaus. Hier muss Kritik ansetzen.

Merke
Die Psychoanalyse verweist darauf, dass Krebs die körperliche Krankheit der Depression ist.

Depression. Dies ist eine wichtige Ergänzung, wird dadurch doch die obige Schieflage beseitigt: Wer Zeit seines Lebens „sein Licht unter den Scheffel stellen" musste, in seinem „kleinen" Beitrag zum Gelingen des „großen" Ganzen nicht gesehen und

9 Psychosomatik

wertgeschätzt wurde, der ist ebenfalls gefährdet, an Krebs zu erkranken. Die Mehrzahl der an Krebs Erkrankten kommt laut epidemiologischer Daten (s. Kap. 16.1 Epidemiologie, S. 181 f) aus der Schicht der „kleinen Leute", auf deren Kosten sich die „Kapitalisten" durchgesetzt haben.

Gibt es denn überhaupt eine realistische Chance, den Krebs zu besiegen? Dethlefsen und Dahlke verneinen dies. Ihrer Meinung nach geht es nicht darum, den Krebs zu besiegen, sondern ihn zu verstehen:

„Erst wenn wir lernen, langsam und schrittweise unsere Ich-Starre und unsere Abgrenzung in Frage zu stellen und uns zu öffnen, beginnen wir, uns als Teil des Ganzen zu erleben und damit auch die Verantwortung für das Ganze zu übernehmen. Dann begreifen wir auch, dass das Wohl des Ganzen und unser Wohl das gleiche sind, weil wir als Teil gleichzeitig auch eins sind mit allem (pars pro toto). So enthält jede Zelle die gesamte genetische Information des Organismus – sie müsste nur begreifen, dass sie tatsächlich das Ganze ist! Mikrokosmos = Makrokosmos lehrt uns die hermetische Philosophie.

Der Denkfehler liegt in der Unterscheidung zwischen Ich und Du. So entsteht die Illusion, man könnte als Ich gerade dadurch besonders gut überleben, dass man das Du opfert und als Nährboden benutzt. In Wirklichkeit lässt sich aber das Schicksal von Ich und Du, von Teil und Ganzem nicht trennen...Krebs ist Liebe auf der falschen Ebene. Vollkommenheit und Einswerdung lassen sich nur im Bewusstsein verwirklichen, nicht innerhalb der Materie, denn Materie ist der Schatten des Bewusstseins. Innerhalb der vergänglichen Welt der Formen kann der Mensch nicht das vollbringen, was einer unvergänglichen Ebene angehört. Trotz aller Anstrengungen der Weltverbesserer wird es niemals eine heile Welt geben, ohne Konflikte und Probleme, ohne Reibung und Auseinandersetzung. Niemals wird es den gesunden Menschen geben, ohne Krankheit und Tod, niemals allumfassende Liebe, denn die Welt der Formen lebt von den Grenzen. Doch all die Ziele lassen sich verwirklichen – von jedem und jederzeit – wenn er die Formen durchschaut und in seinem Bewusstsein frei wird. In der polaren Welt führt Liebe zum Haften – in der Einheit zum Verströmen. Krebs ist das Symptom der missverstandenen Liebe. Krebs hat nur Respekt vor der wahren Liebe. Symbol der wahren Liebe ist das Herz. Das Herz ist das einzige Organ, das vom Krebs nicht befallen wird!" (Dethlefsen u. Dahlke 1983, S. 345 ff.).

Natürlich müsste jetzt noch genauer betrachtet werden, um welchen Krebs es sich handelt. Der Darm steht beispielsweise für das Unbewusste, der Magen als Teil des Bauches für die Gefühle, die Lunge für das Kontaktbedürfnis des Menschen etc.

Heilung. In der Krebsdeutung durch Dethlefsen und Dahlke wird nochmals deutlich, worum es geht. Es geht in gewisser Weise um eine neue Art von „Spiritualität". Die Menschen müssen sich nach dem Wettstreit um die materiellen Erfolge in dieser

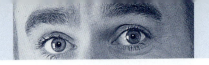

Welt wieder neu den Fragen nach dem Sinn des Lebens zuwenden, wenn sie ihre Lebensaufgabe (s. Kap. 7 Reifeentstehung des Menschen, S. 64 ff) verstehen und erfüllen wollen. Spätestens angesichts des Todes, wenn auch der westliche Mensch bemerkt, dass das letzte Hemd keine Taschen hat und man nichts mitnehmen kann, geraten viele in die Krise und fragen sich, ob sie ihr Leben richtig oder bewusst gelebt haben (s. Kap. 11 Die letzte Krise des Lebens: Tod und Sterben, S. 128 ff). Warum also nicht rechtzeitig und vorher über den Sinn des Lebens nachdenken? Scheinbar brauchen die Menschen dazu allerdings das Erleben von Leid und Krankheit.

 Lernaufgabe

Überlegen Sie einmal anhand eigener Krankheiten, ob Sie über die beiden allgemeinen Leitfragen (Wozu zwingt mich das Symptom bzw. die Krankheit und wovon hält sie mich ab?) Hinweise auf vorher verdrängte Bewusstseinsthemen finden.

 Literatur

Adler, A.: Praxis und Theorie der Individualpsychologie. Fischer-TB, Frankfurt/M.

Dahlke, R.: Krankheit als Sprache der Seele. Bertelsmann, München 1986

Dethlefsen, T., R. Dahlke: Krankheit als Weg. Deutung und Bedeutung der Krankheitsbilder. Bertelsmann, München 1983

Fromm, E.: Wege aus einer kranken Gesellschaft. Ullstein, Frankfurt/M. 1980

König, K.: Einführung in die psychoanalytische Krankheitslehre. Vandenhoeck & Ruprecht, Göttingen 1997

v. Uexküll, T.: Psychosomatische Medizin, 5. Aufl. Urban & Schwarzenberg, München 1976

10 Angst und Gefühle

Gefühle ermöglichen dem Menschen einen Handlungsspielraum.

Gefühle. Gefühle ermöglichen dem Menschen einen viel größeren Handlungsspielraum, als ihn seine instinkt- und triebgesteuerten Vorfahren, die Tiere, haben. Tiere reagieren automatisch, in kalkulierbarer Weise, reflexartig und instinktiv auf bestimmte Umweltreize. Sie müssen so reagieren, wie sie reagieren, und haben kaum Verhaltensalternativen. Ganz anders der Mensch: Bevor er auf einen Umweltreiz reagiert, registriert er erst einmal die durch die Sinneswahrnehmung des Reizes ausgelösten Gefühle, dann denkt er über diese ausgelösten Gefühle nach, dann registriert er seine inneren Wünsche und Bedürfnisse, und dann erst handelt er (s. Kap. 1 Bewusstheitsrad, S. 5 ff). Die Gefühle stellen also eine Art Puffer zwischen Reiz und dadurch ausgelöster Reaktion dar. Insofern trifft auch das „klassische Konditionieren" (s. Kap. 2.1.4 Lerntheorie, S. 22 ff) nur einen ganz eingeschränkten Bereich der menschlichen Lernfähigkeit. Die Tatsache, dass der Mensch wesentlich lernfähiger ist als das Tier, hat gerade mit dieser Pufferfunktion der Gefühle zu tun – die Gefühle ermöglichen uns Menschen ein viel größeres Verhaltensrepertoire.

Angst. Eines der stärksten Puffergefühle ist die Angst. Im Gegensatz zur Furcht, die sich auf konkrete Situationen bezieht, kann Angst allgemein und diffus sein. Beim Tier löst Angst den Fluchtinstinkt aus, während beim Menschen auf die Angst völlig unterschiedliches Handeln folgen kann: Flucht, Kampf, Ablenkung, Verhandeln etc.

Merke
Die Angst erfüllt eine Aufgabe für den Menschen und seine Psyche: Sie macht uns aufmerksam auf gefährliche Situationen.

Warnfunktion von Angst. Es ist gut, dass der Mensch Angst spüren kann. Menschen, die behaupten, dass sie nie Angst haben, sind nicht besonders mutig. Vor solchen Menschen sollte man eher Angst haben als sie zu bewundern. Es ist gut und für unser Überleben wichtig, dass wir beim Autofahren mehr Angst haben als Michael Schumacher und nicht mit 180 km/h in die Kurve gehen, weil wir ja auch nicht alle auf dem Nürburgring, sondern im Gegenverkehr unterwegs sind. Obwohl alle Menschen manchmal Angst haben, ist Angst ein Tabuthema, über das man nicht spricht. Neben der Grund- oder Urangst des Menschen (s. Kap. Reifeentwicklung des Menschen, S. 64 ff) gibt es eine ganze Reihe von allgemeinen Ängsten und Unsicherheiten, z. B. in neuen, unüberschaubaren Situationen, oder konkrete Furcht

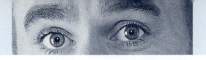

vor einzelnen Situationen, wie Höhenangst etc. Es ist hilfreich, zwischen sinnvoller Angst, die uns auf potenziell gefährliche Situationen aufmerksam und damit handlungsfähig macht, und sinnloser Angst, die uns überflutet, überwältigt und dadurch handlungsunfähig macht, zu unterscheiden.

Definition

Sinnvolle Angst nennt man positive Angst, die sinnlose Angst dagegen negative Angst.

Körperlicher Ablauf der Angst. Um den Unterschied besser verstehen zu können, soll erst einmal der körperliche Ablauf betrachtet werden. Der Mensch nimmt über die Sinne die äußere Realität wahr. Er registriert einen beängstigenden Sinnesreiz, eine Gefahr. Der Körper reagiert darauf mit der Ausschüttung des Hormons Adrenalin. Dadurch wird der Körper mit erhöhter Pulsfrequenz etc. in Handlungsbereitschaft versetzt. Jetzt kommt der Unterschied: Fühlt der Mensch sich in der Lage zu handeln, war die Angst positiv, weil sie Handeln und damit Bewältigen der Gefahr ermöglicht; fühlt der Mensch sich durch die Angst allerdings blockiert, wie „das Kaninchen vor der Schlange", fühlt er sich von der Angst überwältigt und erstarrt, wird er handlungsunfähig. Dann sprechen wir von negativer Angst, weil diese Angst sprichwörtlich im Körper steckenbleibt und nicht über die Muskulatur abgeführt und abgebaut werden kann. Sie kann langfristig, wenn sie öfter vorkommt, zum „rheumatischen Formenkreis" führen. Das Bild „vom Kaninchen vor der Schlange" ist übrigens falsch: Das Kaninchen tut das einzig Richtige, es stellt sich tot, weil die Schlange auf Bewegung reagiert und es sofort totbeißen würde, wenn es versuchen würde wegzulaufen.

Schmerz. Ähnlich wie die Angst erfüllt auch der Schmerz eine Aufgabe für den Menschen: Der Schmerz macht uns ebenfalls hellwach für bestimmte Situationen, in denen unsere Aufmerksamkeit zwar gefragt und nötig, aber nicht ausreichend vorhanden ist. Wer sich an der heißen Herdplatte verbrennt, dem wird durch den Schmerz signalisiert: „Du hast nicht aufgepasst, pass sofort besser auf!" Durch Schmerz werden intensive Gefühle ausgelöst, und dies ist sehr sinnvoll. Er tut weh, aber er zeigt auch an, dass vorher wichtige Dinge übersehen und übergangen, vielleicht sogar verdrängt wurden. Schmerz sensibilisiert uns für solche übersehenen Themen.

Lernaufgabe

Sammeln Sie Beispiele aus dem Krankenhausalltag für sinnvolle und sinnlose Ängste.

Literatur

Bräutigam, W.: Psychosomatische Medizin. Thieme, Stuttgart 1973

Denker, R.: Angst und Aggression. Kohlhammer, Stuttgart 1974

Schwarzer, R.: Stress, Angst und Hilflosigkeit. Kohlhammer, Stuttgart 1981

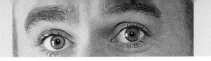

11 Die letzte Krise des Lebens: Tod und Sterben
Die Menschen sterben, wie sie gelebt haben.

Die Sterblichkeit des Menschen, seine „Verurteilung zum Tod", ist eine zentrale Dimension des menschlichen Lebens. Der Tod beginnt bereits mit der Geburt: Laufend sterben Zellen des menschlichen Körpers ab und werden durch neue ersetzt. Das ist das ständige „stirb und werde", von dem Goethe spricht. Der Tod gehört zum Leben dazu. Er ist die Schattenseite des Lebens und stellt den Gegenpol dar. Symbolisiert wird dies im griechischen Alphabet durch das Schriftzeichen „Omega", das letzte Schriftzeichen des Alphabets: „In jedem Ende steckt ein Anfang!"

Die **Transzendenz**, also das Nachdenken des Menschen über sein begrenztes Leben hinaus, tauchte bereits bei den seelischen Bedürfnissen von Maslow auf (s. Kap. 3.1 Bedürfnishierarchie, S. 32). Diese Art der Zukunftsorientierung ist spezifisch menschlich, dies ist das religiöse Bedürfnis des Menschen im Sinne der Rückbeziehung des „Wohin gehe ich nach dem Tod?".

Die **Lebensaufgabe des Alters** (s. Kap. 7.2 Phase Reife, S. 77) besteht in der Rückschau auf das gelebte Leben, in der Lebensbilanz: Kann der Mensch vor sich selbst bestehen, hat er an seiner Lebensaufgabe des Wachstums seines Potenzials gearbeitet und kann er mit den vorläufigen Ergebnissen seiner Bemühungen zufrieden sein?

Krise des Sterbens. Die Krise des Sterbens in der heutigen modernen Zeit liegt vor allem darin, dass der westliche Mensch die materiellen Dinge des Lebens über die geistigen Werte gestellt hat. Das Materielle allerdings ist vergänglich, wie der menschliche Körper, der nach dem Tod verwest. Bleiben werden nur die spirituellen, die geistigen Werte und Errungenschaften. Eine negative Lebensbilanz stürzt den betroffenen Menschen also in die Krise der Verzweiflung über ein „falsch" gelebtes, vertanes und verschenktes Leben. Die Krise hat jedoch nicht nur den negativen Aspekt der Verunsicherung und der davon ausgehenden Gefahr der Verzweiflung, sondern in ihr steckt auch immer die Chance bisher übersehener Anteile, Möglichkeiten und Alternativen (s. Kap. 9.3 Krankheit als Krise, S. 111 ff). Alternativen eröffnen sich aber erst, wenn die Frage „Was bedeutet die Krise für mich?" ins Zentrum der Aufmerksamkeit gerückt wird. Erst wenn die bisherigen Identifikationen selbstkritisch überprüft werden, als eine von mehreren Möglichkeiten der subjektiven Entscheidung, können Blockaden im Denken und demzufolge auch in der Handlungsfähigkeit aufgehoben werden. Die Chance liegt vor allem darin, rechtzeitig und nicht erst im Todeskampf „bewusst" zu leben. „Der Mensch stirbt, wie er gelebt hat", formuliert die weltweit bekannte Sterbeforscherin Elisabeth Kübler-Ross (1971). Sie meint damit, dass der Mensch, der sich Zeit seines Lebens

11 Die letzte Krise des Lebens: Tod und Sterben

darum bemüht hat, „bewusst" zu leben, loszulassen etc., im Todeskampf auch leichter vom Leben loslassen kann. Dies ist das spirituelle Bewusstseinsthema des Todes. Loslassen kann ich allerdings viel leichter, wenn ich das Leben vorher gelebt habe, wenn ich zufrieden auf meine Lebensbilanz zurückschauen kann. Ein solcher Mensch stirbt gelöst und entspannt, weil er die Angst vor dem Tod, die Angst vor dem Verlöschen verloren hat. Wer dagegen „unbewusst" (s. Kap. 6 Persönlichkeitsbild der Psychoanalyse, S. 52 ff) gelebt hat, der kämpft bis zum Ende verzweifelt und vergebens gegen den Tod. Sein Gesichtsausdruck ist verkrampft statt erlöst.

Sterben im Krankenhaus. Bevor ich genauer auf das Sterben als „Reifeprozess" und die Forschungen von Frau Kübler-Ross eingehe, muss aber noch einiges zur Angst vor dem Tod gesagt werden. Aus Beobachtungen von Pflegepersonal und Ärzten in Krankenhäusern geht hervor, dass um so seltener seitens der Pflegekräfte und der Ärzte mit den Patienten kommuniziert wird, je schlechter deren Prognose ist, d. h. je näher ihr Tod rückt. Es gibt so etwas wie eine „unbewusste" Hemmschwelle, das Zimmer eines Sterbenden im Krankenhaus zu betreten. Diese Beobachtung ist vielleicht überraschend, sicherlich aber nicht hinnehmbar, weil doch gerade der sterbende Patient ein Anrecht auf ärztlichen und pflegerischen Beistand und Begleitung bis zum Tod hat. Es ist also eigentlich ein Skandal, dass der sterbende Mensch in seinen letzten und schwersten Stunden im Stich gelassen und aufgegeben wird. Was sind die Gründe für dieses Verhalten?

– **Angst vor dem Tod:** Angesichts des Todes eines anderen Menschen wird unsere eigene Angst vor dem Tod berührt; wir müssen uns also zuerst im Sinne der Selbsterkenntnis mit der eigenen Angst beschäftigen, damit wir überhaupt Sterbende begleiten können;

– **Persönliches Versagen:** Ärzte erleben den Tod oft als persönliches Scheitern und Versagen. Sie müssen deshalb an ihrem Selbstverständnis arbeiten: Sie sind nicht die „Halbgötter in Weiß", die Herren über Leben und Tod. Die Ärzte müssen sich mehr im Sinne von Balint als Begleiter ihrer Patienten, die sich ihnen anvertraut haben, verstehen, und sie dürfen ihre Patienten nicht im Stich lassen;

– **Hilflosigkeit:** Angesichts des Todes verspüren wir Menschen erst einmal in ganzem Ausmaß die eigene Hilflosigkeit. Weil wir nicht wissen, was wir sagen sollen, was wir machen können, begeben wir uns erst lieber gar nicht in solch eine „brenzlige" Situation. Wir müssen lernen, diese Hilflosigkeit auszuhalten. Darüber hinaus können wir hilfreiche Gespräche (s. Kap. 20 Gesprächsführung, S. 254 ff) lernen und anbieten;

– **Tabuthema:** Der Tod ist ein Tabuthema. Während früher Geburt und Tod ins gemeinsame, dörfliche Leben integriert waren und dazu gehörten, werden heute im Zuge der Spezialisierung Geburt und Tod in Fachkliniken abgeschoben. Unsere

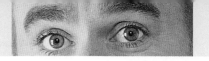

Gesellschaft muss den Jugendwahn der eigenen Unsterblichkeit bearbeiten und aufgeben: Alle Menschen sind sterblich und müssen die Jagd nach dem Wachstum, dem „immer mehr vom Selben" sein lassen und sich auf die inhaltliche Suche nach der inneren Qualität des Menschseins und des Lebens besinnen. Die Menschen müssen im Sinne von Erich Fromm „mehr sein statt haben". Sie müssen mehr leben und leben lassen statt mehr haben und raffen zu wollen, weil dies immer nur auf Kosten anderer geht;

- **Aufklärungspflicht:** Die Aufklärungspflicht über den Zustand eines sterbenden Patienten liegt in unserem Rechtssystem allein beim Arzt. In der Praxis kontrolliert aber niemand, ob und wie der Arzt seiner Aufklärungspflicht nachkommt. Das führt für das Pflegepersonal zu äußerst unbefriedigenden und rechtlich unhaltbaren Situationen: Die Pflegekräfte dürfen rechtlich dem Patienten gegenüber keine seiner Fragen „Wie lange hab ich noch zu leben?" etc. beantworten. Sie müssen bei solch drängenden Fragen immer an die Ärzte verweisen und sich darauf verlassen, dass diese ihrer Informations- und Aufklärungspflicht nachkommen. Vielfach haben die Pflegekräfte einen besseren, menschlicheren Umgang mit den Patienten, weil sie den ganzen Tag den Umgang mit ihnen pflegen. Dann wäre es gut, wenn der Stationsarzt seine Aufklärungspflicht an die Pflege delegieren würde. Doch das müsste abgesprochen werden. Die Aufklärung des Patienten ist die unabdingbare Voraussetzung für die Sterbebegleitung. Der Patient muss wissen, wie es um ihn steht, wie lange er noch zu leben hat etc., damit er seine Angelegenheiten überhaupt noch regeln und klären kann. Wer den Patienten nicht aufklärt, handelt unverantwortlich und nimmt ihm damit seine Möglichkeiten, verantwortlich für sich zu handeln;
- **Den Tod akzeptieren:** In vielen Fällen ist es nicht sinnvoll, alles medizinisch-technisch Mögliche noch zu unternehmen, sondern der Tod sollte akzeptiert werden. Auf der anderen Seite gibt es die rechtliche und ethische Verpflichtung, Hilfe zu leisten, so lange und so viel wie möglich. In diesem Dilemma fühlen sich die Ärzte und die Pflegekräfte oft überfordert und allein gelassen. Hier wäre es sehr hilfreich, in Gesprächen mit dem sterbenden Patienten und seinen Angehörigen oder Betreuern den „letzten Willen" des Patienten zu klären. Ein Patienten-Testament oder eine Patientenverfügung bietet hier auch den Ärzten und den Pflegekräften einen wichtigen Anhaltspunkt in ihren Mutmaßungen über den Willen des Patienten. Wenn der „letzte Wille" des Patienten mit den Ärzten abgeklärt ist, kann auch seitens der Pflege ohne rechtliche Schwierigkeiten verantwortlich gehandelt werden. In der Praxis der Kliniken hat sich dann z. B. ein Kürzel in der Patientenkurve bewährt, um Reanimation zu vermeiden, wenn der Patient das nicht mehr will und dokumentiert hat: Statt den Herzalarm und damit die ganze Maschinerie der Lebensrettung zu aktivieren, steht dann in der Kurve „AvD" (Arzt vom Dienst), und jeder weiß, dass die Zeit, die es dauert, bis der Arzt eintrifft, für

die Reanimation verloren ist. Kommunikation über den „letzten Willen" des sterbenden Patienten ist unabdingbare Voraussetzung für die Sterbebegleitung (s. Kap. 20 Gesprächsführung, S. 254 ff).

11.1 Eigene Angst vor dem Sterben

Nur wer die eigene Angst vor dem Sterben bearbeitet und sich bewusst gemacht hat, kann unbefangen in das Zimmer eines sterbenden Patienten gehen und dessen Angst aushalten. Tun Pflegekräfte das nicht, dann gehen sie nicht oft genug zu den sterbenden Patienten oder flüchten sich in den Abwehrmechanismus des Aktionismus, fangen an, die Schränkchen abzuwaschen und zu putzen, um so ihre Hilflosigkeit im Zaum zu halten.

Auffallend sind die vielen gemeinsamen Ängste vor dem Sterben, wie sie immer wieder im Brainstorming der Schüler zum Thema benannt werden:
- Die meisten Menschen wollen nicht alleine sterben und haben Angst abgeschoben, liegen gelassen zu werden;
- die meisten Menschen haben Angst vor einem qualvollen Sterben, vor einem langen, schmerzvollen Dahinsiechen;
- die meisten Menschen wollen nicht als „lebende Leichen" an Apparate angeschlossen, nur noch als Körper dahinvegetieren;
- viele Menschen haben Angst vor dem „Scheintod"; deshalb muss im Abstand von ein paar Stunden von zwei Ärzten der Tod nach Untersuchung bescheinigt werden. Erst danach darf die Leiche freigegeben werden.

Auf diese Ängste und Befürchtungen kann durchaus auch im Krankenhaus eingegangen werden. Das soll im weiteren Verlauf ausgeführt werden.

11.2 Eigene Vorstellungen vom Leben nach dem Tod

Leben und Tod. Um den Tod begreifen zu können, muss erst einmal definiert werden, was Leben ist. Zuerst wurde das Ende des Lebens mit dem Aussetzen des Atems, dann der Herztätigkeit und heute mit dem Gehirntod definiert. Der von zwei Ärzten unabhängig voneinander festgestellte Gehirntod ist heute z. B. die rechtliche Voraussetzung für die Organentnahme. Leben und Tod gehören als Gegensatzpaar offensichtlich zusammen, obwohl sie sich auch ausschließen. Das wird z. B. in folgendem Kalauer ausgedrückt: „Nichts im Leben ist umsonst, nur der Tod, doch der kostet das Leben!" Der Tod ist der Punkt ohne Wiederkehr und wird im heutigen modernen westlichen, naturwissenschaftlichen Denken als

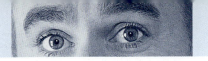

endgültig definiert. In der Religion wird das ganz anders gesehen. Bis ins Mittelalter herrschte die dualistische Vorstellung von Körper und Seele vor. Während der Körper starb und verweste, stieg die Seele entweder in den „Himmel" auf oder wurde in die „Hölle" verdammt. Noch viel älter ist der Glaube an die Reinkarnation, die Lehre von der Wiedergeburt des Menschen. In der Vorstellung der Wiedergeburt ist der Tod nicht das endgültige Ende, sondern ein Übergangsstadium zu einem neuen Leben. Was von der subjektiven Sichtweise des lebenden Menschen aus gesehen wie eine Geburt aussieht, könnte von der anderen Seite aus gesehen wie ein Tod aussehen. Und umgekehrt: Was uns als Tod erscheint, könnte von der anderen Seite aus wie eine Geburt, ein Übergang in eine andere Welt, in die Welt des allgemeinen Bewusstseins erscheinen.

Sinn des Lebens. Der Sinn des Lebens als philosophisch/religiöse Frage und als ein seelisches Bedürfnis des Menschen könnte dann im Konzept der Lebensaufgaben (s. Kap. 7 Reifeentwicklung des Menschen, S. 64 ff) folgendermaßen beschrieben werden:

Merke
Die Aufgabe des Menschen besteht in seinem moralisch-geistigen Wachstum.

Der Mensch hat in verschiedenen Leben die Chance, Teile dieser großen Lebensaufgabe zu verstehen, bewusst daran zu arbeiten, so zu reifen und sich höher zu entwickeln. Das endgültige Ziel der menschlichen Reife ist erst erreicht, wenn der Einzelne sich völlig bewusst in freier Entscheidung der moralischen Lebensführung, nichts „Schlechtes" auf Kosten anderer Lebewesen zu tun, verpflichtet fühlt, wenn er seine eigene Subjektivität und seinen Egoismus überwunden hat und sich selbstbewusst (s. Kap. 6 Persönlichkeitsbild der Psychoanalyse, S. 52 ff) als Teil eines größeren Ganzen dem größtmöglichen Ganzen, dem All als dem alles umfassenden Bewusstsein, genähert hat. In der vergleichenden Religionswissenschaft wird immer deutlicher, dass es nur einen Gott gibt, egal ob er von den Menschen Manitu, Gottvater, Allah, Jehova, Buddha etc. gerufen wird. Dann ist es nur noch einen Schrittt weiter gedacht, „Gott" mit dem All und dem allumfassenden Bewusstsein gleichzusetzen. „Gott" ist damit das Symbol der Ganzheit, des Anfangs (der Schöpfung) und des Endes (des Paradieses). In jedem Anfang steckt ein Ende, und in jedem Ende steckt ein neuer Anfang. So schließt sich der Kreis als Symbol der Einheit und der Verbundenheit. Vielleicht haben Sie als Leser bzw. Leserin jetzt den Eindruck, dass dies hier überhaupt nicht in ein Lehrbuch für die Ausbildung zum Krankenpflegeberuf gehört. Dem möchte ich widersprechen: Gerade die Einstellung zu uns und zu unseren Mitmenschen ist das Fundament

11 Die letzte Krise des Lebens: Tod und Sterben

unserer beziehungspflegerischen Tätigkeit. Deswegen gehört die Beschäftigung mit dem Menschen- und Gottesbild unbedingt dazu. „Liebe deinen Nächsten wie Dich selbst" ist das Grundcredo der Bergpredigt und damit unserer christlichen Kultur, die im alltäglichen Leben meilenweit davon entfernt ist. Viele Menschen lieben heute weder sich selbst noch den Nächsten, sondern unterdrücken ihre eigenen Bedürfnisse und sind neidisch und eifersüchtig, wenn andere versuchen, ihre Bedürfnisse zu befriedigen. Diese werden dann bekämpft. Vielleicht müssen einfach die alten Bilder von „Himmel und Hölle" neu und aktuell, zeitgemäß interpretiert werden, damit sie uns wieder verständlich werden:

Beispiel

Ein weiser Mann kommt zu Gott: „Herr, ich möchte die Hölle sehen und den Himmel." – „Nimm Elias als Führer", sagt der Schöpfer, „er wird dir beides zeigen." Elias führt den weisen Mann in einen riesigen Raum. In der Mitte auf einem Feuer kocht ein Topf mit einem köstlichen Gericht. Ringsherum sitzen Menschen mit langen Löffeln. Sie sehen mager und elend aus, denn sie hungern schon lange. Der weise Mann sieht: Ihre Löffel sind zu lang. Sie können sie nicht zum Munde führen. Sie können das herrliche Essen nicht genießen. Sie sehen wütend und zornig aus. Elias und der weise Mann gehen hinaus. „Soeben hast du die Hölle gesehen", sagt der Prophet und führt den Mann in einen weiteren Raum. Alles ist genau wie im ersten: in der Mitte der Topf mit dem köstlichen Gericht. Ringsherum Menschen mit langen Löffeln. Aber diese Menschen wirken gesund, wohlgenährt und glücklich. Sie lachen und singen. Dem weisen Mann fällt auf: Auch ihre Löffel sind zu lang, aber sie schieben sie sich gegenseitig in den Mund. Der Prophet beim Hinausgehen: „Soeben bist du im Himmel gewesen" (Sufi-Geschichte aus Berendt, J.E.: Geschichten wie Edelsteine. Kösel, München 1996).

Den „Himmel" oder die „Hölle" tragen wir in uns, sie sind in unserer Einstellung zu uns und zu den Mitmenschen begründet. Wenn es gilt, ganzheitliche, menschliche Pflege zu ermöglichen, dann ist eine ganzheitliche menschliche Grundeinstellung des Selbstbewusstseins unabdingbar, des Selbstbewusstseins, dass ich weiß, wer ich bin und was ich will, aber gleichzeitig auch weiß, dass ich dabei in meiner Bedürfnisverwirklichung und -befriedigung auf andere Menschen angewiesen bin.

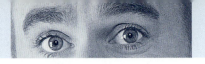

11.3 Sterbephasen-Modell nach Kübler-Ross

Sterben als Reifeprozess

Die Schweizer Ärztin Elisabeth Kübler-Ross war einer der ersten Ärzte und bestimmt nicht zufällig eine Ärztin, die den Mut hatte, sich an die Betten von Sterbenden zu setzen. Sie hielt ihre eigene Hilflosigkeit und die Grenzen ihrer ärztlichen Kunst aus und hörte einfach zu, was ihr die Sterbenden zu sagen hatten. Ihr Buch „Interviews mit Sterbenden" (1971) und die davon ausgehenden weiteren wissenschaftlichen Forschungen zum Sterben brachten ihr weltweite Anerkennung in Form von über 20 Doktor- und Ehrendoktortiteln ein. Sie ist damit die wohl am höchsten ausgezeichnete Frau der Welt. Ihre Erkenntnisse fasst sie in einem theoretischen Modell zusammen. Das „Sterbephasen-Modell" von Kübler-Ross beschreibt das Sterben als einen Reifeprozess (Abb. 11.1). Nur durch die bewusste Auseinandersetzung mit dem abstrakten Tod und dem konkreten Sterben kann der Mensch am Ende den Tod und das Sterben annehmen und akzeptieren. Dies passiert nicht von allein, sondern bedarf intensiver geistiger Gefühlsarbeit. Es gilt die aufkommenden Gefühle zu bearbeiten, durchzuarbeiten, würde die PSA sagen. Die zentrale Phase in ihrem Modell stellt die Phase des Erkennens dar, in der der sterbende Mensch sich mit der Frage beschäftigt: „Was bedeutet mein Sterbenmüssen jetzt für mich?" Nur wer sich durch diese Phase der Erkenntnis durchgearbeitet

Gefühle	Phase	Verhalten
Panik	**Schock** – Nein, nicht ich!	Verdrängen
Depression	**Gefühle** – Warum ich?!	Katharsis (Flut der Gefühle)
Ausverkauf	**Verhandeln** – Vielleicht doch nicht.	Feilschen
Verzweiflung	**Erkennen** – Was bedeutet das für mich?	Realitätsarbeit
Resignation	**Verbindlichkeit** – Wenn es sein muss – ja.	Stille Annahme
	offene Annahme – Ja, meine Stunde ist da.	

Abb. 11.1 Sterben als Reifeprozess: Sterbephasen nach Kübler-Ross (aus Abermeth, H. D.: Gespräche auf der Krankenstation. Vandenhoeck & Ruprecht, Göttingen 1982, S. 195)

11 Die letzte Krise des Lebens: Tod und Sterben

hat, erlebt den Tod erlöst und kann ihn annehmen, weil er keine Angst mehr vor ihm hat. Wer dies nicht tut, wird bis zum Ende gegen den Tod und das Sterben ankämpfen und verkrampft und angstvoll sterben. Den Unterschied sieht jeder im Gesicht der Toten. Frau Kübler-Ross kommt zu zwei zentralen und allgemeinen Grundaussagen:

– **Die Menschen sterben so, wie sie gelebt haben.** Wer sein Leben bewusst gelebt hat, wird auch am Ende des Lebens, im Sterbeprozess, leichteren Zugang zum Bewusstseinsthema des Todes, dem „Loslassen" finden. Wer im Leben das Loslassen bei den Kindern, beim Partner bereits geübt hat, dem fällt es leichter, auch sein eigenes Leben loszulassen. Gelebtes Leben im Sinne eines erfüllten Lebens lässt sich viel leichter loslassen als ein nichtgelebtes, unerfülltes Leben, ein Leben der verpassten Chancen;

– **Die Menschen sterben nicht allein.** Sie werden von den Verwandten und Angehörigen, die bereits vor ihnen gestorben sind, erwartet und begleitet. Diese Tatsache, von ihr in unzähligen Interviews mit klinisch toten, reanimierten Menschen bestätigt, nimmt uns die Angst vor dem Tod. Frau Kübler-Ross ist über ihre Sterbeforschungsarbeit zu einer spirituellen Führerin geworden, die an die Wiedergeburt glaubt.

1. Phase: Schock. Durch die Diagnose einer tödlichen Erkrankung, durch die Mitteilung des bald bevorstehenden Todes ist der Mensch zuerst einmal geschockt. Ein Gefühl der Panik kommt auf, und erst einmal wird versucht, die Tatsache zu verdrängen: „Nein, nicht ich!" Der Abwehrmechanismus der Verdrängung (s. Kap. 8.2 Verdrängung, S. 87) bedeutet, dass weder der Affekt, das Gefühl, noch der Gedanke, dass es wahr sein könnte, im Bewusstsein Platz greifen und zugelassen werden. Zwischen Panik und Gefasstheit schwankt der „zum Tode Verurteilte" hin und her. In der Phase des Schocks sind die Menschen wie betäubt. Ihr bisheriges Leben läuft scheinbar wie gewohnt in den bisherigen Bahnen weiter, doch stehen sie innerlich „wie neben sich". Sie versuchen, sich an Gewohnheiten festzuhalten. Diese erste Phase kann nach Aussage von Praktikern, die nach dem Modell arbeiten, bis zu drei Monaten dauern.

2. Phase: Gefühle. Die erste und die zweite Phase gehen ineinander über. Nach der Phase des Schocks tobt jetzt der Gefühlssturm, entweder nach innen oder nach außen. Nach innen ist das vorherrschende Gefühl das der Depression. Der Grauschleier einer Weltuntergangsstimmung legt sich bleiern über alles. Es kommt keine Motivation mehr auf, weil alles sinnlos geworden ist. Selbstvorwürfe und Selbstmitleid beherrschen die Stimmung: „Warum bin ich nicht rechtzeitig zum Arzt gegangen?" oder „Warum hab ich auch nicht rechtzeitig mit dem Rauchen aufgehört?" Nach außen gewendet herrscht eine aggressive Stimmung der Anklage

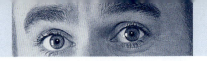

vor: „Warum muss gerade mir das passieren?" oder „Die Ärzte haben mich falsch behandelt!" Auf der Verhaltensebene bietet die Aussprache über den inneren und äußeren Gefühlssturm die Möglichkeit der „Katharsis".

 Definition
Unter Katharsis verstehen die Psychologen die reinigende Kraft, die darin liegt, Gefühle aussprechen und darüber nachdenken zu können.

Gefühle sind erst einmal schwammig und diffus. Das Aussprechen von Gefühlen und erst recht das darüber Nachdenken ist eine Form der Verarbeitung von Gefühlen. In dieser Phase sollte vor allem das „helfende Gespräch" seitens der Pflegenden angeboten werden (s. Kap. 20 Gesprächsführung, S. 254 ff). Unterstützung durch Ärzte, Psychologen oder auf Wunsch des Patienten durch die Krankenhausseelsorge ist ebenfalls hilfreich.

3. Phase: Verhandeln. Auf der Gefühlsseite ist diese dritte Phase durch den seelischen Ausverkauf geprägt. Der sterbende Patient würde sein letztes Hemd hergeben, sich ausverkaufen, wenn er damit den fortschreitenden Sterbeprozess aufhalten könnte. An den kleinsten Hoffnungsschimmer klammert er sich fest. Auf der Verhaltensebene zeigt sich diese Phase in Form des Feilschens: „Vielleicht muss ich ja doch nicht sterben, wenn ich mich in Zukunft ganz gesund ernähre." Eine andere Form ist, über den Zeitpunkt des Todes zu „verhandeln" und „zu feilschen": „Wenn ich schon sterben muss, dann will ich aber wenigstens noch den Studienabschluss meines Kindes, den Hochzeitstag oder den Geburtstag erleben". Die Häufung von Sterbedaten in der Nähe, kurz vorher oder nachher, persönlicher biografischer Daten ist sehr auffällig.

4. Phase: Erkennen. Die Phase des Erkennens ist die entscheidende Phase des Reifemodells von Kübler-Ross. Dieses Modell wird mittlerweile vielfach auch als „Krisenmodell" kopiert. In diesem Sinne ist die Phase des Erkennens der Wendepunkt: Nur wer sich mit der Frage „Was bedeutet die Tatsache des bevorstehenden Todes, des Sterbenmüssens für mich?" beschäftigt, kommt über die Bearbeitung dieser Frage zum Ziel der Annahme des individuellen Todes. Der Krisencharakter dieser Art der Auseinandersetzung wird auch deutlich durch folgende, ganz unterschiedliche Aspekte: Auf der Gefühlsseite zeigt sich der Aspekt der Verzweiflung, das ist die Gefahr der Krise. Die Tatsache der eigenen Sterblichkeit und Endlichkeit ist zum Verzweifeln. Auf der Handlungsseite zeigt sich der Aspekt der Chance: Hier liegt in der Realitätsarbeit im Sinne der Bewältigung unerledigter Reste die Chance der Klärung. Der sterbende Patient kann so noch sein Testament schreiben, die berufliche Nachfolge ordnen, familäre Streitereien durch Aussprache schlichten etc. Hier entscheidet sich, ob der Mensch weiter gegen den Tod kämpfen und daran notwendigerweise scheitern muss oder ob er den Tod annehmen und friedlich sterben kann.

5. Phase: Verbindlichkeit und Annahme. Der Kampf gegen den unaufhaltsam näher kommenden Tod ist gekämpft, er ist aufgegeben, der sterbende Mensch hat in diesem aussichtslosen Kampf resigniert. Die gefühlsmäßige Stimmung der Resignation ist die der leisen Töne. Auf der Verhaltensebene nähert sich der sterbende Mensch der Verbindlichkeit und der Annahme des Todes, indem er für sich seinen Tod gestaltet. Die offene Annahme ist der aktive Vollzug durch verantwortungsvolles Handeln. Das geht über die passive Resignation hinaus. Dazu muss der sterbende Mensch allerdings in seiner Lebensbilanz zu einem „zufriedenstellenden Ergebnis" gekommen sein. Wer das Gefühl hat, sein Leben bewusst gelebt, einen Teil seiner Lebensaufgabe erfüllt zu haben, mit den Erfolgen zufrieden sein zu können, der kann den Tod annehmen und akzeptieren, vor allem wenn er die Angst vor der Endgültigkeit des Todes verloren hat, wenn er in irgendeiner Form an ein „Weiterleben nach dem Tode" glaubt. „Wenn es sein muss, ja, meine Stunde ist da!"

Vor- und Nachteile des Modells

Kritik. Das Reifemodell des Sterbens nach Kübler-Ross ist allerdings nicht in jedem Fall als Modell der Sterbebegleitung geeignet. Daher soll auch die kritische Diskussion des Modells wiedergegeben werden:
– Das Modell ist nur in chronischen Krankheitsprozessen anzuwenden, wenn der Sterbende viel Zeit zur Realitätsarbeit hat; nach Unfällen und Koma-Zuständen ist das Modell unbrauchbar;
– In der Praxis hält sich der sterbende Mensch nicht an die schöne Eindeutigkeit der Theorie: Er springt hin und her – mal macht er einen mutigen Schritt nach vorn, dann wieder mutlos zwei zurück;
– Nicht alle Menschen erleben alle diese Phasen; nur wer sich durch die Phase des Erkennens durchgearbeitet hat, erreicht die Phase der Annahme des Todes;
– Frau Kübler-Ross „verklärt den Tod ein bisschen". Wenn man ihre Bücher liest, hat man manchmal den Eindruck, als gäbe es nichts Schöneres als den Tod. Der Körper des Menschen will aber leben, und zwar bis zum Schluss. Insofern ist der Tod immer schmerzlich und mit Leiden verbunden.

Vorteile. Trotz dieser berechtigten Kritik ist das Reifemodell von Kübler-Ross hilfreich und wichtig:
– Es lässt sich in der Begleitung Sterbender „diagnostisch" verwenden. Anhand der geäußerten Gefühle und der Art der Handlungen kann eingeschätzt werden,

auf welcher Stufe des Reifeprozesses der Sterbende steht. Außerdem muss der Sterbebegleiter z. B. nicht die in Phase 2 geäußerten Aggressionen auf sich beziehen, wenn er weiß, dass das einfach zum Sterben dazugehört und nicht persönlich gemeint ist;
- Die Angehörigen von Sterbenden durchlaufen im Prinzip die gleichen Phasen wie der Sterbende selbst. Solange Angehörige den sterbenden Menschen nicht loslassen können, sondern weiter klammern, kann der Sterbende nicht gehen. Nötig wäre also auch eine Begleitung der Angehörigen. Ein solches Angebot gibt es allerdings noch weniger und seltener als für Menschen im Sterben. Eine Schwierigkeit liegt zudem darin, dass die Phasen nicht unbedingt parallel, sondern zeitversetzt, gewissermaßen aneinander vorbei ablaufen;
- Als allgemeines Krisenmodell hat es sich in allen Ratgeberbüchern bereits bewährt:

Beispiel
Ich werde von meiner Freundin verlassen. Zuerst bin ich geschockt: „Nein, das darf doch mir nicht passieren." Dann bricht der Gefühlssturm los: „Warum muss das immer mir passieren, dass ich verlassen werde." Dann fange ich an zu verhandeln: „Was muss ich tun, damit meine Freundin wieder zurückkommt?" Erst wenn das alles nichts bringt, dämmert langsam die Erkenntnis, dass die Beziehung unwiderruflich zu Ende ist. Dann fange ich an zu überlegen, was das für mich bedeutet, wo ich am Scheitern beteiligt war, was ich falsch gemacht habe etc. Wenn ich auf diese Weise das Scheitern verarbeitet habe, kann ich es annehmen und bin erst dann wieder offen für eine neue Beziehung. Erst wenn ich so aus meinen Fehlern gelernt habe, kann ich auf eine neue, bessere Beziehung hoffen.

11.4 Psychologie der Trauer

Trauer ist ein normales Gefühl, wenn Menschen einen Verlust erleiden. In der Trauerarbeit gilt es diesen Verlust zu verarbeiten. Jede Trauerarbeit braucht ihre Zeit. Die Zeit zu trauern ist zwar individuell verschieden, doch kann sie auch überschritten werden und in pathologische, krankhafte Trauer umkippen. Aus normaler Trauer kann so leicht über die Schwermut der Melancholie eine krankhafte Depression werden.

Merke
Es gibt ein Kontinuum von Trauer → Melancholie → Depression.

11 Die letzte Krise des Lebens: Tod und Sterben

Psychologie der Trauerarbeit. Die Psychologie der Trauerarbeit besteht darin, den erlittenen Verlust im Objektbereich, den Verlust eines anderen Menschen, zu bearbeiten. Worin besteht der Verlust? Wie schwerwiegend ist er? Wie weit wird die eigene Unabhängigkeit durch den erlittenen Verlust beeinträchtigt? Gelingt die Bewältigung dieser Fragen dem trauernden Menschen nicht, verlagert sich die Trauer um das verlorene Objekt ins eigene Subjekt, in die eigene psychische Innenwelt. Statt um den anderen Menschen zu trauern, tauchen zersetzende Vorwürfe gegen das eigene ICH auf. Statt nach einer Trauerphase den realisierten Verlust als Defizit zu spüren und daraus einen Antrieb zu entwickeln, die defizitären Bedürfnisse neu und anders zu befriedigen (s. Kap. 3.1.4 Bedürfnishierarchie, S. 32), versackt der Mensch in Depression und Antriebslosigkeit. Natürlich kann der durch den Tod verlorene Mensch nicht ersetzt werden. Die Bedürfnisse z. B. nach Kommunikation, die mit dem verstorbenen Menschen zusammen befriedigt wurden, können aber auf einen anderen Menschen übertragen und dort befriedigt werden. Hier zeigt sich einmal mehr, wie wichtig es ist, den anderen Menschen nicht als „Krücke des schwachen Ichs", zur Kompensation eigener Unsicherheiten zu benutzen. Indem ich den anderen Menschen, den ich liebe, so akzeptiere, wie er ist, helfe ich auch mir selbst, weil ich mich nicht aufgebe und mich nicht in Abhängigkeit begebe. In seinem Aufsatz „Trauer und Melancholie" (1917) versucht Freud die beiden Gefühlslagen differenziert darzustellen:

„Trauer ist regelmäßig die Reaktion auf den Verlust einer geliebten Person…Die Melancholie ist seelisch ausgezeichnet durch eine tiefe schmerzliche Verstimmung, eine Aufhebung des Interesses für die Außenwelt, durch den Verlust der Liebesfähigkeit, durch die Hemmung jeder Leistung und die Herabsetzung des Selbstgefühls, die sich in Selbstvorwürfen und Selbstbeschimpfungen äußert und bis zur wahnhaften Erwartung von Strafe steigert…Bei der Trauer ist die Welt arm und leer geworden, bei der Melancholie ist es das Ich selbst. Der Kranke schildert uns sein Ich als nichtswürdig, leistungsunfähig und moralisch verwerflich, er macht sich Vorwürfe, beschimpft sich und erwartet Ausstoßung und Strafe…Hört man die mannigfachen Selbstanklagen des Melancholikers geduldig an, so kann man sich endlich des Eindruckes nicht erwehren, dass die stärksten unter ihnen zur eigenen Person oft sehr wenig passen, aber mit geringfügigen Modifikationen einer anderen Person anzupassen sind, die der Kranke liebt, geliebt hat oder lieben sollte. So oft man den Sachverhalt untersucht, bestätigt er diese Vermutung. So hat man denn den Schlüssel des Krankheitsbildes in der Hand, indem man die Selbstvorwürfe als Vorwürfe gegen ein Liebesobjekt erkennt, die von diesem Weg auf das eigene Ich gewälzt sind" (Freud 1917).

Verlust. Es ist also nötig, in der Trauerarbeit den Verlust des Liebesobjekts zu bearbeiten und den erlittenen Verlust in einen Antrieb zur Suche nach einem neuen

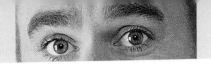

Liebesobjekt, zur Hinwendung zu neuem, eigenständigen Leben zu verwandeln. Gelingt dies nicht, wird aus der Trauer um den Verlust des Liebesobjekts Trauer um sich selbst und aus dieser Schwermütigkeit der Melancholie eine handfeste Depression, eine Psychose. Bei einer Psychose handelt es sich um eine Form der gesteigerten Abwehr infolge eines zu großen Leidensdrucks in der Bewältigung der Realität (s. Kap. 8 Abwehrmechanismen, S. 79 ff). Zur Begleitung Trauernder auf diesem schwierigen Weg zurück ins Leben gab es früher stützende gesellschaftliche Rituale. Die sind heute fast vollständig verlorengegangen. Selbst nach dem Verlust eines nahen Familienangehörigen bekommt man heute bei uns nur 1 – 3 Tage frei. Dann aber soll man wieder so funktionieren, als wäre nichts gewesen.

Rituale. Im kirchlichen Rahmen gibt es noch das Ritual des Sechswochenamtes als innerer, minimaler Trauerzeitraum und den des Jahrgedächtnisses als äußerer, maximaler Trauerzeitraum. Den normalen Trauerzeitraum von einem Jahr findet man in ganz unterschiedlichen Kulturen. So werden in einigen Völkern die Verstorbenen nach dem Tod z. B. in Baumwipfeln aufgebahrt, und erst nach einem Jahr werden die Gebeine in der Erde bestattet. Die Toten haben erst dann ihre Ruhe gefunden, wenn sie in den Schoß der „Mutter Erde" zurückgekehrt sind. Das Tragen der Trauerfarbe Schwarz signalisierte die Trauer eines Menschen. Ein Mensch, der Schwarz trug, wollte noch in Ruhe gelassen werden, weil er noch nicht wieder beziehungsfähig war in seinem Schmerz. Im Ritual der Mittelmeervölker finden sich Klageweiber, die heftig, laut und lange das Klagelied um den Verstorbenen anstimmen und eine Art nachbarschaftlicher Begleitung darstellen. Danach wird dann allerdings zum Tanz aufgespielt, als Symbol der erneuten Zuwendung zum Leben. Denn das Leben geht weiter und muss weiter bewältigt werden. Als Rest einer solchen Tradition findet sich bei uns noch die Einladung zum Leichenschmaus nach dem Begräbnis.

Sterbebegleitung im Krankenhaus. Was bedeutet dies alles für den Umgang mit dem Sterben und dem Tod im Krankenhaus? Pflegekräfte und Ärzte dürfen den Tod nicht als Scheitern betrachten; der Tod gehört zum Leben dazu, und wir Menschen müssen unsere eigene Sterblichkeit akzeptieren. Dazu müssen die Menschen sich mit ihrer eigenen Angst vorm Sterben und ihren eigenen Vorstellungen zum Tod und einem möglichen Weiterleben nach dem Tod machen. Die Menschen müssen die Angst vor dem Leben bewältigen und ihr Leben aktiv und verantwortlich gestalten; erst dann können sie leichter vom Leben loslassen und sterben. Die Menschen wollen fast alle nicht allein sterben; hier liegt unsere mitmenschliche Pflicht zum Beistand und zur **Sterbebegleitung**; Sterbebegleitung bedeutet, „an der Hand" eines Begleiters zu sterben. Zur Sterbebegleitung gehören nicht nur tiefschürfende Gespräche und „Händchen halten"; dazu gehört auch eine gute **Grundpflege** bis zuletzt. Auch wenn der Körper stirbt, dürfen wir ihm nicht die nötige Aufmerksamkeit verweigern: Auf gute Lagerung, Intimpflege, Mundpflege etc. darf nicht verzichtet werden. Eine wirksame Schmerztherapie, die dem Sterbenden bei vollem Bewusstsein die Erledigung der letzten Angelegenheiten erlaubt, ist unbedingt nötig; hier hat sich unter dem Stichwort der **Palliativ-Medizin** zum Glück in den letzten Jahren auch in der Medizin ein notwendiger Wandel vollzogen. Während früher wirksame Morphine zur Schmerzbekämpfung seitens der Medizin meist abgelehnt wurden, weil diese Mittel abhängig machen, werden sie heute immer selbstverständlicher im Interesse des Patienten eingesetzt. Sterben im Krankenhaus bedeutet oft „abgeschoben sein" aus dem häuslichen, familiären Bereich. In dieser Tabuisierung zeigt sich nicht nur familiäres, sondern auch gesellschaftliches Versagen. In den Krankenhäusern sollten wenigstens angemessene, würdevolle **Abschiedsräume** eingerichtet werden, in denen sich die Angehörigen in Ruhe und mit der nötigen Zeit verabschieden können. Die Krankenhäuser müssen weg von der Ansiedlung solcher Räume im Keller, in der Nähe der Pathologie und der Kühlräume. Sie sollten über die Krankenhausseelsorge hinaus den **Angehörigen Beistand in der Trauerarbeit** anbieten oder wenigstens vermitteln können. Die Bedeutung der großen Volkskirchen nimmt bei uns immer mehr ab, andere Religions- und Glaubensgemeinschaften gewinnen im Rahmen der multikulturellen Gesellschaft immer mehr an Bedeutung; darauf muss das Krankenhaus und die Gesellschaft insgesamt durch Ausweitung des Angebots an nicht konfessionsgebundenen oder alternativen religiösen Angeboten eingehen. Neben den Formen des kirchlichen, christlichen Begräbnisses müssen andere Formen der menschlichen Begleitung für Moslems, Buddhisten, Atheisten u. a. angeboten und entwickelt werden.

11.5 Hospizbewegung

Erst allmählich wird die Sterbebegleitung des sterbenden Menschen selbst und seiner Angehörigen in Angriff genommen. Dies ist vor allem ein Verdienst der Hospizbewegung. Diese wurde in jüngster Zeit angeregt durch die Arbeit der Sterbeforscherin Elisabeth Kübler-Ross. Zuerst in Großbritannien und den USA verbreitet finden sich mittlerweile auch in der Bundesrepublik Deutschland flächendeckend stationäre und ambulante Hospizdienste.

Definition
Hospiz bedeutet Herberge bzw. Zuflucht. Suchte früher der Reisende in der Herberge Zuflucht vor der Nacht und Schutz vor möglichen Räubern, so geht es heute darum, dem sterbenden Menschen Zuflucht in seinen seelischen Nöten und seiner Angst zu bieten.

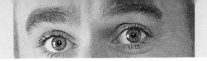

Die drei Hauptanliegen von Kübler-Ross und der (von ihr initiierten) Hospizbewegung sind:

- **Sterbebegleitung:** Es gibt nichts Wohltuenderes, als an der Hand eines Begleiters zu sterben (Abb. 11.2). Allein gelassen und verzweifelt sterben zu müssen, ist eine der weitverbreitetsten Ängste der Menschen. Am besten wäre natürlich die Begleitung durch nahe Angehörige, Lebenspartner, Kinder etc. Doch in unserer Gesellschaft ist die Zerstörung der Familie bereits ziemlich weit fortgeschritten, die Anzahl der Single-Haushalte und der Alleinerziehenden nimmt immer mehr zu, so dass professionelle Angebote der Sterbebegleitung weiterentwickelt werden müssen.
- **Wirksame Schmerztherapie:** Als die Hospizbewegung begann, lehnten fast alle Ärzte wirksame Schmerzmedikamente auf der Basis von Morphinen ab, weil sie die Patienten süchtig und abhängig machen würden. Die Einrichtung der Palliativ-Stationen in den meisten Regionen Deutschlands dank des Engagements der Hospizbewegung und vieler in ihr engagierter Ärzte und Ärztinnen ist eine konkrete Reaktion der Medizin auf die berechtigte Kritik, dass Patienten in ihren Schmerzen allein gelassen würden. Wenn der Schmerz so stark ist, dass der sterbende Mensch an nichts anderes mehr denken kann, er gewissermaßen vom Schmerz aufgefressen wird, dann bleibt ihm keine Kraft, seine letzten Dinge zu regeln.
- **Ehrlichkeit:** Die umfassende Aufklärung des sterbenden Patienten über seinen Zustand ist die Voraussetzung für einen verantwortungsvollen Umgang mit der verbleibenden Zeit. Das oft gehörte Argument der Ärzte, man wolle und müsse den Patienten schonen, weil er die Wahrheit nicht verkraften könne, erweist sich in der Praxis als Schutzbehauptung: Derjenige, der sich selber schont, ist der nicht aufklärungswillige Arzt. Er schützt sich so vor Auseinandersetzung und eigener Irritation, dass auch seine Kräfte begrenzt sind.

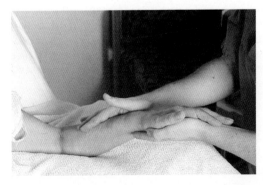

Abb. 11.2 Sterbebegleitung ist eines der Hauptanliegen der Hospizbewegung

Intime Atmosphäre. Die Hospize unterscheiden sich immer noch von den Palliativ-Stationen der Kliniken. Es herrscht eine häuslichere, privatere Atmosphäre. Dies liegt zum einen an der Unterbringung in kleinen Einrichtungen, oft ehemaligen Privathäusern, zum anderen am Personalschlüssel. Während in den Krankenhäusern etwa 2,5 zu betreuende sterbende Patienten auf eine Pflegekraft kommen, ist es in den Hospizen nur ein Patient pro Pflegekraft. Das ist natürlich teuer. Aber ca. DM 9000 im Monat für einen Hospizplatz sind immer noch weniger, als ein Platz auf der Intensivstation kostet. Die Krankenkassen übernehmen mittlerweile auch bei stationärer Unterbringung im Hospiz die üblichen Kosten einer Heimunterbringung. So kosten heute ja bereits normale Heimplätze im Altenpflegeheim, je nach Pflegestufe, ähnliche Monatsbeträge. Trotzdem kann es sein, dass Angehörige für eine Differenz von bis zu DM 2500 im Monat für den Hospizplatz aufkommen müssen. Bei einer mittleren Verweildauer im Hospiz von 14–16 Tagen würden diese noch nicht einmal in voller Höhe anfallen. In dieser Gelddiskussion zeigt sich einmal mehr die leider fast ausschließlich materielle Orientierung und der Verlust der menschlichen Wärme in unserer Gesellschaft.

Ehrenamtliche Helferinnen und Helfer. Trotz des guten Personalschlüssels sind die Hospize auf ehrenamtliche Helferinnen und Helfer angewiesen. Dies gilt besonders für die ambulanten Hospizdienste, die die Betreuung des Sterbenden und seiner ihn stützenden Angehörigen zu Hause übernehmen, denn eine solche Betreuung erfordert mehr als eine Person. Es handelt sich schließlich um eine Betreuung rund um die Uhr, die äußerst anstrengend ist, auch wenn sie nur auf absehbare Zeit nötig ist. Neben der Begleitung des Sterbenden selbst wird in der Hospizarbeit auch auf die psychische Betreuung und Begleitung der Angehörigen Wert gelegt.

11.6 Sterbebegleitung und Sterbehilfe

Sterbehilfe

Eine gute Sterbebegleitung ist immer auch Sterbehilfe, weil dadurch das Loslassenmüssen vom Leben erleichtert und die Angst minimiert wird. Die Angst wird vor allem durch die Beziehungsaufnahme des Sterbebegleiters zum Sterbenden verringert.

Merke
Sterbehilfe ohne Sterbebegleitung ist daher grundsätzlich aus ethischen Gründen abzulehnen.

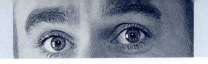

So wurde z. B. der frühere Vorsitzende der Deutschen Gesellschaft für ein humanes Sterben, Hans Henning Atrott, zu Recht gerichtlich verurteilt, weil er unter dem Deckmantel der Sterbehilfe einen schwunghaften und für ihn sehr lukrativen Zyankalihandel betrieb. Humanes Sterben geschieht nur in humanen und stützenden Beziehungen. Sterbehilfe im engeren Sinne ist allerdings über die Sterbebegleitung hinausgehend.

> **Merke**
> **In der Sterbehilfe stirbt jemand „durch die Hand eines anderen".**

Die Juristen unterscheiden zwischen
- aktiver Sterbehilfe,
- passiver Sterbehilfe und
- Freitod (Selbsttötung).

> **Definition**
> **Aktive Sterbehilfe** ist der aktive Beitrag zur Beendigung des Lebens, z. B. Abschalten von Beatmungsgeräten oder Herz-Lungen-Maschinen. Die aktive Sterbehilfe ist in Deutschland unter Strafe gestellt.

> **Definition**
> **Passive Sterbehilfe** ist der Verzicht auf medizinisch-technische Möglichkeiten der Lebensverlängerung. Passive Sterbehilfe (Duldung bzw. Unterlassung von Hilfe) ist in Deutschland nicht strafbar.

> **Definition**
> **Freitod**: Die Selbsttötung ist in Deutschland nicht strafbar.

Die Hoffnung auf Rechtssicherheit erweist sich aber als trügerisch. Die Praxis ist nämlich vielschichtiger und komplizierter:

> **Beispiel**
> Da gibt es einmal den Koma-Patienten, der bewusstlos und damit nicht mehr ansprechbar und äußerungsfähig ist. Juristisch äußerst schwierig einzuschätzen ist dabei die Frage, ob es sich beim Koma-Patienten überhaupt um eine juristisch rechtsfähige Person handelt. Dazu gehört vor allem die Autonomie der Entscheidungsfreiheit, die beim Koma-Patienten allerdings nicht mehr vorhanden ist. Um so mehr muss die Achtung der Würde des Menschen durch die behandelnden Ärzte und das Pflegepersonal gewährleistet sein. Dies bringt die verantwortlich handelnden Menschen in der

11 Die letzte Krise des Lebens: Tod und Sterben

Medizin in große ethische Schwierigkeiten, weil sie jetzt nach dem mutmaßlichen Willen des Patienten handeln müssen, also gewissermaßen stellvertretend für ihn. Für solche schwierigen Fälle muss eine eigene Beziehungsethik entwickelt werden.

Beispiel

Wenn auch der Freitod bei uns nicht strafbar ist, so ist doch die Beihilfe zum Freitod strafbar. So verständlich es ist, dass es keinen Sinn macht, einen gescheiterten Freitod nachträglich mit Strafe zu bedrohen – etwa der Todesstrafe? –, so wenig Sinn macht die Strafandrohung für die Beihilfe zum Freitod. Das führt in der Praxis nur zu den abenteuerlichsten technischen Hilfskonstruktionen, wo beispielsweise Apparaturen entwickelt wurden, damit ein sterbewilliger Mensch durch Zungenbewegung oder ähnliches eine Initialzündung geben kann, durch die dann eine Maschinerie der Tötung (z. B. Giftspritze etc.) in Gang gesetzt wird. Angeklagte Ärzte wurden in der Regel nicht nur bei uns freigesprochen, wenn nachgewiesen werden konnte, dass sie nicht aus niedrigen Beweggründen (Mord) oder aus Eigennutz (geldliche oder geldwerte Vorteile), sondern aus Verantwortung für den ihnen anvertrauten hilfebedürftigen Patienten handelten. Trotzdem muss darüber nachgedacht werden, ob die Prozedur eines Gerichtsverfahrens für die moralisch/ethische Güterabwägung eine angemessene Form darstellt.

Euthanasie

Tötung auf Verlangen. Als Ausweg aus dieser nicht nur rechtlich, sondern auch ethisch verzwickten Lage schlägt der heutige Vorsitzende der Gesellschaft für humanes Sterben, Prof. Dr. Pohlmeier, das „Recht der Tötung auf Verlangen" in ausweglosen, medizinisch hoffnungslosen, unheilbaren Situationen vor. In der Schweiz und in den Niederlanden gibt es dazu bereits erprobte Verfahrensweisen. Unter dem Stichwort der „Euthanasie" (griech.: der gute Tod) wird hier sterbewilligen Patienten ärztlicher Beistand im Sterben angeboten. Der Patient muss von zwei unabhängigen Ärzten untersucht und seine Krankheit als unheilbar dokumentiert werden. Danach kann der Patient seinen Wunsch nach Tötung auf Verlangen an einen Arzt seines Vertrauens, am besten den Hausarzt, richten. Dieser gibt ihm dann nach vielen Gesprächen, in denen er sich der Ernsthaftigkeit des Wunsches seines Patienten versichert, die Todesspritze, um ihm einen würdevollen Tod ohne noch längeres Siechtum zu ermöglichen. Dafür wird er rechtlich nicht verurteilt. Sowohl der Arzt als auch die Gesellschaft müssen dieses Verfahren verantworten. Dies geht nur nach einer ausführlichen inhaltlichen Diskussion über die Würde des Menschen.

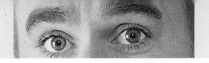

Euthanasie. Diese Diskussion steht in Deutschland noch weitgehend aus und ist auch schwieriger als in der Schweiz und in Holland, weil in Deutschland der Begriff der „Euthanasie" nicht mehr benutzt werden kann. Dieser Begriff ist durch die Praxis der Nazis im Hitlerfaschismus mehr als diskreditiert, denn unter diesem Stichwort wurden im Hitlerdeutschland Behinderte als „Ballastexistenzen" am gesunden Volkskörper definiert und dann ausgemerzt und vergast. Dies ist eines der ganz dunklen Kapitel auch der deutschen Psychiatrie, die sich hier vielfach von den Nazis und den „Rassedenkern" in den eigenen Reihen einspannen ließ. Geistig und andere Behinderte wurden in Hadamar beispielsweise durch Einleitung von Auspuffabgasen in den Innenraum von Bussen oder geschlossenen LKW qualvoll umgebracht. Die Vergasung der Juden in großem Stil in den Gaskammern der Konzentrationslager wurde hier gewissermaßen im Kleinversuch getestet und vorbereitet.

Ethik. Jede Gesellschaft braucht eine offene Ethik-Diskussion. Aktuell wäre heute eine gründliche Diskussion über die Organspende. Darf der Mensch einen anderen Menschen bzw. seine Organe als „Wirtschaftsgut" sehen und als „Ersatzteile" verwerten? Wer hat mehr Anrecht auf eine Leber, die zur Transplantation angeboten wird, der 65-jährige Alkoholiker oder das 37-jährige Unfallopfer? Darf man Menschen künstlich länger am Leben erhalten, nur damit ihre Organe für eine spätere Transplantation weiter durchblutet werden? Wenn der sterbende Mensch keine Willenserklärung zur Organspende abgegeben hat, dürfen dann die Angehörigen entscheiden, auch wenn ihnen z. B. die Übernahme der Begräbniskosten als Ausgleich versprochen wird?

Patiententestament. Hilfreich für die weitere gesellschaftliche Praxis der Sterbehilfe ist zum einen eine Fortsetzung der notwendigen ethischen Diskussion. Zum anderen kann praktisch jeder als potenzieller Patient eine Willenserklärung verfassen, damit die Ärzte und die Pflegekräfte nicht weiter über den mutmaßlichen Willen rätseln und philosophieren müssen. Unter dem Stichwort des Patiententestaments oder der Patientenverfügung sind solche Bestimmungen in unserer Gesellschaft im Umlauf. Hier kann jeder für sich festlegen, was er im Endstadium einer tödlichen Krankheit oder nach einem Unfall noch an ärztlicher Hilfe haben möchte und was er für sich ablehnt. Rechtlich ist eine solche Patientenverfügung zwar nicht zwingend bindend, da die Ärzte immer noch ihrem Gewissen und ihrer Auslegung des Hippokkratischen Eides verpflichtet sind. Viele Ärzte sind jedoch froh, wenn sie einen Anhaltspunkt über den Willen des Patienten haben und nicht völlig über ihn hinweg entscheiden müssen. Neben der Verantwortung, die jeder von uns für sich selbst wahrnehmen kann, indem er z. B. eine Patientenverfügung erstellt, müssen wir auch als Angehörige Verantwortung übernehmen. Dazu gehört das

11 Die letzte Krise des Lebens: Tod und Sterben

Gespräch in den Familien über die Vorstellungen zum Tod, über die Ängste vor dem Sterben, aber auch über die Wünsche zum Begräbnis.

Lernaufgabe
Wie können Sie als Pflegende im täglichen Umgang mit sterbenden Patienten dafür sorgen, dass deren Würde gewahrt wird? Diskutieren Sie mit Ihren Kollegen darüber und sammeln Sie Vorschläge.

Stufen
Wie jede Blüte welkt und jede Jugend
Dem Alter weicht, blüht jede Lebensstufe,
Blüht jede Weisheit und auch jede Tugend
Zu ihrer Zeit und darf nicht ewig dauern.
Es muss das Herz bei jedem Lebensrufe
Bereit zum Abschied sein und Neubeginne
Um sich in Tapferkeit und ohne Trauern
In andere, neue Bindungen zu geben.
Und jedem Anfang wohnt ein Zauber inne,
der uns beschützt und der uns hilft zu leben.

Wir sollen heiter Raum um Raum durchschreiten,
An keinem wie an einer Heimat hängen,
Der Weltgeist will nicht fesseln uns und engen.
Er will uns Stuf um Stufe heben, weiten.
Kaum sind wir heimisch einem Lebenskreise
Und traulich eingewöhnt, so droht erschlaffen,
Nur wer bereit zu Aufbruch ist und Reise,
Mag lähmender Gewöhnung sich entraffen.

Es wird vielleicht auch noch die Todesstunde
Uns neuen Räumen jung entgegensenden,
Des Lebens Ruf an uns wird niemals enden ...
Wohlan denn, Herz, nimm Abschied und gesunde!

Hermann Hesse

Literatur

Abermeth, H.D.: Gespräche auf der Krankenstation. Vandenhoeck & Ruprecht, Göttingen 1982

Abraham, K.: Psychoanalytische Studien, Bd. 2. Fischer-TB, Frankfurt/M. 1971

Berendt, J.E.: Geschichten wie Edelsteine. Kösel, München 1996

Duda, D.: Für dich da sein, wenn du stirbst. Papyrus, Hamburg 1983

Freud, S.: Trauer und Melancholie. In: Psychologie des Unbewussten, Studienausgabe Bd. 3. Fischer-TB, Frankfurt 1975

Jerneizig, R. u. Mitarb.: Leitfaden zur Trauertherapie und Trauerberatung. Vandenhoeck & Ruprecht, Göttingen 1994

Kast, V.: Trauern. Phasen und Chancen des psychischen Prozesses. Kreuz, Stuttgart 1982

Kübler-Ross, E.: Interviews mit Sterbenden. Kreuz, Stuttgart 1971

Kübler-Ross, E.: Das Rad des Lebens. Autobiografie. Droemer Knaur, München 1997

Soziologie

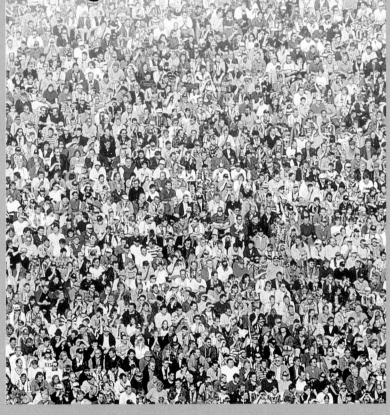

Die Soziologie als die Wissenschaft von der Gesellschaft ist aus der Geschichtswissenschaft hervorgegangen. Sie sucht nach sozialen Gesetzen, d. h. nach wiederkehrender Regelhaftigkeit im Ablauf gesellschaftlicher Entwicklungen. Die Gesellschaft ist einem fortgesetzten sozialen Wandel ausgesetzt, d. h. sie muss sich immer auch verändern, um weiter bestehen zu können. Im Zentrum der Aufmerksamkeit der Soziologie steht nicht der einzelne Mensch, wie in der Psychologie, sondern das Zusammenleben der Menschen in der Gesellschaft. Es geht zum einen um die Struktur, also den Aufbau der Gesellschaft, zum anderen immer um die Frage der

Legitimation, d. h. der Rechtfertigung der gesellschaftlichen Strukturen. Jede Gesellschaft verteilt die gesellschaftlich zur Verfügung stehenden Ressourcen. Die Art der Verteilung bzw. die Prinzipien der Zuteilung der Lebensmöglichkeiten oder des Zugriffs auf diese sind von besonderem soziologischen Interesse, spiegelt sich darin doch immer die gesellschaftliche Macht des Durchsetzungsvermögens.

Unter dem Begriff der Sozialwissenschaften werden die Soziologie, die Politologie als Politikwissenschaft (Lehre vom Funktionieren des politischen Systems) und die Sozialpsychologie (s. Kap. 2 Zweite Geburt des Menschen, S. 17 ff) zusammengefasst. Für die Ausbildung in der Krankenpflege interessiert uns besonders die Handlungsfähigkeit des einzelnen Menschen. Wie kann der Mensch in einem sozialen Gefüge wie der Gesellschaft allgemein, aber auch der Organisation Krankenhaus konkret, verantwortlich handeln? Dazu wurde in der soziologischen Theorie nach dem 2. Weltkrieg die „Rollentheorie" entwickelt. Dabei geht es darum, welche Erwartungen an diese Rolle gestellt werden, zum einen Erwartungen von anderen Menschen, zum anderen aber auch eigene Erwartungen. Um verantwortlich handeln zu können, muss zwischen diesen Erwartungspolen immer wieder neu ein Kompromiss ausgehandelt werden.

Eine relativ junge Entwicklung innerhalb der Soziologie ist die Sozialmedizin. Wenn es in der Medizin immer um die Frage von Krankheit und Gesundheit geht, dann behandelt die Sozialmedizin den Zusammenhang zwischen Gesellschaft und Krankheit und Gesundheit. Oder anders ausgedrückt: Hat die Gesellschaft Auswirkungen auf die Frage von Krankheit und Gesundheit ihrer Mitglieder?

Mit der Frage des „erkenntnisleitenden Interesses" beschäftigt sich das Kapitel über die unterschiedlichen Medizintheorien. Dies ist besonders wichtig, weil Theorien den Anspruch haben, Wirklichkeit zu erklären. Es ist also nötig, die Grundannahmen der einzelnen Richtungen in der Medizintheorie zu hinterfragen, weil nur da etwas gefunden wird, wo auch gesucht wird. So wird in der naturwissenschaftlich ausgerichteten Allgemeinmedizin, der Schulmedizin, nur auf der Körperebene nach den Ursachen für Erkrankungen gesucht. Wird hier nichts gefunden, dann fühlt sich der Mensch zwar immer noch unwohl und eingeschränkt, die Medizin kann ihm aber nicht helfen. Es ist daher nötig, einen nicht nur um das Psychische, sondern auch um das Soziale erweiterten Begriff von Krankheit und Gesundheit zu entwickeln.

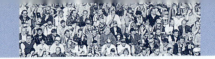

12 Staat und Gesellschaft

Der Staat ist eine Herrschaftsfunktion der Gesellschaft.

12.1 Entwicklung von Staat und Gesellschaft

Gesellschaft. Der Staat ist eine erst relativ junge gesellschaftliche Entwicklung. Seine modernen Anfänge reichen bis in die Zeit der Französischen Revolution zurück. Der moderne Staat ist also ein Resultat des Übergangs vom Mittelalter zur Industriegesellschaft der Neuzeit.

> **Definition**
> Die Gesellschaft bildet die Grundlage, auf der das jeweilige staatliche Gebilde aufbaut. Zur Gesellschaft gehört auch die jeweilige Wirtschaftsform.

Zur Gesellschaft der Bundesrepublik Deutschland gehören alle Menschen, die in Deutschland wohnen, Staatsbürger sind sie damit allerdings noch längst nicht alle. Bei uns wohnen Deutsche, Ausländer, Gastarbeiter, Asylsuchende, Bürgerkriegsflüchtlinge etc. Staatsbürger ist nur, wer die deutsche Staatsangehörigkeit besitzt, und nur wer Staatsbürger ist, kann innerhalb bestimmter Altersgrenzen wählen und gewählt werden.

Staat. Zum Staat gehört neben dem Staatsvolk vor allem das Staatsgebiet, ein durch Grenzen abgetrenntes Territorium. Das Staatsvolk muss eine gemeinsame Sprache sprechen und entwickelt eine Kultur und ein Rechtssystem. Die Staatsform entspricht dem politischen Herrschaftssystem. Bei uns ist dies die parlamentarische, repräsentative Demokratie.

> **Merke**
> **Der Staat ist die politische Herrschaftsform der Gesellschaft.**

In der Französischen Revolution wurde für alle Gesellschaftsmitglieder „Freiheit, Gleichheit und Brüderlichkeit" gefordert. In der gesellschaftlichen Praxis danach setzte sich allerdings sehr schnell die Freiheit der Besitzbürger auf Kosten der Gleichheit aller Bürger durch. Seitdem fallen Gesellschaft und Staat nicht zusammen.
Bei der Losung „Freiheit, Gleichheit, Brüderlichkeit" handelt es sich also um ein immer noch uneingelöstes Versprechen der bürgerlichen Revolution. Laut Verfassung sind bei uns zwar alle Menschen bzw. Staatsbürger und -bürgerinnen gleich, in der

Praxis der Ausübung der staatsbürgerlichen Rechte gibt es allerdings auch unter ihnen enorme Unterschiede und Ungleichgewichte.

Beispiel
Jeder hat bei uns das Recht der freien Meinungsäußerung. Dieses Recht kann jeder für sich auch in Diskussionen im Freundes- und Bekanntenkreis oder am Arbeitsplatz ausüben. Die Besitzer der BILD-Zeitung können ihre Meinung allerdings gleich millionenfach unters Volk bringen. Dies ist der Unterschied der wirtschaftlichen Macht.

Das Auseinanderfallen von Gesellschaft und Staat hat also sehr viel mit Macht zu tun.

Merke
Macht ist das Vermögen eines Einzelnen, sich auf Kosten eines anderen durchzusetzen. Mit Vermögen ist dabei zum einen das psychologische Durchsetzungsvermögen gemeint, zum anderen das wirtschaftliche infolge von Geld, denn Geld ist Macht.

Nation. Neben den Begriffen von Staat und Gesellschaft gibt es noch den Begriff der Nation. Der französische Biologe Le Bon definiert die Nation als ein Gebilde, das durch eine gemeinsame Sprache, eine gemeinsame Grenze und vor allem durch einen gemeinsamen Feind zusammengehalten wird. Zur Zeit erleben wir auch in Europa ein Wiederaufleben des Nationalismus, den wir nach dem 2. Weltkrieg mit dem Europagedanken zukunftsweisend überwunden glaubten. Die beiden früheren Todfeinde Deutschland und Frankreich wurden in dem gemeinsamen „europäischen Haus" integriert, so dass sie keinen Platz und Freiraum für Feindseligkeiten hatten. Die europäische Klammer der Integration scheint aber heute für viele Beteiligte ihre Funktion zu verlieren: Die Norditaliener schimpfen über die „faulen" Süditaliener und wollen für sie keine Steuern mehr zahlen; die CDU-geführten Bundesländer Bayern und Baden-Württemberg klagen gegen den innerstaatlichen Finanzausgleich zugunsten der finanzschwächeren Bundesländer; die Tschechen fühlen sich mehr wert als die Slowaken und umgekehrt; die im früheren Jugoslawien vereinten verschiedenen Völker lassen sich von den Serben aufeinanderhetzen und metzeln sich nieder; die alte UdSSR löst sich auf, und nicht nur die Tschetschenen und die Russen, sondern auch die Aserbaidschaner und die Menschen vom Berg Karabach etc. gehen mit Waffen aufeinander los. Nachdem die gemeinsame Klammer weggefallen ist bzw. ihre Bindekraft verloren hat, versuchen die Nationen wieder, sich durch Abgrenzung gegen andere aufzuwerten und so ihre eigene Misere, ihre miserable Wirtschaftslage etc. abzuwehren. Der Unsinn des Nationalismus besteht doch gerade darin, dass über ihn den Menschen eingeredet wird, dass sie besser als andere Menschen sind.

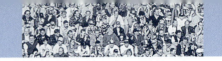

Gewalt. Die gesellschaftliche Entwicklung verlief über den größten Teil der Menschheitsgeschichte sehr langsam. Alle Gesellschaften waren ursprünglich landwirtschaftlich orientiert und organisiert, um ihren Lebensunterhalt durch Ackerbau und Viehzucht zu bestreiten. Erst seit es gelang, landwirtschaftliche Überschüsse zu produzieren, entwickelte sich eine differenzierte Arbeitsteilung zuerst in verschiedenen Berufen und dann zwischen Land und Stadt. Das Land musste die Städte tragen und ernähren können, der Austausch verlief über den Handel. Diese langsame gesellschaftliche Entwicklung hielt auch in Europa bis ins Mittelalter hin an. Erst mit der „industriellen Revolution", dem Übergang zur Neuzeit des Industriezeitalters, beschleunigte sich die Entwicklung rasant. Dieser gewaltige Entwicklungssprung kam allerdings nur durch die krasse Ausbeutung der Kolonien, ihrer Rohstoffe und Menschen zustande. In der Zeit des Kolonialismus legte Europa durch Ausbeutung den Grundstein für die heutige Überlegenheit der 1. Welt (Europa) und der 2. Welt (Amerika) über die 3. Welt (Entwicklungsländer und frühere Kolonien). So ist unsere Entwicklung nur die Kehrseite der Unterentwicklung der 3. Welt. Nur durch deren Unterdrückung und Ausbeutung ist der Reichtum der Industrienationen zustande gekommen. Neben der Ausbeutung der Kolonien fand natürlich auch noch eine intensive Ausbeutung der eigenen Arbeitskräfte im aufkommenden Kapitalismus statt. Die rasante Entwicklung des Kapitalismus war nur möglich auf Kosten von anderen Menschen und anderen Ländern. Diese Entwicklung wurde mit Macht durchgesetzt. Die Gleichheit der Menschen bzw. die Chancengleichheit ihrer Entwicklungsmöglichkeiten blieb dabei auf der Strecke.

Was hat nun die blutige Kolonialgeschichte in einem Lehrbuch für Pflegeberufe zu suchen, werden jetzt wahrscheinlich einige Leser fragen? Das Wissen um diesen Teil der europäischen „Erfolgsgeschichte" ist m.E. wichtig, weil wir nur so verantwortlich handeln können. Die heutigen Europäer sind zwar nicht „schuldig" an den Verbrechen des Kolonialismus vor ein paar hundert Jahren, aber sie sind immer noch Nutznießer desselben Systems von Bevorzugten und Benachteiligten. Der Friedensforscher Galtung (1972) spricht in diesem Zusammenhang von einem System der „strukturellen Gewalt", d.h. der sozialen Ungerechtigkeit, in dem die Industrieländer sich auf Kosten der unterentwickelt gehaltenen Länder der 3. Welt durchsetzen. Nach dem Verständnis der allgemeinen Menschenrechte, denen sich der Humanismus und auch der Verfasser dieses Lehrbuches verpflichtet fühlen, darf sich aber kein Mensch auf Kosten eines anderen Menschen durchsetzen. „Die Freiheit des Einzelnen hört da auf, wo die Freiheit des Anderen beginnt", hat Rosa Luxemburg populär formuliert. Diese Begrenzung der Freiheit, die Eingrenzung des Egoismus und die Verpflichtung auf die gegenseitige Rücksichtnahme als soziale Wesen und aufeinander angewiesene Menschen ist auch für die Pflege von existenzieller Bedeutung.

Merke
Die Definition der allgemeinen Menschenrechte liefert uns sowohl das Ziel, das Wachstum des Menschen zu fördern, als auch die Begrenzung unseres Handelns: Wir dürfen nicht gegen den Willen, auf Kosten eines anderen Menschen handeln.

12.2 Aufbau und Struktur der Gesellschaft

Die Soziologie interessiert sich für die Struktur, für den Aufbau der Gesellschaft (Abb. 12.1). Auf der kleinsten Ebene, der Mikro-Ebene der Gesellschaft, beginnt alles mit dem **Individuum**, dem einzelnen Menschen, der im Zentrum des ersten Teils dieses Buches stand. Aufsteigend zur Makro-Ebene, also der Ebene der **Gesamtgesellschaft**, findet sich als nächstgrößere Einheit das **Paar**: Zwei Menschen, die ein Paar bilden, zeichnen sich durch eine enge Beziehung aus, die über den Tag hinaus dauert und aufgrund gemeinsamer Interessen zustande kommt. Die nächstgrößere soziologische Einheit ist die **Familie**. Sie ist definiert als ein Ehepaar, also ein Paar, das sich vertraglich gebunden hat, und ihre Kinder, also mindestens drei Personen. Das Ehepaar verspricht sich gegenseitige Unterstützung in guten wie in schlechten Zeiten. Die wichtigste gesellschaftliche Aufgabe des Ehepaares ist die Erziehung von Kindern, ohne die die Gesellschaft keine Zukunft haben würde (s. Kap. 2 Zweite Geburt des Menschen, S. 17 ff). Insofern wird von der Familie oft auch als der „Keimzelle des Staates" gesprochen. Nach der Familie kommt als nächstgrößere gesellschaftliche Einheit die **Gruppe**. Unter Gruppe verstehen die Soziologen mindestens 3 – ca. 30 Menschen. Eine Gruppe ist also eine überschaubare Einheit, in der jeder mit jedem jederzeit Kontakt aufnehmen und kommunizieren kann. Eine Gruppe hat gemeinsame Ziele und Interessen. Hier werden homogene Gruppen, Gruppen mit vielen gemeinsamen Interessen, von heterogenen Gruppen, die wenige gemeinsame Interessen haben, unterschieden. Eine Gruppe verfolgt ihre gemeinsamen Interessen über eine bestimmte Zeit, sie entwickelt eine innere Struktur und verteilt Rollen in der Gruppe, z.B. Sprecher bzw. Sprecherin, Schriftführer bzw. Schriftführerin, Kassierer bzw. Kassiererin etc. Die Gruppe entwickelt ein Wir-Gefühl und grenzt sich nach außen ab.

 Beispiel
Eine Ausbildungsklasse z.B. ist eine heterogene Gruppe: Das gemeinsame Ziel erschöpft sich im Erreichen des Ausbildungsziels. Ansonsten sind die Interessen infolge oft großer Altersunterschiede, Unterschiede im Familienstand (verheiratete Schülerinnen und Schüler bis zu solchen, die noch bei ihren Eltern leben) und Freizeitaktivitäten sehr uneinheitlich und gestreut.

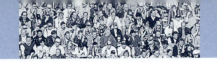

In der Klasse sind oft neben der Rolle des Klassensprechers und des Kassierers die Rollen des Außenseiters und des Clowns besetzt. Die Klasse als Gruppe löst sich gegen Ende der Ausbildung automatisch auf.

Nach der Gruppe kommt als wiederum größere soziologische Einheit die **Organisation**. Eine Organisation ist auf Dauer angelegt und dient der Durchsetzung bzw. Umsetzung von Bedürfnissen. Die Organisation ist strukturiert: horizontal, in dem auf der gleichen Ebene verschiedene „Abteilungen" nebeneinander angeordnet sind, und vertikal von oben nach unten. Hierfür steht auch der Begriff der Hierarchie (wörtl. heilige Ordnung).

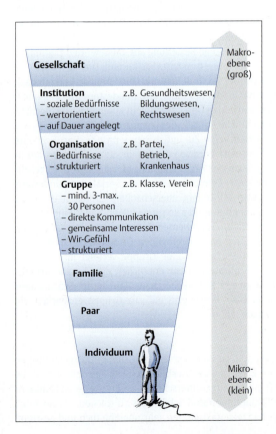

Abb. 12.1 Aufbau der Gesellschaft

12 Staat und Gesellschaft

Die vertikale Struktur der Organisation Krankenhaus zeichnet sich im Bereich der Pflege durch folgende Hierarchie-Ebenen aus:
- PDL (Pflegedienstleitung),
- stellvertretende PDL,
- Abteilungsleitung PDL,
- Stationsleitung,
- stellvertretende Stationsleitung,
- Pflegefachkräfte (examiniert),
- Krankenpflegehelferin,
- Krankenpflegeschülerin,
- Praktikanten,
- Zivildienstleistende,
- Putzfrauen.

Die horizontale Struktur der Organisation Krankenhaus zeigt Abb. 12.**2**.
Auf der Führungsebene der Organisation Krankenhaus wird oft von einer kollegialen Führung der Chefs der drei unterschiedlichen Bereiche Ärzte (oberster Chefarzt), Pflege (PDL) und Verwaltung (Verwaltungsdirektor) gesprochen. Es ist übrigens typisch, dass auf der Chefebene so gut wie keine Frau zu finden ist, obwohl die Frauen doch in allen drei Bereichen überrepräsentiert sind. Die Hierarchie soll hier aufgehoben und durch Gleichberechtigung ersetzt worden sein. In der Praxis, zumindest der als GmbH organisierten Krankenhäuser, ist dies allerdings längst schon wieder anders: Der Verwaltungsdirektor wird meist als Geschäftsführer des ganzen Krankenhauses eingesetzt und kann mit seinem Veto alle Entscheidungen blockieren, wenn er auf die fehlenden Finanzen hinweist.
Die Organisation ist durch Bürokratie als Leitsystem geprägt. Im Übergang vom Mittelalter zur Industriegesellschaft stellt die Bürokratie mit ihrem Anspruch der

Pflege	Ärzte	Verwaltung
Innere Medizin	Innere Medizin	Personalabteilung
Chirurgie	Chirurgie	Abrechnung mit
Gynäkologie	Gynäkologie	Krankenkassen
Onkologie	Onkologie	Einkauf
Kinderheilkunde	Kinderheilkunde	Küche
HNO	HNO	Technik
Augenheilkunde	Augenheilkunde	EDV
Psychiatrie	Psychiatrie	Recht

Abb. 12.2 Horizontale Struktur der Organisation Krankenhaus

Nachvollziehbarkeit, Transparenz und der Gerechtigkeit für Weber einen ungeheuren Fortschritt gegenüber dem alten willkürlichen Feudalsystem der Abhängigkeit dar. Aus dieser Begründung heraus ergab sich die Forderung, dass alle Vorgänge schriftlich sein mussten, damit sie nachvollziehbar waren. Heute hat sich die Bürokratie allerdings oft verselbstständigt und verhindert gerade Transparenz und Gerechtigkeit.

Nach der Organisation kommt als letzte soziologische Einheit die **Institution**. Die Institution ist ebenfalls auf Dauer angelegt und durch Werte bestimmt. Sie dient der Befriedigung und Organisation sozialer Bedürfnisse. In der modernen Gesellschaft gibt es z. B. die Institution des Gesundheitswesens, die um das soziale Bedürfnis Gesundheit herum organisiert ist. Die Institution ist ebenfalls horizontal und vertikal strukturiert.

- **horizontal:** Zur Institution Gesundheitswesen zählen neben den Ärzten die Krankenhäuser, die Apotheken, die Krankengymnasten, die Krankenkassen, die Reha-Kliniken etc.
- **vertikal:** Die oberste Chefin der Institution Gesundheitswesen ist heute die Bundesgesundheitsministerin Andrea Fischer; danach kommt die föderale Struktur der Bundesrepublik zum Zuge: erst die Länderebene, dann die Regierungspräsidenten und zum Schluss die Landkreise.

Neben der Institution des Gesundheitswesens gibt es bei uns noch die Institution des Bildungswesens mit dem sozialen Bedürfnis der Bildung/Ausbildung und die Institution des Rechtswesens mit dem sozialen Bedürfnis Sicherheit/Gerechtigkeit. Als die älteste Institution wird übrigens oft die Ehe bzw. Familie genannt: Das soziale Bedürfnis der Sicherheit und Geborgenheit versucht sie zu gewährleisten, indem sich die Ehepaare geschlechtliche Treue versprechen, was gar nicht so einfach ist.

Lernaufgabe
Betrachten Sie noch einmal die horizontale und vertikale Struktur der Organisation Krankenhaus. Wo liegen die Vor- und wo die Nachteile einer solchen Strukturierung?

12.3 Schichtentheorie der Gesellschaft

Unsere Gesellschaft zeichnet sich durch eine ziemlich große Durchlässigkeit aus, d. h. niemand ist, wie früher im Mittelalter, durch Geburt auf einen **Stand** festgelegt und dadurch in seinen Entfaltungsmöglichkeiten von vornherein begrenzt. „Schuster, bleib bei deinen Leisten (über die das Leder gespannt wurde)", hieß früher: Wer Schuster war, war dies, weil er in die Zunft der Schuster hineingeboren worden war. Auch seine Kinder und Enkel würden noch Schuster sein und bleiben. Gesellschaftliche Aufstiegsmöglichkeiten für den Einzelnen gab es fast keine. In der Übergangszeit des Mittelalters zur Neuzeit, im Frühkapitalismus, löste sich die althergebrachte Ordnung auf und wurde durch die **Klassengesellschaft** mit mindestens genauso großen sozialen Unterschieden und Ungerechtigkeiten ersetzt. Nach Karl Marx entschied sich die Frage der Klassenzugehörigkeit ausschließlich anhand der Frage, ob man Besitzer von Produktionsmitteln, also Maschinen, war. Wer Besitzer von Produktionsmitteln war, galt als Vertreter der Bourgeoisie, des Bürgertums, oder Kapitalist, wer nur seine Arbeitskraft zu verkaufen hatte, um seinen Lebensunterhalt zu bestreiten, zählte zum Proletariat. Jetzt war es nicht mehr eine Frage der Geburt, sondern der wirtschaftlichen und gesellschaftlichen Macht, ob man zu den Privilegierten, den Bevorrechtigten, oder zu den Unterprivilegierten, den Ausgebeuteten, gehörte. Mit der zunehmenden gesellschaftlichen Differenzierung wurde der Klassenbegriff allerdings immer schwammiger und unbrauchbarer. Über die Entwicklung der Aktiengesellschaften wurden immer mehr Menschen Mitbesitzer von Produktionsmitteln, ohne allerdings mitbestimmen zu können, wie diese eingesetzt werden sollen. Andererseits zählen nach dem Klassenbegriff zu den abhängig Beschäftigten alle Arbeiter und Angestellten, egal ob sie Hilfsarbeiter oder leitender Manager sind. Das subjektive Bewusstsein der Einflussmöglichkeiten in der Arbeit wurde immer wichtiger gegenüber der objektiven Klassenzugehörigkeit.

Schichtzugehörigkeit. Zu Recht wurde daher der Klassenbegriff verworfen und durch den modernen Begriff der **Schicht** ersetzt (Tab. 12.**1**). Die Schichtzugehörigkeit ergibt sich aus drei unterschiedlichen Kriterien:
– Einkommen,
– Bildung/Ausbildung,
– Sozialprestige/gesellschaftliches Ansehen.

Die drei Kriterien sind in der Regel miteinander verknüpft, das wichtigste ist allerdings das Einkommen. Viel Geld verdienen bei uns am ehesten die, die eine gute Bildung bzw. Ausbildung haben. Im gesellschaflichen Ansehen rangieren die „white-collar-jobs", die „Weißkittel", höher als die „blue-collar-jobs", die „Blaumänner". Bei ersteren macht man sich die Hände nicht schmutzig und verdient viel Geld, während die der „Blaumänner" schlecht bezahlt und gesellschaftlich wenig anerkannt wird. So ist in der Bundesrepublik der Professor als Akademiker gesellschaftlich angesehen, während der Müllarbeiter als Verrichter von schmutziger Arbeit über ein sehr geringes Sozialprestige verfügt.

Leistungsgesellschaft. So einleuchtend der neue Schichtbegriff anfangs auch war mit seiner Einteilung in Oberschicht, Mittelschicht und Unterschicht, so schwammig

Tabelle 12.1 Schichtentheorie der Gesellschaft

Schicht	Berufe	Monatliches Einkommen (brutto)	Anteil der Bevölkerung
Oberschicht – obere	Großaktionäre, Großgrundbesitzer, Spitzensportler, Künstler, Schauspieler	DM 150 000	2 %
– untere	Vorstandsvorsitzende, Spitzenmanager (Banken, Autoindustrie etc.)	DM 150 000	3 %
Mittelschicht – obere	Chefärzte, Professoren, Notare, mittleres Management der Industrie, Richter, Bundestagsabgeordnete, niedergelassene Fachärzte	DM 80 000	10 %
– mittlere	Lehrer, Freiberufler (Ingenieure, Architekten, Anwälte), Hausärzte, Oberärzte, PDL, Bankangestellte	DM 15 000	15 %
– untere	Facharbeiter (Pflege, Sachbearbeiter, Sekretärinnen etc.) Erzieher, kleine Selbstständige, Assistenzärzte	DM 5 000	35 %
Unterschicht – obere	Hilfsarbeiter, Arzthelferinnen, Verkäuferinnen, Arbeitslose, Dienstleister (Zimmermädchen, Kellner, Boten etc.), AiP	DM 2 000	25 %
– untere	Sozialhilfeempfänger, alleinerziehende Mütter, Obdachlose, Arbeitslosenhilfebezieher, Asylbewerber, Illegale, Rentnerinnen	DM 900	10 %

ist er mittlerweile schon wieder geworden. Die einzelnen Schichten werden jetzt wieder in diverse Unterschichten aufgeteilt. Die meisten Menschen sollen bei uns demnach Angehörige der Mittelschicht sein, weshalb auch von einer „nivellierten Mittelschichtsgesellschaft" gesprochen wird. Das Verhältnis von „arm" und

12 Staat und Gesellschaft

„reich" soll weitgehend ausgeglichen und damit gerecht sein. Begründet wird dies mit dem Argument der Leistung: Jeder würde bei uns nur seiner Leistung entsprechend bezahlt. Die sich daraus ergebenden Unterschiede in der Entlohnung seien deshalb gerecht. Stimmt dies jedoch oder entpuppt sich das Argument der Leistungsgesellschaft als Ammenmärchen der immer schon Privilegierten und Bevorzugten? Um dies prüfen zu können, müssen einzelne Beispiele unterschiedlicher Entlohnung näher betrachtet werden.

Beispiel

Der Bezirksleiter einer Warenhauskette verdient im Monat DM 60 000,– brutto, während ein examinierter Krankenpfleger oder eine examinierte Krankenschwester je nach Berufserfahrung, Alter, Familienstand und Lohnsteuerklasse im Monat DM ca. 5000,– verdient.

Jetzt wird natürlich argumentiert, das könne man nicht vergleichen, weil doch der Bezirksleiter eine viel längere Ausbildung habe, dafür während des langen Studiums fast nichts verdient und jetzt eine viel größere Verantwortung habe. Die unterschiedliche Entlohnung sei daher gerechtfertigt durch die unterschiedliche Leistung. Das mag ja sein, aber rechtfertigt das wirklich streng nach Leistung die 12fach höhere Bezahlung? Die Verantwortlichkeit kann nicht diesen krassen Unterschied in der Bezahlung rechtfertigen, denn jeder ist so weit verantwortlich, wie es seiner Ausbildung entspricht. Es wäre m.E. wesentlich gerechter, wenn jeder, der sich entsprechend seiner Fähigkeiten ausbildet und einsetzt, auch vergleichbar bezahlt würde. Ich vermag nicht einzusehen, warum es gerecht sein soll, dass ich als Dozent bei gleicher Arbeitszeit doppelt so viel verdiene wie meine Frau als Krankenschwester, obwohl wir uns doch beide in gleicher Weise engagieren und unsere Fähigkeiten in die Arbeit einbringen. Jetzt ist die Entlohnung natürlich nicht der einzige Aspekt, auf den im Vergleich verschiedener Arbeitstätigkeiten geachtet werden sollte. Ich möchte mit dem o.g. Bezirksleiter gar nicht tauschen wollen, weil dieser längere Arbeitszeiten hat, viel mehr Überstunden leisten muss, gar keine Zeit hat, das Geld genießen zu können etc. Meine Zufriedenheit infolge einer sinnvollen Arbeitstätigkeit ist mir sehr wichtig. Aber mit Gerechtigkeit und Leistungsbezogenheit hat das alles nichts zu tun.

Armut. In der Bundesrepublik gibt es einen zunehmenden Bereich von Armut. Nach dem Armutsbericht der großen Wohlfahrtverbände und der Gewerkschaften leben in der Bundesrepublik mittlerweile ca. 8 Millionen Menschen, das sind ca. 10 % der Bevölkerung, in Armut, d. h. um oder unterhalb des Existenzminimums, das bei uns beim Sozialhilfesatz von ca. DM 900,– für eine erwachsene Person liegt. Viele alleinerziehende Frauen mit ihren Kindern, um die 100 000, leben in Armut, dazu viele

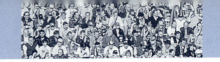

Rentnerinnen, die ihr ganzes Leben gearbeitet haben, aber sozialversicherungsrechtlich nicht abgesichert waren. Armut ist weiblich, und Kinder stellen bei uns ein Armutsrisiko dar. Das ist ein gesellschaftliches Armutszeugnis.

Wir nähern uns in der Bundesrepublik vielmehr amerikanischen Verhältnissen an, wo von der „2/3-Gesellschaft" geredet wird. Die oberen zwei Drittel der Gesellschaft, die, die Arbeit haben, haben ein mehr oder weniger gutes Auskommen. Das untere Drittel der Gesellschaft gerät in Vergessenheit und wird von ihr abgekoppelt. Um sie kümmern sich Sozialarbeiter, die dafür sorgen sollen, dass es nicht zu Krawallen und Straßenschlachten kommt. Diese Entwicklung ist keineswegs Ausdruck einer Leistungs- sondern einer Ellenbogengesellschaft, wo sich jeder auf Kosten Schwächerer durchzusetzen versucht.

Lernaufgabe
Diskutieren Sie in der Klasse über die These der „nivellierten Mittelschichtsgesellschaft" kontra der „2/3-Gesellschaft"! Was trifft Ihrer Meinung nach zu? Ist die Verteilung von Einkommen bei uns gerecht?

Literatur

Galtung, J.: Gewalt, Frieden, Friedensforschung. In: Senghaas, D.: Kritische Friedensforschung. Suhrkamp, Frankfurt/M. 1972

Giesecke, H. u. Mitarb.: Gesellschaft und Politik in der Bundesrepublik. Eine Sozialkunde. Fischer-TB, Frankfurt/M. 1976

Jaeggi, U.: Macht und Herrschaft in der Bundesrepublik. Fischer-TB, Frankfurt/M. 1972

Kühnl, R.: Formen bürgerlicher Herrschaft. Rowohlt, Reinbek 1971

Le Bon, G.: Psychologie der Massen. Kröner, Stuttgart 1982

Meueler, E.: Unterentwicklung. Wem nützt die Armut der dritten Welt? Rowohlt, Reinbek 1974

Roth, J.: Armut in der Bundesrepublik. Fischer-TB, Frankfurt/M. 1976

13 Führungsstile

Behandle andere Menschen so, wie du selbst behandelt werden möchtest.

Auch die vertikale Strukturierung, die Hierarchie, erfüllt heute ihren Zweck nicht mehr: Früher war der Leiter der bürokratischen Organisation der „Beste", der in seiner Laufbahn, bevor er an die Spitze kam, alle Abteilungen der Organisation durchlaufen hatte und sich daher auskannte; heute kann infolge der immer stärkeren Spezialisierung und Arbeitsteilung kein Leiter mehr Sachkenntnisse in allen Teilbereichen der Organisation haben. Er muss vielmehr delegieren und koordinieren. Trotzdem muss er **Autorität** beanspruchen können, um führen zu können. Dazu reicht heute aber nicht mehr die frühere Amtsautorität aus, die einem kraft der Position, die man inne hatte, automatisch zukam.

Neben der Sachautorität, also dem Fachwissen, kommt es heute vor allem auch auf die Persönlichkeitsautorität an, d. h. die Ausstrahlung, die Überzeugungskraft, das gute Vorbild etc. Wünschenswert wäre natürlich die Kombination aller drei Teilbereiche der Autorität.

Führung ist heute weitgehend Kommunikation, während sie früher mit Anordnung auskam. Es kommt heute also sehr auf einen neuen, nicht autoritären Führungsstil an. Klassischerweise werden drei verschiedene Führungsstile voneinander unterschieden, die im Folgenden mit ihren Konsequenzen im Verhalten der Mitarbeiter beschrieben werden sollen:

Autoritärer Führungsstil. Hierbei handelt es sich um den Führungsstil von „Befehl und Gehorsam": Der Führer befiehlt, und widerspruchslos, ohne Diskussion, müssen die Untergebenen oder Mitarbeiter den Anweisungen nachkommen und sie ausführen. Widerstand oder abweichende Meinungen werden nicht geduldet, nach dem Motto „friss oder stirb" hat der Mitarbeiter nur die Wahl zwischen Anpassung bzw. Unterwerfung oder Kündigung. Der autoritäre Vorgesetzte kritisiert seine Mitarbeiter vornehmlich nicht auf der sachlichen Ebene, sondern greift sie persönlich als unzulänglich, untauglich etc. an. Er kritisiert sehr stark, unterbricht seine Mitarbeiter, kann nicht zuhören und lässt keinen Entscheidungsspielraum. In der Konsequenz führt dies bei den Mitarbeitern zu einer sehr gereizten Stimmung indirekter, unterschwelliger Aggressivität. Gegenüber dem Vorgesetzten findet sich eine höchst widersprüchliche Einstellung, auf der einen Seite in seiner Anwesenheit übertriebene Unterwürfigkeit, auf der anderen Seite in seiner Abwesenheit rebellierendes, nicht offenes, sondern verstecktes Auflehnungsverhalten. Es wird nicht eigenständig, sondern nur auf Anweisung gearbeitet, also „Dienst nach Vorschrift" gemacht (s. Kap. 3.2 Intrinsische kontra extrinsische Motivation, S. 34 f). Die Arbeitsproduktivität ist sehr gering, weil sie von ständiger Kontrolle abhängig ist.

Anti-autoritärer Führungsstil. Aus der Kritik am autoritären Führungsstil entwickelt, wird hier auf jede vorgegebene Anweisung, auf jede Art Befehle verzichtet. Es werden gar keine Vorgaben oder Vorschläge gemacht und weder gelobt noch getadelt. Alles wird der eigenständigen Initiative der Mitarbeiter überlassen und ausführlich ausdiskutiert. In der Konsequenz sind zwei völlig verschiedene Verhaltensweisen der Mitarbeiter anzutreffen: Eigenständige, selbstbewusste Mitarbeiter nutzen das Vertrauen, das in sie gesetzt wird, und arbeiten verantwortlich mit höchster Zufriedenheit (s. Kap. 3.2 Intrinsische kontra extrinsische Motivation, S. 34f); die meisten Mitarbeiter sind allerdings hoffnungslos überfordert und können mit dem angebotenen Entscheidungsfreiraum nichts anfangen. Sie reagieren gereizt, übellaunig und lustlos. Rücksichtslosigkeit gegenüber den Kolleginnen und Kollegen und Unzuverlässigkeit, asoziales Verhalten, machen sich breit, die Arbeitsproduktivität ist äußerst gering. Aus der Pädagogik sind diese Auswirkungen der „Laissez-faire"-Methode, des „Alles-laufen-Lassen", ebenfalls bekannt.

Partnerschaftlicher Führungsstil. Bei diesem Führungsstil wird versucht, die Nachteile der beiden anderen Varianten zu vermeiden: Es werden Vorgaben gemacht, über die aber diskutiert wird; von den Mitarbeitern wird etwas erwartet, aber Eigeninitiative ist erwünscht und wird belohnt. Kritik wird zwar geäußert, bezieht sich aber auf die Sache und nicht auf die Person. Der gegenseitige Respekt bildet die Grundlage des miteinander Umgehens. In der Konsequenz führt dies bei den Mitarbeitern zum einen zu sehr sozialem Verhalten und zum anderen zu einer viel höheren Arbeitsproduktivität, weil sie sich wertgeschätzt und anerkannt fühlen. Konflikte, die es in der Arbeitswelt immer geben wird (s. Kap. 14.2 Rollenkonflikte, S. 166ff), werden hier durch die Einsicht in die Notwendigkeit der Zusammenarbeit eingegrenzt und bearbeitet. Gerade weil wir Menschen alle ein Grundbedürfnis nach Anerkennung haben, gehört dem partnerschaftlichen Führungsstil die Zukunft.

Lernaufgabe
Vergleichen Sie einmal ihre eigenen Lernerfahrungen als Schüler bzw. Schülerin, aber auch in der Ausbildung auf Station, mit den hier beschriebenen unterschiedlichen Führungsstilen. Mit welchem Führungsstil kommen Sie persönlich am besten klar?

Literatur

Kählin, K., P. Müri: Sich und andere führen. Psychologie für Führungskräfte, Mitarbeiterinnen und Mitarbeiter. Ott, Thun 1999

14 Rolle in der Gesellschaft

Der selbstbewusste Mensch kann nicht immer nur das tun, was andere von ihm erwarten.

14.1 Rollentheorie

Als modernste soziologische Theorie ist nach dem 2. Weltkrieg in den USA und bei uns die Rollentheorie entwickelt worden. Der Begriff der „Rolle" ist aus der Schauspielerei entlehnt worden, wo ein Schauspieler sich in einen anderen Menschen hineinversetzt und seine „Rolle" spielt.

Definition
Die Rolle setzt sich aus den Erwartungen zusammen, die an die Rolle gestellt werden.

Es handelt sich dabei vor allem um Erwartungen, die von außen, also von anderen, an die Rolle gestellt werden. Hinzu kommen allerdings auch die eigenen, inneren Erwartungen des Rollenträgers selbst. Sie sind wichtig, um nicht in Gefahr zu geraten, immer nur das zu tun, was andere von uns erwarten. Es kommt in der Rollentheorie, soziologisch formuliert, eigentlich auf die gleiche Kompromissbildungsfähigkeit an wie in der Psychoanalyse (s. Kap. 6 Persönlichkeitsbild der Psychoanalyse, S. 52 ff). Die Erwartungen von außen und innen, die Erwartungen der anderen und die eigenen, müssen ins Gleichgewicht gebracht werden, um Ich-Identität entwickeln zu können. Der soziologische Begriff der Ich-Identität bedeutet nichts anderes als das Selbstbewusstsein oder Selbstvertrauen in der Psychologie.

Die Gewinnung von Ich-Identität als Ziel der Rollentheorie ist so allgemein betrachtet aber auch wieder nicht ganz richtig, denn es gibt zwei völlig verschiedene Richtungen der Rollentheorie:

Konservative Rollentheorie. In der amerikanischen Soziologie wurde von Parsons (1951) der Struktur-Funktionalismus begründet. Es wurde auf das Funktionieren von Strukturen abgehoben und davon gesprochen, dass es die „normative Kraft des Faktischen" gebe. Nur was funktioniere, habe Bestand. Die Tatsache des Funktionierens reicht dann bereits aus, den Bestand zu rechtfertigen. Das oberste Ziel bei Parsons ist die notwendige Integration des Einzelnen in das gesellschaftliche Normen- und Wertesystem, damit die Gesellschaft in der Zukunft weiter bestehen kann. Die gelungene Integration ist das Ziel und Ergebnis der Sozialisation.

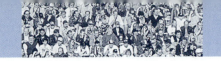

Allerdings gewinnt man bei Parsons und seinen Schülern Ich-Identität nicht durch sich selbst, sondern nur, wenn man mit den gesellschaftlichen Normen und Werten übereinstimmt, sich an die Vorgaben der Gesellschaft anpasst. Die Bildung von Ich-Identität ist dann eher vergleichbar mit dem Auslöschen von Individualität. Hier wird die Parallele zum extrinsischen Motivationstyp deutlich (s. Kap. 3.2 Intrinsische kontra extrinsische Motivation, S. 34f). Bei Parsons geht es also um den „außengeleiteten" Menschen, der sich den Erwartungen äußerer Autoritäten unterwirft und anpasst. Riesman (1956) hat diesen Typus als den modernen Massenmenschen genauestens beschrieben. Konflikte werden in der Rollentheorie von Parsons als unerwünscht angesehen. Die konservativen Kräfte wollen immer das Bestehende bewahren, und Konflikte gefährden den bestehenden Status quo und werden daher abgelehnt, sie sollen vermieden und auf keinen Fall ausgetragen, sondern „unter den Teppich gekehrt werden".

Kritische Rollentheorie. In der kritischen Rollentheorie, die von Vertretern wie Krappmann entwickelt wurde, geht man von der Voraussetzung aus, dass die Gesellschaft sich ständig wandeln und verändern muss. Durch den „sozialen Wandel" versucht die Gesellschaft sich an veränderte Interessenlagen anzupassen. Der soziale Konflikt wird hier als Hinweis auf soziale Missstände verstanden und positiv gewertet, zeigt er doch Veränderungsbedarf auf. Allerdings wird die Gesellschaft auch hier als veränderungsbedürftig gesehen, weil sich in ihr Herrschaftsinteressen von Einzelnen und von Interessengruppen zeigen. Das Ziel der kritischen Theorie ist nicht der angepasste, sondern der „mündige", der kritische Bürger. Ich-Identität wird hier als erreicht gesehen, wenn die Erwartungen der Gesellschaft, die Erwartungen anderer an das eigene Handeln, kritisch hinterfragt werden. Dabei muss es immer wieder um einen Ausgleich mit den eigenen Erwartungen gehen. Auch hier ist die Parallele zum intrinsischen Motivationstyp unübersehbar (s. Kap. 3.2 Intrinsische kontra extrinsische Motivation, S. 34f).

14.2 Rollenkonflikte

Merke
Widersprüchliche Erwartungen gehören in der Arbeitswelt zum alltäglichen Brot.

Am Beispiel der Berufsrolle sollen im Folgenden die zu erwartenden Konflikte beschrieben werden, die schnell entstehen können, wenn verschiedene Erwartungen aufeinander treffen. Rollenkonflikte gehören zum beruflichen Alltag, sie können nicht vermieden, sondern nur bewältigt werden.

14 Rolle in der Gesellschaft

Definition
Bei einem Konflikt handelt es sich um das Aufeinandertreffen unterschiedlicher und widersprüchlicher Interessen, Wünsche und Erwartungen, wobei sich ein Einzelner oder eine Gruppe auf Kosten eines anderen oder einer anderen Gruppe durchzusetzen versucht.

Ein Konflikt ist also wesentlich gravierender als eine Meinungsverschiedenheit. Besonders bedrohlich wird ein Konflikt dann erlebt, wenn die Beteiligten über unterschiedliche soziale Ressourcen und Macht verfügen. Die Soziologen unterscheiden zwei Arten von Rollenkonflikten:

Inter-Rollenkonflikt

Jeder Mensch hat nicht nur eine Rolle, sondern viele verschiedene, je nachdem, wo er sich gerade aufhält und mit wem er gerade zusammen ist. Z. Zt. fülle ich gerade die Rolle des Autors eines Lehrbuches aus, heute morgen war ich Dozent an der Krankenpflegeschule, als ich nach Hause kam, war ich Ehemann und erkundigte mich bei meiner Frau, wie es im Krankhaus bei der Arbeit war, danach holte ich meine Tochter im Hort ab, war also Vater, morgen abend bin ich Supervisor etc. (Abb. 14.1). Zum Inter-Rollenkonflikt kommt es nun, wenn zwischen den einzelnen Rollenteilen widersprüchliche, nicht vereinbarte Erwartungen bestehen.

Beispiel
Mein Freund, mit dem ich dienstags immer Badminton spielte, ruft an, ob ich diese Woche ausnahmsweise mal am Donnerstagabend spielen

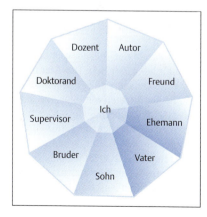

Abb. 14.1 Inter-Rollenkonflikt des Autors

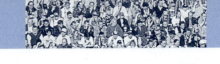

könne. Das geht aber nicht, weil meine Frau donnerstags ihren freien Abend hat und singen geht, ich also zu Hause bei den Kindern bleiben muss.

Beim Inter-Rollenkonflikt geht es darum, dass jeder Einzelne für sich herausfindet, was ihm wichtig ist; jeder muss eine Prioritätenliste für sich erstellen, damit er sich nicht verzettelt. Denn neben den verschiedenen Rollenteilen muss jeder auch noch seine Einzelinteressen unter einen Hut bekommen. Ich muss also in jeder Teilrolle noch wissen, wer ich bin, sonst gefährde ich meine Ich-Identität.

> **Beispiel**
> Nach dem Ende meines Supervisions-Aufbaustudiums vor zwei Jahren wollte ich gerne noch weiter studieren und im Anschluss auch noch eine Doktorarbeit machen. Das hätte aber noch einmal 5 Jahre gedauert, und mir war klar, dass das nur auf Kosten der Kinder und der Familie ginge. Die Familie hatte nun aber schon in den Jahren des Studiums zurückstecken müssen, und außerdem wollte meine Frau auch noch eine neue Ausbildung machen. Also musste ich abwägen und habe die Doktorarbeit erst einmal schweren Herzens zurückgestellt, weil nicht alles gleichzeitig machbar ist. Vielleicht kann ich ja nach dem Abschluss der Ausbildung meiner Frau noch einmal auf den Wunsch mit der Doktorarbeit zurückkommen.

Intra-Rollenkonflikt

Der Intra-Rollenkonflikt ist wesentlich schwieriger, weil es sich hierbei um unterschiedliche und widersprüchliche Erwartungen nicht zwischen einzelnen Rollenteilen, sondern innerhalb einer Teilrolle handelt. Beim Intra-Rollenkonflikt sitzt man quasi „zwischen den Stühlen".

Pflegerolle. In der „Pflegerolle" begegnen wir einem klassischen Konflikt widersprüchlicher Interessen: Der **Arzt** erwartet von den Angehörigen der Pflege eine assistierende, unterstützende Tätigkeit, sie sollen ihm die benötigten Informationen und Beobachtungen mitteilen, die er braucht, um diagnostizieren zu können; sie sollen seine Anordnung ausführen und ihre Konsequenzen auf den Patienten beobachten. Der **Patient** erwartet von den Angehörigen der Pflege, dass sie rund um die Uhr nur für ihn da sein sollen; sie sollen ihm das Medizinkauderwelsch der Ärzte übersetzen, für ihn bei den Ärzten intervenieren und ihn und seine Angehörigen trösten und beraten. Das alles zu gleicher Zeit ist nicht erfüllbar. Deswegen fühlen sich Krankenschwestern und -pfleger oft zwischen den widersprüchlichen Erwartungen zerrissen.

14 Rolle in der Gesellschaft

Beispiel

Der Arzt ordnet bei einem neu aufgenommenen Kind die volle Labor-Diagnostik an, obwohl das Kind erst am Vortag beim Kinderarzt durchgecheckt worden ist. Das Kind hat offensichtlich Angst vor dem Blutabnehmen, und die Mutter wendet sich hilfesuchend an die Krankenpflegerin, ob das denn wirklich nötig sei.

Handlungsmöglichkeiten. Der Intra-Rollenkonflikt verlangt nach einer Entscheidung: Welche Interessen bzw. Erwartungen sind wichtiger, müssen ernst genommen und beachtet werden, die des Arztes oder die des Patienten? Hier ist eine prinzipielle Entscheidung, eine Haltung gefordert. Natürlich sind verschiedene Handlungsmöglichkeiten vorstellbar:

– Man tut, was der Arzt verlangt, weil dieser am längeren Hebel sitzt;
– man tut, was der Patient möchte, weil der Patient letztlich unser Auftraggeber im Krankenhaus ist;
– man hält sich aus dem Konflikt heraus, sagt dem Arzt, dass der Patient die Labordiagnostik nicht will und fordert ihn auf, das selbst mit dem Patienten zu klären;
– wenn der Arzt da ist, ist er da, wenn er weg ist, ist er weg, dann tut man das, was man selbst für richtig hält.

Der Intra-Rollenkonflikt in der Pflegerolle ist noch dadurch kompliziert, dass eine Vielzahl von unterschiedlichen Erwartungen und Interessen ins Spiel kommen; es sind ja nicht nur die Ärzte und Patienten, die etwas von den Krankenschwestern und -pflegern erwarten. Die Angehörigen der Patienten, die Kolleginnen und Kollegen, die anderen Berufsgruppen, die PDL, die Geschäftsführung, die Schule und eigene Angehörige haben auch noch Erwartungen (Abb. 14.**2**). Den ganzen Tag gibt es immer mindestens einen, der um Hilfe ruft. Es ist unmöglich, es allen recht zu machen. Selbst wer es versucht, ist zum Scheitern verurteilt, weil es viel zu viele widersprüchliche Erwartungen und Interessen sind. Zum Glück gibt es dann auch noch die eigenen Erwartungen an die eigene Professionalität: „Was muss ich tun, damit ich mir morgens beim Blick in den Spiegel nichts vorwerfen muss?" Dann muss man abwägen, welche Erwartung von all denen, die an einen gestellt werden, einem wichtig ist. Man muss auswählen und Prioritäten setzen, manchmal eben auch „Nein" sagen, weil man nicht alles tun kann und es auch nicht allen recht machen kann.

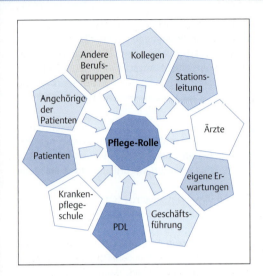

Abb. 14.2 Intra-Rollenkonflikt am Beispiel der Pflegerolle

14.3 Patientenrolle und Pflegerolle

Patientenrolle. Es gibt aber nicht nur den Intra-Rollen-Konflikt der Pflegerolle zwischen Arzt und Patient, sondern durchaus auch Widersprüche zwischen der Patientenrolle und der Pflegerolle. Der Patient ist im Krankenhaus erst einmal verunsichert: Er ist aus seiner gewohnten Rolle im Beruf oder zu Hause herausgerissen worden und kann sich nicht mehr an seiner Position festhalten. Die Maschinerie des Krankenhauses ist ihm nicht bekannt, dazu ist er krank, es geht ihm nicht gut, er ist im Ungewissen, was die Diagnostik ergibt, hat vielleicht Angst vor einer Operation oder ob er angesichts der Diagnose wieder in sein altes Leben zurückkehren kann; er ist auf Zeit dem Krankenhausbetrieb ausgeliefert, kann nicht einfach gehen.

Pflegerolle. Die Krankenschwester bzw. der -pfleger befindet sich in seiner Berufsrolle: Die Arbeit ist tägliche Routine und verleiht Sicherheit, die tägliche Gewöhnung an den Umgang mit Schmerzen und Leid stumpft ab. Das Getriebe des Hauses und seine Arbeitsteilung sind bekannt, nach der Arbeit kann er bzw. sie abschalten, nach Hause gehen und sich entspannen; bei Arbeitsüberlastung findet sich Unterstützung bei den Kollegen und Kolleginnen.

14 Rolle in der Gesellschaft

Beziehungsverhältnis. Das Verhältnis Patient/Krankenschwester bzw. -pfleger ist ein Beziehungsverhältnis. Es wird seitens des Patienten zusätzlich belastet durch:
- **Regression:** Viele Patienten lassen sich im Krankheitsfall richtig hängen; sie regredieren auf eine frühere Reifestufe, sie verhalten sich nicht wie erwachsene, selbstständige Menschen, sondern werden wieder zu Kindern, die sich von der Mutter verwöhnen und bedauern lassen wollen (s. Kap. 8 Abwehrmechanismen, S. 91 f);
- **Erlernte Hilflosigkeit:** Wer in seinem Leben bereits viele Misserfolge erlebt hat, hat eine negative Leistungsmotivation gelernt. Er traut sich nichts mehr zu und handelt daher nicht mehr verantwortlich für sich; er wird passiv und abwartend.

Seitens des Pflegepersonals wird das Beziehungsverhältnis zum Patienten zusätzlich erschwert durch:
- **Routine:** Die nötige emotionale Distanz wird oft hergestellt über den routinierten Umgang mit belastenden Situationen: „Stellen Sie sich nicht so an, reißen Sie sich mal zusammen und seien Sie ein Mann!" Gefühle des Patienten und Mitgefühl bei sich selbst werden so nicht zugelassen, sondern abgewehrt;
- **Arbeitsteilung:** Sie schützt vor zu viel Nähe und verhindert verantwortliches Handeln (s. Kap. 8.12 Institutionalisierte Abwehrmechanismen, S. 96 ff).

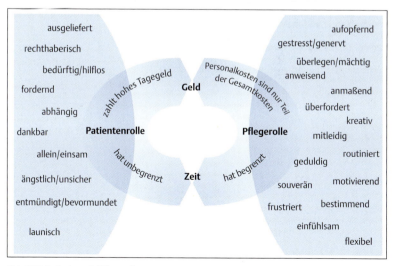

Abb. 14.3 Patientenrolle/Pflegerolle

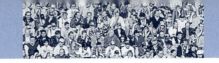

In der Gegenüberstellung des gegenseitigen Erlebens in der Patienten- und Pflegerolle wird deutlich, wie schwierig die tägliche Beziehung in der Begegnung der Pflege ist. Die Situation von Patient und Pflegekraft ist sehr unterschiedlich, und die Erwartungen sind teilweise widersprüchlich. Zu einer gelungenen Beziehung gehört das immer wieder neue Aushandeln der unterschiedlichen Erwartungslagen.

In einem Brainstorming meiner Schüler zum Unterschied des gegenseitigen Erlebens in der Patienten- und Pflegerolle kamen folgende Punkte zusammen (Abb. 14.**3**).

 Lernaufgabe
Fallen Ihnen noch mehr Beschreibungen zum Konflikt von Patienten- und Pflegerolle ein?

Hang, F.: Kritik der Rollentheorie. Fischer-TB, Frankfurt/M. 1975

Hornung, R., J. Lächler: Psychologisches und soziologisches Grundwissen für Krankenpflegeberufe, 8. Aufl. Psychologie Verlags Union, Weinheim 1999

Joas, H.: Die gegenwärtige Lage der soziologischen Rollentheorie. Akademische Verlagsgesellschaft, Frankfurt/M. 1975

Parson, T.: The social system. Glencoe III, 1951

Riesmann, D.: Die einsame Masse. Rowohlt, Reinbek 1956

15 Balancierende Ich-Identität

Die Ich-Identität muss immer wieder neu ausbalanciert werden zwischen den Polen der Bedürfnisse und Interessen des Einzelnen und den Erwartungen der anderen.

Als Vertreter der kritischen Rollentheorie hat Lothar Krappmann einen Entwurf der „balancierenden Ich-Identität" vorgelegt (1975). Der soziologische Begriff der Ich-Identität umschreibt das, was in der Psychologie durch das Selbstbewusstsein (s. Kap. 6 Persönlichkeitsbild der Psychoanalyse, S. 52 ff) ausgedrückt wird. Erreicht werden soll dies durch das Ausbalancieren, also das Gleichgewicht zwischen den verschiedenen Erwartungsebenen. Das Ziel ist dabei für Krappmann immer, den Handlungsspielraum des Einzelnen zu vergrößern. Krappmann beschreibt dieses Gleichgewicht auf drei Ebenen:

- Gleichgewicht auf der Inter-Rollenkonfliktebene, z. B. Kinderrolle in der Familie und Freundesrolle in der Freizeit;
- Gleichgewicht auf der Intra-Rollenkonfliktebene, z. B. Erwartung der Lehrer von Ernsthaftigkeit und Fleiß in der Ausbildung und eigenen Erwartung der Schüler und Schülerinnen an Freizeit und Ausgleich;
- Gleichgewicht zwischen dem Bedürfnis, sich den anderen als einmalig und individuell, von allen übrigen verschieden darzustellen, und zum anderen der Notwendigkeit, die Anerkennung der anderen zu finden.

15.1 Interaktionsprozess

Die Entwicklung und Aufrechterhaltung der balancierenden Ich-Identität ist nur im Prozess der sozialen Interaktion möglich (s. Kap. 18 Kommunikation und soziale Interaktion, S. 212 ff). Der Einzelne muss ständig mit anderen Kontakt aufnehmen, in Kommunikation treten, weil sich der soziale Charakter des Menschen darin zeigt, dass er die meisten seiner Bedürfnisse nicht im Akt der Selbstbefriedigung erlangen kann, sondern auf andere Menschen angewiesen ist.

Krappmann gliedert den Interaktionsprozess in drei Schritte:

1. **Selbstdarstellung der eigenen Bedürfnisse und Interessen:** Das Individuum muss dem anderen seine Identität, wer er ist und sein möchte, darstellen. Das ist nur möglich, wenn der Einzelne soziale Rollen subjektiv den eigenen Bedürfnissen und der eigenen Lebensgeschichte entsprechend anlegt und interpretiert. Die Selbstdarstellung darf dabei allerdings auch nicht übertrieben und

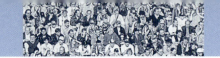

überzogen werden, weil sonst die Anschlussfähigkeit an die Bedürfnisse und Erwartungen des anderen verloren geht;

2. **Interpretation des Gegenübers:** Nach der Selbstdarstellung muss überprüft werden, welche geäußerten Interessen nicht alleinige, sondern verallgemeinerungsfähige, also gemeinsame Interessen sein könnten. Dazu muss dem anderen ebenfalls die Gelegenheit gegeben werden, seine Bedürfnisse zu äußern;

3. **Verhandeln über die Organisation der gemeinsamen Teile der Bedürfnis- und Erwartungslagen:** Die Menschen haben unterschiedliche und manchmal auch widersprüchliche Erwartungen aneinander. Diese kann und will der Einzelne nicht immer voll erfüllen. Angesichts solcher Konflikte ist es notwendig, über auseinandergehende Erwartungen und Anforderungen zu verhandeln, um das gemeinsam Mögliche anzugehen. Dies kann allerdings nicht durch einseitiges Durchsetzen auf Kosten des anderen, sondern nur durch gleichberechtigtes miteinander Umgehen, durch Ausbalancieren, durch Kompromisse erreicht werden.

Kompromissleistung. Ich-Identität ist also kein fester Besitz, sondern muss als Bestandteil und Ergebnis des Interaktionsprozesses angesichts immer neuer und veränderter Erwartungen und einer sich ständig verändernden Lebensgeschichte des Einzelnen immer neu formuliert, dargestellt und erarbeitet werden. Auffällig ist dabei, dass hier in der Sprache der Soziologie die gleiche Notwendigkeit des Ausbalancierens, des Gleichgewichts, beschrieben wird wie in der PSA: Auf der Gleichgewichtsebene des Inter-Rollenkonflikts geht es darum, dass der Einzelne für sich herausfindet, was er will, wo seine Prioritäten liegen. Das entspricht in der PSA dem Bereich des ES. Auf der Ebene des Intra-Rollenkonflikts muss der Einzelne abwägen zwischen dem, was er will, und dem, was die anderen von ihm erwarten. Dies entspricht in der PSA dem ÜBER-ICH. Zwischen dem Bedürfnis, sich selbst darzustellen und trotzdem anschlussfähig an die anderen zu bleiben, versucht in der PSA das ICH einen realistischen Kompromiss zu finden; in diesem Sinne ist die gewonnene Ich-Identität das Gleiche wie das selbstbewusste Ich, das weiß, was es will, und gleichzeitig weiß, dass es bei den meisten seiner Bedürfnisse auf andere angewiesen ist. Der soziologische Begriff der Ich-Identität deckt sich somit mit dem des Selbst-Bewusstseins in der PSA. Das Ziel, nämlich die Stärkung des Selbstbewusstseins und die Vergrößerung seiner Handlungsmöglichkeiten, ist identisch (s. Kap. 6 Persönlichkeitsbild der Psychoanalyse, S. 52 ff).

15.2 Voraussetzungen zur Erlangung von Ich-Identität

Gesellschaftliche Normen

Nach Krappmann müssen bestimmte gesellschaftliche und individuelle Bedingungen vorhanden sein, damit die Ich-Identität des Einzelnen erreicht werden kann. Voraussetzung seitens der Gesellschaft sind flexible Normensysteme, die vom Individuum neu- und uminterpretiert werden können, ohne dass gleich Sanktionen drohen. Die Soziologen unterscheiden hier zwischen
- Kann-Normen,
- Soll-Normen,
- Muss-Normen.

Der Bereich der Kann- und Soll-Normen sollte in der Gesellschaft möglichst groß sein, damit der Handlungsspielraum des Einzelnen nicht von vornherein zu sehr eingeschränkt und festgelegt ist.

Beispiel
Persönliche Wünsche **können** in die Dienstplangestaltung einfließen; der Dienstplan **soll** möglichst frühzeitig bekannt gegeben werden; die gesetzlich vorgeschriebenen Arbeits- und Ruhezeiten **müssen** im Dienstplan eingehalten werden.

Grundqualifikationen des Individuums

Voraussetzung seitens des Individuums sind einerseits Kommunikationsfähigkeit und andererseits Konfliktfähigkeit. Dazu muss der Einzelne im Verlauf seiner Sozialisation sowohl aktive Fähigkeiten, wie das Einfühlungsvermögen in die Erwartungen anderer und die Darstellung eigener Erwartungen, als auch passive Fähigkeiten, wie Toleranz für auseinandergehende Erwartungen und für unvollständige Bedürfnisbefriedigung, erlernt haben. Krappmann hält im Einzelnen folgende Grundqualifikationen für erforderlich:

Rollendistanz

Die erste Voraussetzung für die Gewinnung von Ich-Identität besteht darin, sich Normen gegenüber reflektierend und interpretierend zu verhalten.

Definition
Der philosophische Begriff der Reflexion bedeutet „Hinterfragen".

Das Individuum muss in der Lage sein, die eigene Rolle und die damit verbundenen Erwartungen gewissermaßen von außen her zu sehen und kritisch zu durchleuchten. Die Ich-Identität wird zum Bezugspunkt, von dem aus einzelne Rollen und die an sie gerichteten Erwartungen gesehen und uminterpretiert werden können.

Beispiel

Wenn ich als Lehrer von meinen Schülerinnen und Schülern im Fach Psychologie verlangen würde, im Rahmen des Unterrichts alle vom 10-Meter-Brett im Schwimmbad zu springen, würde Rollen-Distanz Folgendes bedeuten: Die Schüler würden nicht sofort springen, sondern erst einmal kritisch hinterfragen, ob diese Erwartung seitens des Lehrers berechtigt und begründet ist. Müssen wir das? Steht das irgendwo im Curriculum? Welchen inhaltlichen Sinn und Bezug hat die Erwartung des Lehrers zum Fach Psychologie? Warum sollen wir das? Welche Erwartungen werden damit verbunden? Können wir das? Zum Schluss auch noch wichtig der Aspekt der Realitätsprüfung: Ist überhaupt Wasser im Schwimmbecken?

Die Möglichkeit, sich reflektierend und interpretierend gegenüber Normen zu verhalten, hängt dabei einerseits von der bereits beschriebenen Strenge und dem Sanktionsgrad der gesellschaftlich legitimierten Normen ab. Andererseits ist dafür aber auch die Art der Rollenaneignung durch das Individuum in seiner Sozialisation verantwortlich. Krappmann verweist hier auf zwei verschiedene „Gewissenstypen", die bereits in der Unterscheidung der verschiedenen Motivationstypen vorgestellt wurden (s. Kap. 3.2 Intrinsische und extrinsische Motivation, S. 34 f). Für die Gewinnung von Rollendistanz wird der „humanistische Gewissenstyp" verlangt, der in der intrinsischen Motivation gelernt wurde. Nur wer ein Gewissen als innere Orientierungsinstanz entwickeln konnte, ist in der Lage, eigenständig zu denken und zu hinterfragen. Der extrinsische Motivationstyp des „außengeleiteten Menschen" ist nicht in der Lage zu hinterfragen, weil er Angst vor den angedrohten Sanktionen, vor dem Ausschluss aus der Gruppe oder der Missachtung seitens der Autoritäten hat. Eigenständigkeit im Denken und Handeln hat er nie gelernt.

Role-taking (Empathie)

Das deutsche Wort für Empathie bedeutet Einfühlungsvermögen: Das Individuum muss imstande sein, sich in die Rolle des anderen hineinzuversetzen. In die Überlegungen und Entscheidungen des eigenen Handelns wird in der Entwicklung zum Erwachsenen immer mehr einbezogen, wie der andere, der jeweilige Partner in der Kommunikation, handeln und reagieren wird. Erst wenn alle, die an der Interaktion beteiligt sind, einschätzen können, was der jeweilige Partner vorhat, wie er auf das eigene Verhalten reagieren wird, kann sich eine stabile Interaktion entwickeln. In

15 Balancierende Ich-Identität

unserer Gesellschaft ist diese Fähigkeit besonders geschätzt für den „sozialen Aufstieg", wenn es darum geht, sich den Erwartungen des Gegenübers, z. B. bei der Vorstellung für eine Stelle in der Personalabteilung, vorhersehend anzupassen und unterzuordnen. Empathie ist jedoch keine rein kognitive Fähigkeit, sodass man sich leichter in die Rolle von jemandem einfühlen kann, dem man Sympathie entgegenbringt, als in die Rolle von jemandem, den man unsympathisch findet. Die Entwicklung des Einfühlungsvermögens ist eine Grundvoraussetzung für die Arbeit mit Menschen in den sozialen Berufen. Bevor man von anderen etwas erwartet, sollte man sich erst einmal vorstellen, wie er sich anfühlen würde, wenn das jemand von einem selbst erwarten bzw. fordern würde. „Was ich selbst nicht angetan haben möchte, das sollte ich auch niemand anderem antun!" Dabei ist es gar nicht so leicht, sich in den anderen einzufühlen. Dazu bedarf es durchaus der Mühe und einiger Zeit.

> **Beispiel**
> Ein Indianersprichwort besagt, dass man erst 1000 Meilen in den Mokassins eines anderen gelaufen sein muss, um verstehen zu können, wie der sich fühlt.

Das Einfühlungsvermögen wächst nicht von allein. Erst wenn wir uns die Mühe machen, sind wir in der Lage nachzuspüren, wie es dem anderen geht, ob die Mokassins bequem sind oder drücken, ob sie abgelaufen sind etc.

Ambiguitätstoleranz

> **Definition**
> Die Situationen, in die das Individuum bei sozialen Interaktionen gerät, sind oft widerspruchsvoll. Verschiedene Wertgeltungen, Normen und Bedürfnisse stoßen hier meist aufeinander. Mehr denn je scheint es heute notwendig, solche Vieldeutigkeit (Ambiguität) und Unsicherheit zur Kenntnis zu nehmen und ertragen zu lernen (zu tolerieren).

Toleranz heißt in diesem Zusammenhang jedoch nicht, sich mit den bestehenden Verhältnissen zufrieden zu geben, sondern beinhaltet die Aufgabe, Konflikte zu präzisieren, und die Fähigkeit, mit solchen Konflikten und Schwierigkeiten leben zu können. Die Welt wird von uns allen subjektiv gesehen und durch die Brille unserer eigenen Interessen gewertet. „Sehen wir die Dinge doch einmal realistisch, so wie ich sie sehe!", ist ein vielfach zu hörender Spruch. Wir müssen einerseits damit leben lernen, dass jeder die Welt anders, eben subjektiv sieht, andererseits aber auch, dass wir Kompromisse schließen müssen, weil wir nicht allein auf der

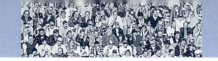

Welt sind, die Grenzen der anderen respektieren müssen, damit wir uns auch begegnen können. Wir müssen Kompromissfähigkeit lernen, weil wir einsehen müssen, dass es nicht nur verschiedene, gleichberechtigte Ansprüche gibt, die Welt zu sehen und zu interpretieren. Wir müssen sie auch lernen, weil wir uns nicht auf Kosten anderer durchsetzen dürfen, sondern Rücksicht nehmen müssen.

> **Beispiel**
>
> Ein „starkes Team" ist ein Team, das unterschiedliche Meinungen seiner Mitglieder nicht nur aushält und toleriert, sondern als Bereicherung erlebt und für die Arbeit nutzbar macht. In einem „schwachen Team" werden Unterschiede nicht als belebend, sondern als verunsichernd erlebt und ausgegrenzt.

Identitätsdarstellung

Die Fähigkeit, Identität in einem Interaktionsprozess darstellen und präsentieren zu können, ist ebenfalls sowohl Voraussetzung als auch Folge von Ich-Identität. Das Individuum muss zeigen, dass es mehr ist als das, was es im Augenblick zu erkennen gibt. Es muss ausdrücken, was es tatsächlich außerdem noch, in anderen Rollen, ist und sein möchte. Nur wenn die eigene Identität in der Interaktion dargestellt und geäußert wird, ist sie für einen selbst und für andere erfahrbar. Wird Ich-Identität nicht zum Ausdruck gebracht, besteht auch nicht die Möglichkeit, sich mit unterschiedlichen und widersprüchlichen Erwartungen auseinanderzusetzen und sie zu verhandeln, um Kompromissmöglichkeiten auszuloten. Wird Ich-Identität nicht dargestellt, muss die Zufriedenheit durch Reduzierung der eigenen Ansprüche gesucht werden. Das Individuum isoliert sich zunehmend von anderen, wenn der Interaktionsprozess mit der Notwendigkeit, sich einzubringen und darzustellen, als zu schwierig und konfliktgeladen erlebt wird. Die mögliche Bedürfnisbefriedigung wird in jedem Fall eingeschränkt, wenn auf die Darstellung und Verhandlung der eigenen Identität, ihrer Wünsche und Erwartungen, verzichtet wird. Die Fähigkeit zur Identitätsdarstellung setzt ein differenziertes und selbstbewusstes Verhalten sowie die Fähigkeit, sich ausdrücken und auseinandersetzen zu können, voraus.

Da beißt sich die Katze natürlich selbst in den Schwanz: Um Ich-Identität erlangen zu können, benötige ich als Voraussetzung Ich-Identität, zumindest im Sinne der zuletzt beschriebenen Selbstdarstellungskompetenz des Selbstbewusstseins. Dies ist natürlich von den gesellschaftlichen Voraussetzungen her gesehen schichtenspezifisch unterschiedlich vorhanden bzw. gelernt worden. Die Anforderungen von Krappmann an die Grundqualifikationen zur Erlangung von Ich-Identität, sprachliche Möglichkeiten und Ausbildung des „humanistischen Gewissens", sind am ehesten im Bildungsbürgertum der Mittelschicht und Oberschicht gegeben. Am weitesten davon entfernt und dadurch doppelt benachteiligt sind die in unserer

15 Balancierende Ich-Identität

Gesellschaft sowieso schon unterprivilegierten Schichten, die untere Mittelschicht und die Unterschicht (s. Kap. 12.3 Schichtentheorie der Gesellschaft, S. 159ff). Hier liegt also ein großer emanzipatorischer Nachholbedarf, der sich auch im fehlenden Selbstbewusstsein der Pflegekräfte gegenüber den Ärzten ausdrückt.

Lernaufgabe

Im Berufsalltag des Krankenhauses haben Sie sicher schon verschiedene Krankenpflegeteams beobachten können. Inzwischen können Sie beurteilen, ob es sich dabei um „starke" oder „schwache Teams" handelt (vgl. Beispiel S. 178). Welche beobachtbaren Verhaltensweisen bzw. Äußerungen haben Sie als Grundlage Ihrer Einschätzung herangezogen?

Literatur

Krappmann, L.: Soziologische Dimensionen der Ich-Identität. Strukturelle Bedingungen für die Teilnahme am Interaktionsprozess. Klett, Stuttgart 1975

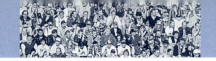

16 Einführung in die Sozialmedizin

Krankheit und Gesundheit werden von den gesellschaftlichen Verhältnissen beeinflusst.

Die Sozialmedizin ist eine noch junge Sonderdisziplin der Soziologie. In der Medizin steht bekanntlich die Frage von Krankheit und Gesundheit im Vordergrund. Die Sozialmedizin beschäftigt sich folgerichtig mit der Frage, inwieweit die gesellschaftlichen Verhältnisse Auswirkungen auf die Krankheit und Gesundheit der Gesellschaftsmitglieder haben. Sie ist also eine Erweiterung der medizinischen Fragestellung um den gesellschaftlichen Aspekt. Während in der normalen Anamnese die Vorgeschichte der Erkrankung erhoben wird, wird nun die Perspektive erweitert: Die Lebens- und Arbeitsbedingungen des erkrankten Menschen werden mit einbezogen.

Definition
Sozialanamnese ist die Erweiterung der Erhebung der Krankengeschichte um die Lebens- und Arbeitsbedingungen des erkrankten Menschen.

Einen an Lungenkrebs erkrankten Menschen würde man in der Sozialanamnese also nicht nur nach erblichen Vorbelastungen in der Familie und nach seinen Lebensgewohnheiten, ob er also z. B. raucht, fragen. Man würde auch fragen müssen, ob in der Familie geraucht wird, er also „passiver Raucher" ist; man würde fragen, wo er wohnt, um den Faktor der Luftverschmutzung mit einzubeziehen; man würde fragen, welchen Arbeitsplatz er hat, um mögliche krebserregende Arbeitsstoffe zu erfassen. Diese um gesellschaftliche Faktoren erweiterte Fragestellung ist notwendig, um langfristige Heilung zu ermöglichen. Dazu muss die Beschränkung auf die körperliche Betrachtungsweise der Krankheit überwunden werden.

Beispiel
Ein Herzinfarkt-Patient wird ins Krankenhaus eingeliefert. Die Sofortversorgung läuft an, der Patient wird stabilisiert und nach dem Krankenhausaufenthalt in eine Rehabilitationsmaßnahme geschickt. Danach kehrt er an seinen früheren Arbeitsplatz und zu seinen früheren Lebensgewohnheiten zurück. Nach anderthalb Jahren wird er mit dem zweiten Herzinfarkt eingeliefert.

Eine nur auf die Körperlichkeit der Erkrankung beschränkte Medizin verhilft dem Patienten langfristig nicht zur Heilung. Erst wenn der Patient auch darüber nachdenkt, wie es denn zu seinem Herzinfarkt kommen konnte, und er bereit ist, belastende Lebens- und Arbeitsbedingungen mit in Betracht zu ziehen und gegebenenfalls zu ändern, ist wirkliche Heilung möglich. Im anderen Fall werden nur Symptome behandelt.

Beispiel
Aus Amerika ist eine vergleichende Studie mit Krebspatienten bekannt, die am gleichen Krebs erkrankt waren und aus einer ähnlichen sozialen Schicht stammten. Es gab zwei deutlich erkennbare, unterschiedliche Patientengruppen. Der Unterschied bestand in ihrer Reaktion auf die Diagnose Krebs. Gruppe A war erschrocken und verzweifelt, zog sich passiv in ihr Schneckenhaus zurück, mied die Öffentlichkeit und hielt peinlich genau die ärztliche Medikation ein. Gruppe B war zuerst auch geschockt von der Perspektive einer nur noch kurzen Lebenserwartung. Danach überlegten die Mitglieder dieser Gruppe, was sie in ihrem Leben ändern könnten, um bewusster zu leben: Der eine ging auf Weltreise, der andere verkürzte seine Arbeitszeit, um sich mehr der Familie widmen zu können, der nächste gab seinen Beruf ganz auf, um noch einmal neu zu beginnen etc.

Lernaufgabe
Was meinen Sie, welche Patientengruppe die besseren Heilungschancen hat?

Heilung geschieht nicht von allein, indem man passiv darauf wartet, dass der Arzt einem schon helfen wird. Der Patient muss selbst gesund werden wollen und an sich arbeiten. Der Arzt kann dabei sicherlich Hilfestellung geben und den Patienten begleiten. Die Gruppe B im obigen Beispiel hat daher deutlich größere Heilungschancen als die Gruppe A.

16.1 Epidemiologie

Die Sozialmedizin interessiert sich also für den Zusammenhang zwischen der Gesellschaft und dem Gesundheits- oder Krankheitszustand ihrer Mitglieder. Um solche Zusammenhänge noch besser verstehen zu können, werden Daten über die Erkrankungen der Gesellschaftsmitglieder gesammelt. Diese statistische Methode der Sozialmedizin nennt sich Epidemiologie.

Definition
Epidemiologie ist die Häufigkeitsverteilung von Krankheit in der Gesellschaft.

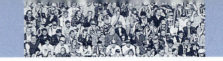

Krebsregister. Seit Jahren wird in der Bundesrepublik z. B. über den Sinn und Unsinn der Einführung eines Krebsregisters gestritten. Dort würden zentral für die Bundesrepublik alle krankheitsrelevanten Daten gesammelt, ähnlich wie bei den bereits meldepflichtigen Infektionskrankheiten. Alle Hausärzte, Krankenhäuser etc. wären verpflichtet, Neuerkrankungen und Krankheitsfälle an eine zentrale Meldestelle zu melden, damit mehr über gesellschaftliche Zusammenhänge der Krankheit „Krebs" bekannt würde. Die Statistiker der Epidemiologie würden verschiedene Einflussgrößen (Variablen) interessieren:
- Krebsart,
- Alter,
- Geschlecht,
- Region des Wohnortes.

 Beispiel

Die Urologen gehen davon aus, dass Prostatakrebs bei Männern (Geschlecht!) mit zunehmendem Alter immer weiter verbreitet ist. Die Region des Wohnortes hat keinen Einfluss auf die Erkrankung: 50 % der 50-Jährigen, 80 % der 80-Jährigen und 120 % der 120-Jährigen leiden an einer Prostatakrebserkrankung, sagen die Urologen anhand epidemiologischer Daten.

In der Epidemiologie werden also Daten aufbereitet über den Zusammenhang von persönlichen Merkmalen und gesellschaftlichen Einflussgrößen. Diese Zahlen können dann auch international verglichen werden, um Anhaltspunkte über die Ausbreitung von Krankheiten und regionale Besonderheiten zu erhalten. Zwei Begriffe sollen dazu noch eingeführt werden:

 Definition

Morbidität bedeutet die Zahl der in einem bestimmten Zeitraum an einer bestimmten Krankheit Erkrankten, bezogen auf meistens 100 000 Einwohner.

Mortalität bedeutet die Zahl der in einem bestimmten Zeitraum an einer bestimmten Krankheit Verstorbenen, bezogen wiederum auf 100 000 Einwohner.

So nützlich solche Zahlen sind, lässt sich allerdings die Sozialmedizin trotzdem nicht auf die Epidemiologie beschränken. Denn Zahlen bilden Zustände nur ab, sie erklären sie aber letztendlich nicht. Es muss weiter nach Ursachenfaktoren für Krankheit und Gesundheit gesucht werden. Entscheidend dabei ist natürlich die Definition von Krankheit und Gesundheit.

16.2 Definition von Gesundheit und Krankheit

Gesundheit und Krankheit sind polare Gegenbegriffe, die meist mit sich selbst erklärt werden: Gesundheit ist die Abwesenheit von Krankheit. Die Weltgesundheitsorganisation (WHO) hat den Versuch unternommen, Gesundheit allgemein verbindlich zu definieren:

Definition
„Gesundheit (ist) allgemein der Zustand völligen körperlichen, seelischen und sozialen Wohlbefindens, und das für jeden Menschen erreichbare Höchstmaß an Gesundheit (ist) eines seiner Grundrechte."

Nach der Definition der WHO sind wir dann wohl alle nur relativ „gesund", denn zur Gesundheit gehört nicht nur die körperliche, sondern auch die seelische, also die psychosomatische Gesundheit (s. Kap. 9 Psychosomatik, S. 106 ff). Selbst diese Erweiterung reicht nicht aus, weil dann noch die soziale Gesundheit fehlt. Der Mensch kann auch krank werden, wenn seine sozialen Beziehungen nicht zufriedenstellend, sondern zerreißend und krank machend sind. Für die Arbeit im Krankenhaus stellt die weitgefasste Zieldimension der Gesundheit durch die WHO die ständige Mahnung dar, über den Tellerrand der eigenen Beschränkung auf die körperliche Akutversorgung hinaus zu sehen. Tun wir dies nicht, dann werden die Menschen nicht gesund und heil, sondern erneut krank.

16.3 Verschiedene Medizintheorien zu Gesundheit und Krankheit

Theorien haben den Anspruch, Wirklichkeit zu erklären. An diesem Anspruch müssen sie auch gemessen werden. Insofern ist es wichtig, einmal die Grundannahmen über Krankheit und Gesundheit zu untersuchen, die in verschiedenen Theorierichtungen gesetzt werden. Dadurch werden im Vorfeld bereits bestimmte Bereiche ausgeklammert oder ins Zentrum der Betrachtung gerückt.

Beispiel
Zu dunkel?
Hodja Nasrudin ist der Schelm – der Till Eulenspiegel – des Nahen und Mittleren Ostens, [...]. Einmal hatte Hodja etwas verloren. Er suchte im Garten seines Hauses – auf dem Weg, der zur Eingangstür führte – unter den Blumen und Pflanzen [...]. Ein Nachbar beobachtete ihn und rief hinüber:

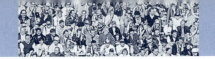

„Was suchst du?"
Darauf rief Hodja: „Ich habe meinen Ring verloren."
Der Nachbar kam herüber, und nun suchten beide Männer. Sie krochen auf allen vieren über den Rasen, durch Pflanzen und Hecken, aber sie fanden nichts [...]. Schließlich fragte der Nachbar: „Kannst du dich denn nicht erinnern, wo du ihn verloren hast?"
Hodja: „Ja. Unter meinem Bett."
Darauf der Nachbar: „Aber warum suchst du denn nicht dort?"
Hodja: „Dort ist es zu dunkel."
(Behrendt 1996)

Wer also bequem nur dort sucht, wo es hell ist, hat noch lange nicht die Sicherheit, dort auch etwas zu finden, vor allem dann nicht, wenn man sich dazu unbequemerweise auf dunkles, unbekanntes Gebiet wagen müsste. Hier liegt die Analogie obiger Geschichte zur heutigen Medizin. Nur noch in 40% der Fälle, in denen heute kranke Menschen zu den naturwissenschaftlich ausgebildeten Schulmedizinern gehen, finden diese eine körperliche Ursache. Das bedeutet aber doch im Klartext, dass in fast der Hälfte der Krankheitsfälle an anderer Stelle nach der Krankheitsursache gesucht werden müsste. Vor dieser Herausforderung gilt es nicht die Augen zu verschließen und die kranken Menschenn nicht auf die Facharztrundreise abzuschieben.
Im Folgenden wird aus der Sicht der Sozialmedizin ein Überblick über die verschiedenen Theorierichtungen zu Gesundheit und Krankheit gegeben.

Medizinisch-naturwissenschaftliches Krankheitsmodell

Allopathische Medizin. Es gibt verschiedene Bezeichnungen für diese Hauptrichtung der Medizin: Schulmedizin, Somatik, biologisches Krankheitsmodell etc. In der Universitätsausbildung der Ärzte ist diese Richtung am häufigsten, und oft ausschließlich, vertreten. Bei der Bezeichnung allopathische Medizin wird Krankheit von „allos" (griech.; fremd, anders) abgeleitet. Krankheit ist in diesem Verständnis wie ein äußerer Feind, den es nicht zu verstehen, sondern zu besiegen gilt. Gemäß dieser militärischen Logik wird dann konsequenterweise mit Kanonen auf Spatzen geschossen.

Beispiel
In den 70er Jahren wurden bei Grippeerkrankungen von den Hausärzten sehr oft Antibiotika verschrieben, was völlig unnötig und überzogen ist. Sagt doch ein Medizinerwitz, dass eine Grippe ohne Arzt zwei Wochen und mit Arzt vierzehn Tage dauert. Eine Grippe braucht also nur ihre Zeit zum Ausheilen und Abklingen. Infolge dieser weitverbreiteten Praxis sind

heute viele Bakterienstämme resistent geworden, weil sie sich an die unzähligen Antibiotikagaben gewöhnt und angepasst haben, und die Patienten reagieren nicht mehr auf Antibiotika, wenn sie sie wirklich bräuchten.

Grundannahmen der Schulmedizin.
- Jede Erkrankung besitzt eine besondere Ursache;
- Jede Krankheit zeichnet sich durch eine bestimmte körperliche (somatische) Grundschädigung aus. Diese Schädigung (Läsion) ist entweder in der Zelle oder im Gewebe lokalisiert oder besteht in der Fehlsteuerung von mechanischen und biochemischen Abläufen;
- Krankheiten haben typische äußere Zeichen (Symptome) und können daher durch wissenschaftlich geschultes Personal (Ärzte) erkannt werden;
- Krankheiten haben beschreibbare und vorhersagbare Abläufe, sie verschlimmern sich ohne medizinischen Eingriff (Intervention).

Kritik an den Grundannahmen der Schulmedizin.
- In 40 % der Fälle, in denen Patienten einen Arzt dieser Richtung aufsuchen, findet dieser keine körperliche Ursache. Er spricht dann von „funktionellen Syndromen" (Ausfallerscheinungen);
- Dieses Krankheitsmodell ist einseitig körperlich orientiert, es erfasst damit nur einen Teil der möglichen Krankheitsursachen und beachtet nicht die psychosomatischen Zusammenhänge von Körper, Gefühl und Denken;
- Das Krankheitsmodell ist für die Bewältigung von Krankheiten unzureichend, weil die Selbstheilungskräfte des Patienten nicht angesprochen und unterstützt werden, sondern alles auf den Arzt ausgerichtet ist;
- Das medizinische Krankheitsmodell ist nur auf die einzelne Person zentriert, unter Vernachlässigung ihrer sozialen Einbindung in Lebens- und Arbeitsbedingungen;
- Das Modell ist heilend und nicht vorbeugend orientiert, weil die Medizin erst in Erscheinung tritt, wenn Krankheit bereits eingetreten ist;
- Das medizinische Krankheitsmodell stabilisiert die Vorherrschaft der Ärzte („Halbgötter in Weiß") und führt infolge des hohen Erwartungsdrucks seitens der Patienten und der nicht ausreichenden Erklärungskraft seitens der Ärzte zur übermäßigen Verschreibung von Medikamenten als Alibi ärztlicher Tätigkeit. Das ist allerdings nicht Schuld der Ärzte allein. Dazu trägt auch die passive Erwartungshaltung der Patienten bei, für die ein guter Arzt der ist, der viel verschreibt.

Homöopathie. Ein ganz anderes Krankheitsverständnis findet sich in der von dem deutschen Arzt und Apotheker Samuel Hahnemann entwickelten Homöopathie.

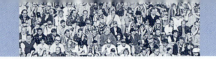

Hier wird Krankheit nicht als Feind verstanden und bekämpft. Hahnemann versuchte, die Ähnlichkeiten (griech. „homöos" = gleich) zwischen Krankheit und Gesundheit zu sehen. Es ist nämlich immer nur eine Frage der Dosierung, ob eine Droge, also ein Wirkstoff, krankmachend oder gesundheitsfördernd wirkt. So kann z. B. Digitalis sowohl tödlich als auch ein wirksames Herzmittel sein. In der Homöopathie werden die Abwehrkräfte des Immunsystems angestachelt, selbst mit den Krankheitserregern fertig zu werden.

Psychosomatisches Krankheitsmodell (Abb. 16.1)

Dethlefsen und Dahlke entwickeln in ihrem Buch „Krankheit als Weg" (1983) folgendes Krankheits/Gesundheits-Verständnis (s. Kap. Psychosomatik, S. 106 ff):

Grundannahmen.
- Krankheit ist nur das Gegenteil von Gesundheit; damit sind wir Gefangene der Polarität, des „Krankheit ist schlimmer als Gesundheit";
- Es geht nicht um Gesundheit, sondern um das „Heil sein", die Mitte, denn wer krank geworden ist, der ist aus seiner Mitte von Körper, Fühlen und Denken (ganzheitlicher Ansatz) gefallen;
- Der Körper ist der „Spiegel der Seele", d. h. das Krankheitssymptom auf der Körperebene zeigt uns, was dem Menschen „seelisch" (im Fühlen und Denken) fehlt;

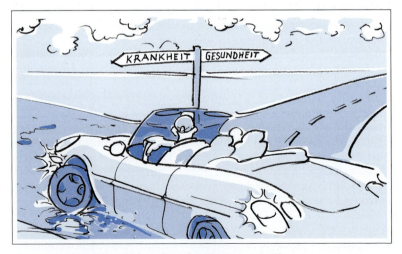

Abb. 16.1 Krankheit als Weg (nach Karrikatur der TAZ vom 14. 3. 2000)

16 Einführung in die Sozialmedizin

- Das Krankheitssymptom auf der Körperebene ist ein körperlich, stofflich umgewandelter Anteil (Konversion), der vorher im Fühlen und Denken verdrängt und abgewehrt wurde;
- Wenn es gelingt, das verdrängte Bewusstseinsthema der Krankheit bewusst zu machen, kann die Eskalation von Krankheit bis zum Tod aufgehalten und verhindert werden. In diesem Sinne hat Krankheit einen Sinn, wenn sie uns aus der „Schieflage der Extreme" wieder in die „Mitte" bringen kann. Die Leitfragen dabei sind: a) Wozu zwingt mich das Symptom; b) wovon hält mich das Symptom ab?

Kritik.
- Krankheit wird hier in die Verantwortlichkeit des Menschen mit einbezogen, sie ist nicht zufällig passiert, sondern hat einen Grund;
- Die Einseitigkeit der körperlichen Ebene des medizinischen Krankheitsmodells wird durch die neue Einseitigkeit der alles verursachenden psychisch-seelischen Ebene ersetzt;
- Das psychosomatische Krankheitsverständnis ist ebenfalls nur auf den einzelnen Menschen bezogen und vernachlässigt die Einbindung in das soziale Gefüge der Gesellschaft.

Stressbewältigungskonzept

Ein weiteres, aktuelles psychosomatisches Krankheitskonzept ist das Stress-Konzept.

Grundannahmen. Im Einzelnen werden hier drei Phasen unterschieden (Abb. 16.2):

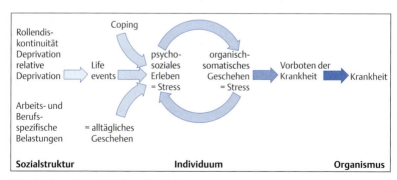

Abb. 16.2 *Stress-Coping Modell von Krankheit*
(aus Waller, H.: Sozialmedizin. Kohlhammer, Stuttgart 1985, S. 22)

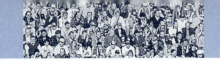

1. **Alarmstadium:** Stress wird wahrgenommen, auf der Körperebene wird Adrenalin ausgeschüttet;
2. **Abwehrstadium,** Bewältigung (Coping) von Stress: Je nachdem, ob man das Gefühl hat, Herr bzw. Frau der Lage zu sein, erlebt man den Stress „positiv", man bewältigt ihn, baut durch Handlungen das Adrenalin körperlich ab, oder man erlebt den Stress „negativ" als blockierend, zu viel und nicht zu bewältigen. In diesem Falle wird das Adrenalin nicht abgebaut, es bleibt im Körper buchstäblich stecken (rheumatischer Formenkreis in der Psychosomatik) und führt zum
3. **Erschöpfungsstadium:** In diesem Sinne ist Stress keine Krankheit, sondern führt über das Erschöpfungsstadium (Immunlage ist schlecht) als Vorbote zu Krankheiten, die dann schneller Raum greifen können. Deutlich wird dies z. B. am Herzinfarkt-Risiko, als Folge von nicht bewältigtem, also negativ erlebtem Stress. Nach den Daten über die Häufigkeitsverteilung von Stress (Epidemiologie) haben z. B. Fließbandarbeiter, die im Takt der Maschine arbeiten müssen und dem Stress nicht ausweichen können, ein vielfach höheres Herzinfarkt-Risiko als Manager, die bessere und breitere Bewältigungsmöglichkeiten haben, also Stress eher positiv erleben.

Bewältigungsmöglichkeiten. Das psycho-soziale Erleben, ob man also Stress als positiv oder negativ, als zu bewältigen oder überwältigend erlebt, hängt nun aber mit dem Grad der Einbindung in die Gesellschaft zusammen. Hier spielen folgende Bewältigungsmöglichkeiten eine Rolle:
- persönliche Bewältigungsmöglichkeiten (Hierbei gibt es auch unangemessene wie der Konsum von Alkohol, was dann selbst wieder krankheitsverursachend wirken kann);
- berufliche Bewältigungsmöglichkeiten (hängen stark von der Selbstständigkeit am Arbeitsplatz ab);
- kollektive, also gemeinschaftsabhängige Bewältigungsmöglichkeiten (Hier ist der Grad der sozialen Unterstützung als Vorhandensein von positiven sozialen Beziehungen, sowohl primärer Art, also Ehepartner, Familie, Freunde, als auch sekundärer Art, also Arbeitskollegen, Nachbarn, Vereine etc., gemeint).

Soziale Unterstützung. Der Grad der sozialen Unterstützung kann nun von sozialer Isolation über nur oberflächliche Bekanntschaften bis hin zu engen persönlichen Beziehungen reichen. Je isolierter ich bin, desto eingeschränkter sind meine Stress-Bewältigungsmöglichkeiten, zumal wenn zu dem Alltags- und Berufsstress dann richtige Krisen im Sinne von lebenseinschneidenden Ereignissen (Life events) wie Arbeitsplatzverlust, schwere Krankheit, Verlust eines Partners oder Kindes etc. hinzukommen. Bei fehlenden kollektiven Bewältigungsmöglichkeiten schlägt der

amerikanische Sozialpsychiater Caplan (1989) folgende soziale Unterstützung vor (entspricht bei uns z. B. dem Arbeitsfeld der Sozialarbeit im Gesundheitswesen):
- Psychosoziale Hilfen wichtiger Bezugspersonen, die die psychischen Möglichkeiten des Einzelnen mobilisieren und dadurch zur Meisterung emotionaler Belastungen beitragen;
- Praktische Hilfen, die den Einzelnen bei der Bewältigung seiner Aufgaben entlasten;
- Finanzielle Unterstützung, materielle Unterstützung und kognitive (verstandesmäßige) Orientierungen zum Zurechtfinden in schwierigen sozialen Situationen).

Lernaufgabe
Die Unterscheidung von positivem/negativem Stress erinnert Sie vielleicht an die Unterscheidung von positiver/negativer Angst. Welche Ähnlichkeiten entdecken Sie im Vergleich?

Kritik.
- Soziale Belastungen werden im Stresskonzept nur wirksam, wenn sie sich im psycho-sozialen Erleben abbilden. Direkte Einwirkungen des sozialen Umfeldes, wie z. B. durch bestimmte Arbeitsvollzüge (Schichtarbeit oder Fließbandarbeit) oder Schadstoffe in der Umwelt können im Stress-Konzept nicht begriffen werden;
- Die Erforschung der körperlichen Reaktionen auf Stressfaktoren erfolgt zumeist in Laborsituationen oder Tierversuchen (Fragwürdigkeit der Übertragung);
- Die festgestellten körperlichen Folgen chronischen, also lang andauernden Stresses sind eher Krankheitsvorboten denn als eigentliche Krankheit im medizinischen Sinne zu verstehen;
- Die Ursachenkette soziale Situation – Stress (Life event) – Krankheit ist anhand rückwärtsbezogener Studien nicht immer eindeutig nachweisbar;
- Die meisten gegen Stress angebotenen Therapieformen sind eindeutig auf das Bildungsbürgertum zugeschnitten und schließen damit von vornherein die Hauptgruppen der körperlich und psychosomatisch Leidenden aus.

Risikofaktorenmodell

Das Risikofaktorenmodell ist ein vor allem in der Epidemiologie stark vertretenes Mehrfaktorenkonzept. Es verbindet, unter Verzicht auf eine einheitliche Theorie, Faktoren unterschiedlicher Herkunft (medizinischer, psychologischer oder soziologischer Art), die sich als bedeutsam für die Entstehung bestimmter Krankheiten herausgestellt haben. Dadurch können auch Verhaltens- und Persönlichkeitsmerkmale im Risikofaktorenkonzept eingeordnet werden, in dem sie z. B. als Risikover-

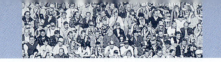

halten (Rauchen) oder Risikopersönlichkeit beim Herzinfarkt (Typ-A-Persönlichkeit: übergenau, unflexibel, stur, zwanghaft etc.) bezeichnet werden. Genauso können hier auch Umweltschadstoffe (z. B. Asbest als Gefahr für Lungenerkrankungen) als Risikofaktoren mit einbezogen werden.

Grundannahmen. Es wird eine Rangfolge von unterschiedlichen Arten von Risikofaktoren unterschieden:
- Vorrangige (primäre) Risikofaktoren sind solche, die Organreaktionen des menschlichen Körpers hervorrufen (z. B. Rauchen, Asbest etc.);
- Zweitrangige (sekundäre) Risikofaktoren sind solche, die psychologische und verhaltensmäßige Reaktionen beim Menschen auslösen (Trinken infolge von Stress);
- Drittrangige (tertiäre) Risikofaktoren sind solche, die durch gesellschaftliche Bedingungen entstehen (Biorhythmus-Störungen des Körpers durch Schichtarbeit, Akkordarbeit etc.).

Kritik.
- Es werden zu unterschiedliche Faktorengruppen miteinander verbunden (Stoffe, Verhalten des Einzelnen, Gesellschaft);
- Es wird ein passives Menschenbild angenommen, nach dem der Mensch auf äußere Beeinflussungsfaktoren nur hilflos reagieren kann;
- die Ableitung von vorbeugenden aufklärerischen Gesundheitskampagnen aus dem Risikofaktorenkonzept (z. B. „Gib AIDS keine Chance").

Krankheit als abweichendes Verhalten

In diesem Krankheitsmodell wird die soziale und gesellschaftliche Kontrollfunktion der Medizin und damit auch der Ärzte in den Vordergrund gerückt, die über Arbeitsfähigkeit und -unfähigkeit entscheiden. Man kann sich noch so krank fühlen, man ist erst krank, wenn man vom Arzt den Beglaubigungsstempel auf die Krankmeldung bekommt. Gesellschaftlich gesehen ist Krankheit in diesem Zusammenhang abweichendes Verhalten (Devianz), da Kranke aus ihren sozialen Rollenverpflichtungen herausfallen (z. B. als Arbeitnehmer oder Mutter) und der Gesellschaft damit zur Last fallen. Die gesellschaftliche Aufgabe der Medizin bzw. der Ärzte ist es nun, dieses abweichende Verhalten auf Kosten der Gesellschaft möglichst aufzufangen und in gesellschaftlich angepasstes, normales Verhalten umzuändern, damit wir möglichst schnell wieder funktionieren. Die Gesellschaft ist dann am wenigsten belastet.

Krankenrolle. Dieser Vorgang ist im Konzept der Krankenrolle (Was erwartet die Gesellschaft vom Kranken?) von Parson (1951) in vier Schritten beschrieben:

1. Der Patient ist zeitlich befristet von seinen normalen Rollenverpflichtungen befreit („sekundärer Krankheitsgewinn");
2. Der Patient wird für seine Kranheit nicht verantwortlich gemacht;
3. Der Patient hat die Verpflichtung, gesund zu werden;
4. Der Patient ist demzufolge verpflichtet, fachkundige, ärztliche Hilfe aufzusuchen und an seiner Gesundung mitzuarbeiten.

Eine Weiterentwicklung dieses Ansatzes, in dem das Funktionieren des Menschen in der und für die Gesellschaft im Vordergrund steht, ist der Stigmatisierungs (Brandmal)- bzw. Labeling-(Etikett-)Ansatz.

Grundannahmen. Bei diesem soziologischen Konzept geht es nicht um die biologischen, körperlichen Ursachen von Krankheit, sondern nur um Krankheit als soziale Definition. Wenn Krankheit einen Namen bekommt, ein Etikett verpasst bekommt wie z. B. AIDS, dann kommen durch das darauf bezogene Verhalten der Mitmenschen gesellschaftliche Auswirkungen dazu, weil sich das Verhalten gegenüber demjenigen, der dieses Krankheitsetikett (Label) trägt, verändert: Die Mitmenschen fragen sich, ob sie noch in einem Aufzug gemeinsam fahren dürfen, aus dem gleichen Glas trinken dürfen, die Hand zum Gruß reichen dürfen etc., ohne sich anzustecken. Diese Verhaltensänderung der Mitmenschen führt zur Kontaktsperre, und die ist manchmal schlimmer als die eigentliche Krankheit. Hat dieses Etikett nun wie bei AIDS eine negative Bedeutung, so sprechen wir auch von einem Stigma (Brandmal). Die medizinische Diagnose, wenn Krankheit einen Namen, ein Etikett bekommt, ist also für das reagierende Verhalten der Mitmenschen, für den Umgang der Gesellschaft mit ihren Kranken, eine ganz sensible Bruchstelle. Dies gilt insbesondere auch für psychische Erkrankungen wie z. B. Schizophrenie. Denn eine solche Diagnose ist keine wertfreie wissenschaftliche Bezeichnung, sondern beinhaltet eine Reihe von sozialen Vorstellungen, die zum Teil so ausgeprägt und festliegend sind, dass der davon Betroffene gar nicht anders kann, als sich nach diesen Verhaltenserwartungen zu richten. Insbesondere kann er sich dann nicht anders verhalten, wenn er sich in einer Krise befindet, was im Falle von Krankheit allgemein und psychischer Krankheit im Besonderen immer der Fall ist, wenn er macht- und hilflos ist und nach neuen Orientierungen für sein Verhalten sucht.

Beispiel

Amerikanische Psychologen der Harvard-Universität führten mit ihren Studentinnen und Studenten folgendes Projekt durch: Nach der theoretischen Besprechung der Psychose „Schizophrenie" schwärmten die Studenten in den Semesterferien aus und ließen sich unter Simulierung der Symptome landesweit in psychiatrische Einrichtungen aufnehmen. Nach vier Wochen wollten sie dann wieder entlassen werden, weil sie sich jetzt wieder wohl und gesund fühlen würden. Doch dies war nicht möglich, denn die Psychiater deuteten dies als fehlende Krankheitseinsicht und lehnten die Entlassung ab. Ohne das Erscheinen der Projektleitung der Harvard-Universität wären einige Studenten nicht mehr entlassen worden. Das Projekt erregte in den USA großes Aufsehen. Eine Folge davon war, dass im folgenden Jahr landesweit viel weniger Patienten mit der Diagnose „Schizophrenie" in die Psychiatrie aufgenommen wurden: Es hätten ja wieder Studenten sein können.

Krankenpflegeschüler und -schülerinnen sollten also in ihrem ersten Psychiatrieeinsatz, der ja in der Ausbildung vorgeschrieben ist, auf keinen Fall zuerst in die „Kurve" oder Dokumentation der Patienten sehen. Die dort festgehaltenen „Stigmatisierungen" sind oft abschreckend. Viel wichtiger ist es, erst einmal persönlich Kontakt zu den Patienten aufzunehmen, um zu sehen, ob der Kontakt möglich ist und zustande kommt. Danach ist es vielleicht hilfreich, auch einmal in die „Kurve" zu sehen.

Kritik.
– Was soll der Druck, dass der Patient möglichst schnell wieder gesund werden soll, wenn die heutigen Zivilisationskrankheiten zu 70 % nicht heilbar, sondern nur in ihrem Verlauf durch die Medizin zu verlangsamen sind?
– Gerade die Verantwortlichkeit des Patienten wird heute nicht nur von den Krankenkassen (bei Risikoverhalten wie Rauchen oder Extremsportarten) mehr gefordert, sondern besonders auch in der Psychosomatik;
– So berechtigt die Kritik an der gesellschaftlichen Stigmatisierung auch ist, so darf aber auch nicht übersehen werden, dass es ernst zu nehmende Krankheiten gibt, und zwar jenseits und vor der gesellschaftlichen Bewertung.

Gesamtwirtschaftliches Krankheitsmodell

Grundannahmen. Im marxistischen gesamtwirtschaftlichen (sozioökonomischen) Krankheitsmodell wird Krankheit als Ausdruck gesellschaftlicher Verhältnisse, insbesondere der Produktionsbedingungen in der Arbeitswelt, Klassenunterschiede und Machtverhältnisse begriffen. Die Haupterkrankungen in den kapitalistischen Gesellschaften sind demnach zuerst durch die gesellschaftliche Wirtschaftsweise zu erklären:
– Psychosomatische Erkrankungen sind die Folgen der Entfremdung des Individuums von der Gesellschaft. Die Sinnentleerung der Entfremdung ist wiederum zum größten Teil bedingt durch den Mangel an Kontrolle der Bürger über ihre Arbeitsbedingungen und andere gesellschaftliche Einrichtungen wie den Staat;

Beispiel

In dem Zeichentrickfilm „Ego" wird Entfremdung wie folgt karikiert: Ein Mann sitzt an einem Fließband, das Kugeln und Vierecke an seinen Arbeitsplatz transportiert. Aus den Kugeln macht er Vierecke, aus den Vierecken Kugeln.

- Arbeitsbedingte Krankheiten sind die Folge der Tatsache, dass der Arbeitsprozess vom Kapital und nicht von den Arbeitern kontrolliert wird und somit die Profitinteressen Vorrang haben vor Arbeitssicherheit und -zufriedenheit;
- Krebserkrankungen sind überwiegend durch Umweltfaktoren bedingt und treffen die Arbeiterklasse in ihren Wohngebieten weitaus stärker als die Mittelschichten. Angesichts dieser Krankheitsbedingungen muss die Medizin, die die Ursachen zuallererst in individuellem Fehlverhalten und biologischen Fehlregulationen sieht, versagen.

Kritik.
- Es müsste überprüft werden, ob heute die Profitinteressen immer noch wie in der Entstehungszeit des Kapitalismus Vorrang haben vor Arbeitssicherheit und -zufriedenheit;
- Die Theorie des gesellschaftlichen Rahmens von Krankheit und Gesundheit darf nicht die Feinstruktur (das psychosoziale Erleben) der Verknüpfung z. B. von Entfremdung und bestimmten Krankheiten als unwichtig brachliegen lassen;
- Die Bedeutung dieses Krankheitsmodells liegt vor allem in der Erweiterung der bisherigen Modelle um die gesellschaftliche Einflussgröße der Arbeitswelt und der Arbeitsbedingungen.

Lernaufgabe

Diskutieren Sie die einzelnen Modelle mit ihren Grundannahmen. Was lassen sie zu, wo suchen sie nach Krankheitsursachen? Versuchen Sie, eine eigene Theorie zu Krankheit und Gesundheit zu entwickeln.

Um dunkle Flecken in der Theorie zu Krankheit und Gesundheit zu vermeiden und eine **ganzheitliche Medizintheorie** zu entwickeln, geht es also um das Zusammensetzen eines Puzzles aus den verschiedenen Richtungen der Medizintheorie, die ja alle richtige und wichtige Aspekte beinhalten.

Merke

Der Mensch im hier entwickelten Verständnis wird krank, wenn er aus dem Gleichgewicht von Körper, Fühlen, Denken und seinen sozialen Beziehungen gefallen ist.

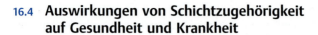

16.4 Auswirkungen von Schichtzugehörigkeit auf Gesundheit und Krankheit

Die medizinische Versorgung in der Gesellschaft der Bundesrepublik entwickelt sich immer mehr zu einer auch aus anderen westlichen Ländern (z. B. USA) bekannten 2-Klassen-Medizin: Mindestversorgung für die zwangsversicherten Kassenpatienten und Rundumversorgung mit allem, was möglich ist, für Privat- und Zusatzversicherte.

 Beispiel

Als ich mir vor drei Jahren Heiligabend beim Spielen mit den Kindern einen Meniskusriss zuzog und sofort ins Krankenhaus ging, weil ich wusste, dass die Heilungschancen umso besser sind, je früher etwas unternommen wird, wurde ich nur gefragt, ob ich Privat- oder Kassenpatient sei. Da ich aus finanziellen Gründen gezwungen bin, Kassenpatient zu bleiben, wurde ich wieder nach Hause geschickt mit der Bemerkung, ich solle mich doch im neuen Jahr wieder melden. Als Privatpatient wäre ich sofort mit der wünschenswerten Therapie versorgt worden.

Die Schichtzugehörigkeit eines Gesellschaftsmitglieds macht sich an drei Merkmalen fest (s. Kap. 12.3 Schichtentheorie der Gesellschaft, S. 159f), wovon das Einkommen das entscheidende Merkmal ist. Wer mehr als DM 7000,– brutto im Monat verdient, kann sich aussuchen, ob er in der gesetzlichen Krankenversicherung bleibt oder ob er sich privat versichert. Wer sich privat versichert, hat im Krankenhaus folgende Vorteile:
- Bessere Zimmerunterbringung (2-Bett- oder Einzelzimmer),
- bessere Zimmerausstattung,
- Chefarzt-Behandlung,
- Bezahlung alternativer Heilverfahren wie der Homöopathie durch die private Krankenkasse.

Dazu kommen weitere Vorteile, die sich aus der bevorzugten, privilegierten wirtschaftlichen Lage ergeben:
- Bessere Ernährung (Reformhauseinkauf oder Bioladen statt Supermarkt),
- bessere körperliche Fitness durch aktiven Sport (Tennis oder Golf statt Chips und Bier beim Fußballspiel vor dem Fernseher),
- Vorteil bei notwendiger Organtransplantation (es gibt seit Jahrzehnten bereits einen „grauen Markt", auf dem Organe aus Slums der Entwicklungsländer gehandelt werden; für eine Niere kann eine Familie in der 3. Welt einige Monate überleben).

16 Einführung in die Sozialmedizin

Bildung. Neben dem Einkommen spielt auch die Bildung eine wichtige Rolle bei der Krankheitsvorbeugung: Wer Sensibilität für seinen Körper lernen konnte, weil er sich selbst wichtig nehmen durfte, hat einen eindeutigen Vorteil. Wer früh genug zum Arzt geht, hat bessere Heilungschancen als jemand, der zu spät zum Arzt geht. Hier vermischen sich allerdings die Bildungsunterschiede mit den anderen Unterschieden der Schichtzugehörigkeit: In der „Arbeiterschicht", also der unteren Mittel- und oberen Unterschicht, herrscht heute auch große Angst vor dem Verlust des Arbeitsplatzes. Weil in den Firmen Strichlisten über

Tabelle 16.**1** Umfrage: Bei welchen Symptomen würden Sie einen Arzt hinzuziehen? Die Prozentsätze werden auf- und abgerundet. N ist die Anzahl der befragten Personen. (aus Willig, W.: Arbeitstexte für Psychologie, Soziologie und Pädagogik an Pflegeschulen. Selbstverlag Willig, Balingen 1986, S. 42)

Symptom	Gruppe I Oberschicht (N = 51)	Gruppe II Mittelschicht (N = 335)	Gruppe III Unterschicht (N = 128)
Appetitlosigkeit	57 %	50 %	20 %
harnäckiges Rückenweh	53	44	19
fortgesetzes Husten	77	78	23
hartnäckige Glieder- und Muskelschmerzen	80	47	19
Blut im Stuhl	98	89	60
Blut im Urin	100	93	69
übermäßige Vaginalblutungen	92	83	54
Anschwellen der Fußknöchel	77	76	23
Gewichtsverlust	80	51	21
Zahnfleischbluten	79	51	20
chronische Müdigkeit	80	53	19
Kurzatmigkeit	77	55	21
hartnäckiges Kopfweh	80	56	22
Ohnmachtsanfälle	80	51	33
Schmerz im Brustkorb	80	51	31
Kloß in der Brust	94	71	44
Kloß im Unterleib	92	65	34

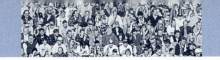

Fehltage geführt werden und die Kollegen mit den meisten Fehltagen als erste entlassen werden, gehen viele nicht rechtzeitig zum Arzt (Tab. 16.1). Es handelt sich also nicht um „Wunderheilungen", wenn in den letzten Jahren der Krankenstand in den Betrieben immer weiter zurückgegangen ist. Gesamtgesellschaftlich gesehen ist dies äußerst fragwürdig, weil die Kosten für eine chronische Krankheit viel höher sind, als wenn die Krankheit im Frühstadium behandelt worden wäre. Der Patient aus der Unterschicht, der aus Angst um seinen Arbeitsplatz also zu spät zum Arzt kommt, wird doppelt bestraft, wenn der Arzt ihm sagt, wäre der Patient rechtzeitig gekommen, wäre eine Heilung noch möglich gewesen.

Lebensbedingungen. In der Kombination der verschiedenen Schichtmerkmale und ihren Auswirkungen auf Krankheit und Gesundheit ergeben sich allerdings große Unterschiede im Bezug auf die jeweiligen Arbeits- und Lebensbedingungen. Tab. 16.2 zeigt eine sicherlich klischeehaft überzeichnete, aber trotzdem reale Gegenüberstellung der Arbeits- und Lebensbedingungen eines Managers und eines Fließbandarbeiters.

Tabelle 16.2 Lebens- und Arbeitsbedingungen eines Managers und eines Fließbandarbeiters in der Automobilindustrie

	Manager	Fließbandarbeiter
Arbeitsplatz	Arbeitsplatz Büro ist gesünder als Arbeitsplatz Fabrik	Arbeitsplatz Fließband ist ungesund (Lärm, schlechtere Luft, teilweise gefährliche Arbeitsstoffe)
Gestaltung des Arbeitsablaufs	größere Gestaltungsmöglichkeiten ⇒ weniger Stress	kaum Gestaltungsmöglichkeiten ⇒ viel Stress
Wohnort	im Grünen, in gesünderer Luft	in der Innenstadt, in schlechter Luft
Wohnung	eigenes Haus mit Sauna oder Fitnessraum	Mietwohnung mit wenig Platz
Ernährung	hat mehr Geld für gesunde Ernährung zur Verfügung	hat wenig Geld für gesunde Ernährung zur Verfügung
Freizeitverhalten	kann öfter Urlaub oder Kur machen	treibt wenig aktiven Sport, sieht viel fern
Krankenversicherung	privat krankenversichert	Kassenpatient

16.5 Auswirkungen der ökologischen Umwelt auf Gesundheit und Krankheit

Gerade das Beispiel des schichtabhängigen Wohnumfeldes wurde in der Sozialmedizin in den letzten Jahren genauer untersucht. Die Gesundheitsgefährdung in der Stadt ist eine größere als auf dem Land: Die schlechtere Atemluft infolge der stärkeren Luftverschmutzung durch Autos und Industrieabgase führt zu häufigeren Atemwegserkrankungen; der größere Lärm durch den Autoverkehr führt zur Schädigung des Immunsystems und einer verschlechterten Abwehrlage. Diese Zusammenhänge der ökologischen Umwelt mit Krankheit und Gesundheit sollen im folgenden Kapitel untersucht werden.

Merke
**Erst wenn der letzte Baum geschlagen,
der letzte Büffel geschlachtet ist, werdet ihr feststellen,
dass ihr Geld nicht essen könnt. (Weissagung der Cree-Indianer)**

Unser modernes Wort Ökologie wird vom griechischen „oikos" (der gesamte Haushalt) abgeleitet und im Sinne des gesamten Haushaltes der Natur verwendet. Die Natur stellt so etwas wie ein **Netzwerk** dar, in dem ein Teil in den anderen greift. Wird ein Teil davon zerstört, so hat dies Auswirkungen auf das gesamte Netzwerk, selbst wenn es dem Menschen nicht sofort bewusst ist. Die Indianer als Angehörige von Naturvölkern, von denen der obige Leitspruch entlehnt ist, wussten dies noch aus eigener, alltäglicher Erfahrung: Der Mensch ist ein Teil und nicht der Herr der Erde, die Tiere und Pflanzen sind seine Brüder. Alle sind in gleicher Weise Kinder der Erde; deshalb darf das Gleichgewicht des Netzwerkes durch den Menschen nicht zerstört werden, indem er nur auf Teile und nicht auf das Ganze achtet. Jedes kurzfristige Denken des Eigennutzes ist zerstörerisch, weil es stets auf Kosten des anderen geht. „Wir haben die Erde nur von unseren Kindern geliehen", wie ein anderer bekannter Indianerspruch besagt. Die Menschen müssen auch dafür sorgen, dass die nachkommenden Generationen noch Lebensmöglichkeiten vorfinden. Der moderne Begriff für dieses Denken ist die **Nachhaltigkeit**.

Von diesem wünschenswerten Denken bzw. der oben beschriebenen Grundhaltung sind die modernen Menschen leider meilenweit entfernt. Sie haben sich wie ein „Krebsgeschwür" (s. Kap. 9.4.3 Krebs, S. 121 ff) über den Erdball ausgebreitet und sich die Erde untertan gemacht.

Im Folgenden soll exemplarisch an einigen Beispielen gezeigt werden, wie die Zerstörung unserer ökologischen Umwelt, in Form von Luft- und Wasserverschmutzung, Auswirkungen auf Krankheit und Gesundheit des Menschen haben kann.

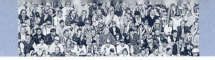

Nahrungskette

Nahrung. Über die Nahrung nimmt der Mensch auch angereicherte Schadstoffe aus dem Nahrungskreislauf der Tiere und Pflanzen, die er verspeist, auf. Erst in den 90er Jahren setzte sich bei uns das bleifreie Benzin durch. Blei ist ein Schwermetall und wurde bis dahin über die Auspuffabgase der Autos in die Luft geblasen. Graste nun eine Kuh auf einer Wiese neben der Autobahn, dann fraß sie mit dem Gras auch die durch die Luft verbreiteten und vom Regen niedergeschlagenen Schadstoffe mit. Diese Schadstoffe reicherten sich im Körper, im Fleisch der Kuh an, Schwermetalle z. B. in den Innereien, also Nieren und Leber, und im Fettgewebe der Kuh. Wenn die gute deutsche Hausfrau, die nach den Hungerjahren des Krieges gelernt hatte, dass zu jedem Essen auch ein Stück Fleisch gehören muss, wegen der Geldknappheit dann ein Stück billige Leber auf den Tisch des Hauses brachte, dann war das zwar gut gemeint, aber eigentlich Körperverletzung. Denn mit der Leber landen auch alle in der Kuh angereicherten Schadstoffe auf dem Teller und gelangen so in den körperlichen Kreislauf des Menschen, wo sie im Falle der Schwermetalle das Immunsystem schädigen. Leider ist diese schleichende Vergiftung des Menschen durch Schadstoffe im Trinkwasser und Essen nicht mit dem Verbot des Bleis im Benzin zu Ende. So werden z. B. in einer Müllverbrennungsanlage 50 000 verschiedene chemische Verbindungen freigesetzt und über den Schornstein in die Luft geblasen. Nur einige hundert der möglichen chemischen Verbindungen sind bekannt, wie z. B. das Dioxin, und nur für die bekannten Verbindungen lassen sich Filter konstruieren und in die Schornsteine einbauen. Der überwiegende Teil der Schadstoffe gelangt in die Luft und damit über die Atmung in den Körper des Menschen. Die Erddeponien für Müll werden aufgelöst und durch das Endlager Mensch ersetzt. Sehr kostengünstig für die Müll produzierende Industrie, sehr gefährlich für den Menschen und sehr teuer für die gesamte Gesellschaft, der die Folgekosten in Form von Krankheitskosten aufgehalst werden.

Radioaktivität. Ein weiteres Beispiel für die Schadstoffbelastung durch die Nahrungskette ist die Radioaktivität bzw. die „Niedrigstrahlung" die im laufenden normalen Betrieb jedes Kernkraftwerkes an die Umwelt abgegeben wird, über die Schornsteine in die Luft und über das Kühlwasser in die Flüsse. Bis zu dem in der Bundesrepublik gültigen Grenzwert soll die radioaktive Strahlung insgesamt ungefährlich sein. Das stimmt allerdings nicht, wie in einem „Memorandum deutscher Ärzte: Warnung vor der industriellen Nutzung der Atomenergie" schon 1976 beschrieben wurde. Gerade die Niedrigstrahlung unterhalb des Grenzwertes bewirkt langfristige Schäden in Form eines Anstiegs der Leukämie (Blutkrebs) in der Nähe von Atomkraftwerken und Wiederaufbereitungsanlagen. Kleinste radioaktive Partikelchen werden ins Kühlwasser der Brennstäbe abgegeben, gelangen ins Flusswasser, dann ins Meer, werden dort von Algen gefressen, diese von kleinen

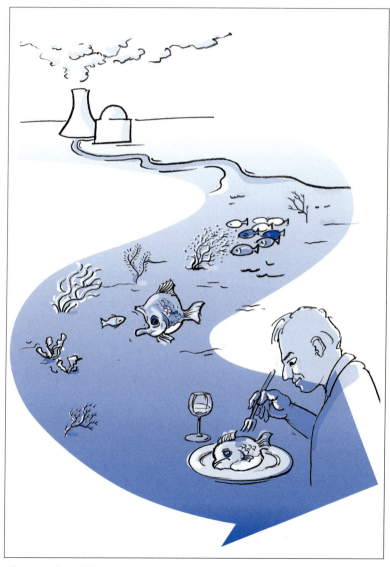

Abb. 16.3 Niedrigstrahlung
(Aus Atom-Express. Zeitung des Göttinger Arbeitskreises gegen Atomenergie 1 (1997) 17)

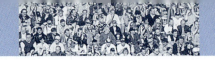

Fischen, die wiederum von großen Fischen, die dann auf dem Teller des Menschen landen. Die radioaktiven Schadstoffe werden so angereichert, bis sie im Menschen ihr unheilvolles Werk vollenden und Krebs auslösen können (Abb. 16.**3**).

Wasser. In Niedersachsen werden wegen Nitrat-Verseuchung Trinkwasserbrunnen geschlossen. Dort wird wegen der Massentierhaltung von Schweinen und Geflügel viel zu viel Gülle (flüssiger Mist) produziert und als Dünger auf die Felder ausgebracht. Der Boden kann den Dünger gar nicht mehr vollständig aufnehmen und gibt alle Überschüsse ins Grundwasser ab. Über das Trinkwasser gerät das Nitrat in den menschlichen Körper, wo es in Nitrit, einen bekanntermaßen krebserregenden Stoff, umgewandelt wird. Einige Kleinkinder, wegen der erhöhten Stoffwechselrate besonders gefährdet, wurden in Niedersachsen blau angelaufen in die Krankenhäuser eingeliefert, nachdem sie nitratverseuchtes Brunnenwasser zu sich genommen hatten.

Rinderwahnsinn. Als letztes Beispiel für die Gefährdungen der Gesundheit durch die Nahrungskette sei noch auf den „Rinderwahnsinn" bzw. die durch ihn ausgelöste Jakob-Creutzfeldt-Krankheit verwiesen. Tote Tierkadaver, die früher weggeworfen und vergraben wurden, wurden von profitgierigen Vermarktern zu Tierfutter verarbeitet. Dabei wurden die Tierkadaver, wiederum aus Profitinteresse, nicht genügend erhitzt, sodass Krankheitskeime nicht abgetötet, sondern in den Nahrungskreislauf von Kühen (eigentlich Pflanzenfresser!) eingeschleust wurden.

Luftverschmutzung

Nicht nur über die Nahrungskette, sondern vor allem auch über die Luftverschmutzung gelangen Schadstoffe in den menschlichen Organismus, wo sie sich krankheitsfördernd ausbreiten. Sowohl allgemeine Atemwegserkrankungen als auch speziell Pseudokrupp bei kleinen Kindern werden in Verbindung gebracht mit der zunehmenden Luftverschmutzung in den industriellen Ballungsräumen. Die Politik der „hohen Schornsteine", die dazu führte, dass unsere Schadstoffe über hohe Schornsteine direkt in höhere Luftschichten geblasen wurden, wo sie bis nach Skandinavien verteilt wurden und dort zur „Versauerung" der Seen führten, ist heute gescheitert. Wenn alle Industrieländer hohe Schornsteine bauen, dann kommen die Schadstoffe eben auch wieder zurück.
Im Innern unserer Häuser, in der Raumluft, führt vor allem die Ausdünstung chemischer Stoffe zu einer teilweise extremen Belastung mit gesundheitsgefährdenden Schadstoffen:
– Ausdünstung von Lacken und Farben, die sogar die heute anerkannte Berufskrankheit der „Malerkrätze" verursachen können: Im Normalfall werden Kopf-

schmerzen verursacht und das Immunsystem geschädigt. In Engelskirchen, einer kleinen Gemeinde im oberbergischen Land, musste eine Familie ihr mit allen Mitteln der chemischen Industrie bearbeitetes und renoviertes Fachwerkhaus verlassen, weil alle Familienmitglieder krank geworden waren. Der Schadensersatzprozess erregte bundesweites Aufsehen;

– Ausdünstungen von Formaldehyd aus Spanplatten und Möbeln: IKEA musste deswegen das legendäre „Billy-Regal" zurückrufen. Kopfschmerzen und Schädigung des Immunsystems waren auch hier die Folge;

– Ausdünstungen aus PVC-haltigen Kunststofffenstern und Bodenbelägen: Auch hier sind Klagen über Kopfschmerzen und Schädigungen des Immunsystems bekannt;

– Ausdünstungen des radioaktiven Isotops Radon aus „Ytong-Steinen": Das Material ist im Innenausbau sehr beliebt, weil es leicht zu verarbeiten ist. Dadurch werden aber Schädigungen der Lunge hervorgerufen;

– Asbestfasern in der Raumluft: Asbest als sehr schwer entflammbares Material wurde lange Zeit als Flammschutz eingesetzt, bis in die 70er Jahre hinein z. B. in den Isolierungen der Elektroheizkörper. Über die Umwälzpumpen wurden die Fasern dann in den Raum geblasen und eingeatmet; Lungenkrebs kann die Folge sein. Asbest kam außerdem auch in Bremsbelägen vor, im Spritzgussbeton vieler Hochhäuser oder in Außenwandverkleidungen aus Eternit;

– Ähnlich gefährlich sind die kleinsten Partikelchen von Stein-, Mineral- und Glaswolle, die zur Isolierung von Dachschrägen etc. eingesetzt werden, Lungenkrebs ist hier die häufigste Schädigung.

Elektrosmog

Als letzes Beispiel für Auswirkungen der ökologischen Umwelt auf Krankheit und Gesundheit des Menschen soll der Elektrosmog genannt werden. Dabei geht es um Beeinträchtigung der körperlichen Nervenleitungstätigkeit durch elektrische Schwingungen von Elektroleitungen und -geräten. Müdigkeit, Schlafstörungen, Kopfschmerzen und Schädigung des Immunsystems werden zu den Folgekrankheiten gezählt, die durch Elektrosmog ausgelöst werden:

– Hochspannungsleitungen bzw. die 110-kV-Überlandleitungen sind hier zunehmend in die Diskussion geraten. Mittlerweile dürfen nach der neuen Bauleitplanung in den USA unter Hochspannungsleitungen keine Kindergärten, Schulen und andere öffentliche Bauten mehr errichtet werden;

– Sendemasten der Mobilfunknetze: Im oberbergischen Kreis wurden missgebildete Jungtiere geboren, deren Mütter in der Nähe von neuen Mobilfunkmasten weideten;

- Elektroleitungen im Haus: Menschen, die auf elektromagnetische Schwingungen besonders empfindlich reagieren, sollten die Elektroleitungen zusätzlich abschirmen lassen; Elektroradiowecker sollten vom Kopfende des Bettes verbannt werden etc.;
- Dichtungen der Mikrowellengeräte waren in Tests fast immer nicht dicht. Sie leckten und strahlten im direkten Umfeld der Geräte;
- Die erste Generation der Handys stand im Verdacht, bei Vielnutzern die elektrischen Ströme des Gehirns negativ zu beeinflussen.

Literatur

Berendt, J. E.: Geschichten wie Edelsteine. J. Kössel, München 1996

Caplan, G.: Bevölkerungsorientierte Familienpsychiatrie. Thieme, Stuttgart 1989

Dethlefsen, T., R. Dahlke: Krankheit als Weg. Deutung und Bedeutung der Krankheitsbilder. Bertelsmann, München 1983

Grond, E. u. Mitarb.: Einführung in die Sozialmedizin. Modernes Leben, Dortmund 1994

Katalyse-Umweltgruppe Köln: Chemie in Lebensmitteln. Zweitausendeins, Frankfurt/M. 1982

Koch, E.: Krebswelt. Krankheit als Industrieprodukt. Kiepenheuer & Witsch, Köln 1981

Last, G.: Einführung in die Sozialmedizin. Urban & Schwarzenberg, München 1978

Parson, T.: The social system. Glencoe III, 1951

Rose, W.-D.: Wohngifte. Edition Wandlungen, Oldenburg 1984

Strohm, H.: Friedlich in die Katastrophe. Eine Dokumentation über Atomkraftwerke. Zweitaudendeins, Frankfurt/M. 1981

Warum auch geringe Radioaktivität lebensgefährlich ist. Atomwissenschaftler über die Gefahren von Niedrigstrahlung. Zweitaudendeins, Frankfurt/M. 1986

Willig, W.: Arbeitstexte für Psychologie, Soziologie und Pädagogik an Pflegeschulen. Selbstverlag Willig, Balingen 1986

Pädagogik

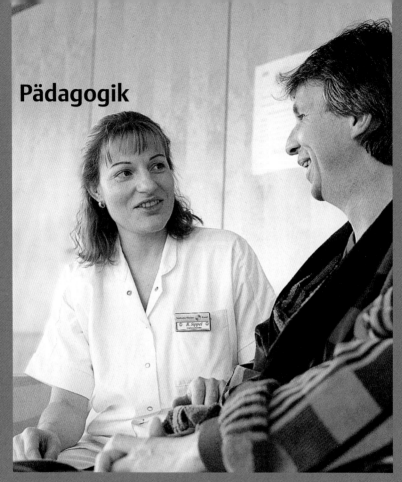

Die Wissenschaft der Pädagogik befasst sich mit der Erziehung von Kindern und Jugendlichen. In der Erziehungswissenschaft wird immer zwischen der Didaktik, das ist die Zielbestimmung von Erziehung, und der Methodik, also dem Weg der Umsetzung der Ziele, unterschieden. Bis auf die Ausnahmesituation in der Kinderkrankenpflege haben wir es in der Krankenpflege fast immer mit Erwachsenen zu tun. Erwachsene haben die Erziehung mehr oder weniger erfolgreich durchlaufen. Sie dürfen im Krankenhaus nicht „von oben herab" behandelt werden; wir alle, Verwaltung, Ärzte und Pflegekräfte, müssen sie als gleichberechtigte Kommunikationspartner betrachten und entsprechend mit ihnen umgehen. Für diesen respektvollen Umgang von Erwachsenen miteinander hat sich in der Wissenschaft der Begriff der Agogik nicht durchgesetzt, dafür aber der deutsche Begriff der Erwachsenenbildung.

Erwachsenenbildung ist demzufolge **Persönlichkeitsbildung** im klassischen Humboldt'schen Sinn. Die Persönlichkeit bildet sich über die Erziehungszeit hinaus; nicht ohne Grund wird heutzutage vom „lebenslangen Lernen" gesprochen. Im Krankenhaus bieten sich drei Erfahrungsfelder für Persönlichkeitsbildung der Patienten an: Ernährungsberatung, Gesundheitserziehung, Umgang mit existenziellen Krisen. Dafür bedarf es der kommunikativen Fähigkeiten aller Beteiligten, besonders aber der Angehörigen des Pflegeberufes, sind sie doch in der Praxis häufig die Dolmetscher und Übersetzer zwischen Arzt und Patient. Pflege der Patienten muss Beziehungspflege sein: Nur indem die Pflegekräfte sich als ganze Person in den Pflegeprozess einbringen, können sie heilsam wirken.

Ganzheitliche Pflege lebt von der stimmigen **Kommunikation** zwischen Pflegekraft und Patient. Daher müssen in diesem Teil des Buches zunächst die Grundlagen der Verständigung vorgestellt werden. Watzlawick hat hier wegweisend darauf hingewiesen, dass es neben der sachlich-faktischen Ebene in jeder Kommunikation auch immer den Aspekt der Beziehung gibt: Wer sagt was zu wem in welchem Ton? Zur Kommunikation gehören immer zwei oder mehr Beteiligte, die alle in gleicher Weise für das Gelingen oder Misslingen von Verständigung verantwortlich sind. Das wird heute die systemische Sichtweise genannt. Da sich das Kommunikationssystem auch verändert, wenn sich nur einer der Beteiligten verändert, liegt hierin eine große Chance für die Pflegekräfte, bewusst Einfluss auf den Patienten zu nehmen, indem sie sich verantwortlich verhalten.

Die **Gesprächsführung** stellt einen Beitrag zur weiteren Verbesserung der kommunikativen Fähigkeiten dar. Gesprächsführung ist allerdings zuerst eine Frage der Haltung und Einstellung, mit der man dem Mitmenschen begegnet. Erst in zweiter Linie ist sie eine Frage von erlernbarer Technik. Das Ziel der Gesprächsführung ist immer die Klärung der Gefühlslage der Patienten, – ein im Krankenhaus vernachlässigter Bereich. Allenfalls in der Psychiatrie gehören die Gefühle der Patienten und die Gesprächsführung zum alltäglichen Handwerkszeug.

Beziehungspflege ist anstrengend. Es bedarf der täglichen neuen Regulation von Nähe und Distanz; Nähe ist notwendig, um den Kontakt zum Patienten herzustellen, Distanz ist nötig, um abschalten und sich wieder regenerieren zu können. Daher soll es zum Schluss des Teils auch um die **Psychohygiene** gehen, also um die Frage, wie die Pflegekräfte die Belastungen des anstrengenden Berufs besser verkraften und sich Hilfe suchen können.

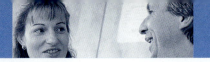

17 Information und Instruktion in der Pflege

Den Betroffenen abholen, wo er sich befindet

17.1 Erwachsene Patienten

Information. In der Pflege im Krankenhaus muss viel informiert – im Sinne von Auskunft geben und erklären – und instruiert werden – im Sinne von anleiten und unterweisen, unterrichten. Das bevorzugte Mittel ist dabei die Sprache. Informieren und Instruieren hat aber nichts mit Erziehen zu tun. In der Erziehung liegt immer ein großes Machtgefälle zwischen Subjekt und Objekt, Eltern und Kindern, Lehrern und Schülern. Im Krankenhaus ist die Gefahr sehr groß, dass die Macht- und Ohnmachtsgefühle wiederbelebt werden, was aber nicht im Sinne der „patientenzentrierten Pflege" (s. Kap. 20.3 Patientenzentrierte Pflege, S. 263ff) liegt. Es muss im Gegenteil seitens der Pflege darauf geachtet werden, sorgsam mit der eigenen Macht umzugehen und einen **partnerschaftlichen Umgangsstil** mit den Patienten zu entwickeln (s. Kap. 14.3 Patientenrolle und Pflegerolle, S. 170ff). Der Patient hat ein Recht auf Information, weil fehlende Informationen oft zu weiterer Verunsicherung führen, die den Gesundungsprozess erschwert. Oftmals fühlen sich die Pflegekräfte in die Rolle des Vermittlers oder Dolmetschers zwischen Ärzten und Patienten gedrängt. Früher versteckten sich die Ärzte gerne hinter unleserlicher Schrift und der lateinischen Fachsprache. Beides mussten die Pflegekräfte dann dem Patienten übersetzen. Oftmals wurden sie dabei von den Ärzten allein gelassen und sogar wegen Eingriff in ihren Kompetenzbereich kritisiert. Denn die Informations- und Aufklärungspflicht gegenüber dem Patienten obliegt laut Gesetz den Ärzten, die sie aber nicht immer sorgsam wahrnehmen (s. Kap. 11.6 Sterbebegleitung und Sterbehilfe, S. 143ff). Aus dieser unglücklichen Rolle können sich die Pflegekräfte nur befreien, wenn sie als Berufsgruppe mehr Selbstbewusstsein und eine eigenständige Berufsrolle (Profession) in Abgrenzung zu den Ärzten einerseits und den Patienten andererseits entwickeln. Eine gute Möglichkeit dafür liegt in der Teilnahme der Ärzte an der Pflegeübernahme von der Früh- zur Spätschicht. Dadurch würde ein zusätzlicher, dringend benötigter Kommunikationsraum entstehen, in dem viele für beide Seiten wichtige Informationen ausgetauscht und Missverständnisse vermieden bzw. ausgeräumt werden könnten.

Partnerschaftlichkeit. Die Pflegenden müssten dabei mit den Patienten so partnerschaftlich umgehen, wie sie das für sich selbst auch beanspruchen. Der alltägliche Bereich der Information und Instruktion der Patienten bietet sich als Übungsfeld geradezu an. Worauf ist beim Informieren und Instruieren zu achten? Als Faustregel gilt erst einmal, den Betroffenen dort abzuholen, wo er ist, d.h. zuerst muss sein **Informationsstand** abgeklärt und dann dort angesetzt und aufgebaut werden:

- Ein geeignetes Umfeld schaffen, d. h. Ruhe und Zeit haben, nicht „zwischen Tür und Angel", im Vorübergehen informieren und instruieren;
- entsprechend dem Vorwissen des Patienten in kleinen Schritten vorgehen;
- nach jedem Schritt überprüfen, ob der Patient die neuen Informationen verstanden hat;
- möglichst anschaulich durch Zeichnungen, Schaubilder, Beispiele und Vergleiche informieren und instruieren;
- Fach- und Fremdwörter nach Möglichkeit vermeiden, wenn es gar nicht anders geht, sie zumindest ins Deutsche übersetzen;
- Zeit zum Nachdenken und Nachfragen geben;
- vorhandene Ängste nicht beschwichtigen, sondern akzeptieren (s. Kap. 20 Gesprächsführung, S. 254 ff);
- über Folgen und Konsequenzen aufklären;
- über mögliche Alternativen aufklären.

17.2 Kinder im Krankenhaus

Eine besondere Erziehungssituation ergibt sich für die Pflege aus dem nötigen Aufenthalt von Kindern im Krankenhaus. Kinder sind im Gegensatz zu Erwachsenen sehr wohl noch in einem Alter, in dem sie erzogen werden müssen, d. h. Kindern müssen deutlich Grenzen gesetzt werden, damit sie sich orientieren können. Dabei

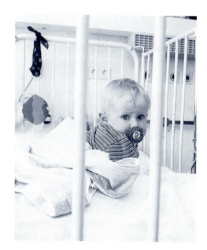

Abb. 17.1 Kleinkinder reagieren verstört und überfordert, wenn sie ins Krankenhaus müssen

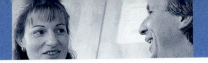

sind allerdings die Besonderheiten im Erleben des Krankenhausaufenthaltes von Kindern zu berücksichtigen.

Kleinkinder. Kleinkinder vor dem Schuleintritt, die ins Krankenhaus müssen, reagieren besonders verstört auf dieses Herausreißen aus der gewohnten und vertrauten Umgebung (Abb. 17.1). Sie haben noch nicht so viel Selbstvertrauen entwickeln können, um gelassen auf solch eine neue, völlig ungewohnte Umgebung reagieren zu können. Ihre Überforderung liegt in unterschiedlichen Bereichen:

- **Selbstvertrauen:** Ihr Selbstvertrauen ist noch schwach entwickelt. Sie klammern sich an die Mutter und „fremdeln" gegenüber fremden Menschen, von denen sie sich nicht ohne Weiteres anfassen und instruieren lassen;
- **Zeitverständnis:** Das Zeitverständnis ist noch nicht oder nur unzureichend entwickelt. Es hilft also wenig, ein Kind zu Beginn des Krankenhausaufenthaltes zu beschwichtigen, dass es in 10 Tagen doch wieder zu Hause sei. Eine solche Zeitangabe ist viel zu abstrakt und übersteigt das Vorstellungsvermögen des Kindes. Es muss konkreter und anschaulicher informiert werden („noch so und so oft schlafen…" etc.);
- **Vernunft:** Vorschulkinder sind noch nicht vernünftig, sondern impulsiv und spontan, sie haben noch keine Einsicht in Krankheit oder in einen durch eine Erkrankung begründeten Krankenhausaufenthalt. Kinder müssen mit ihren Ängsten ernst genommen werden; es darf ihnen z. B. nicht vorgemacht werden, dass eine nötige Spritze oder Blutabnehmen nicht wehtut – dann ist die Glaubwürdigkeit dahin, und in der nächsten ähnlichen Situation wird sich das Kind mit Händen und Füßen wehren;
- **Vorerfahrungen:** Viele Kinder haben schon schmerzhafte Vorerfahrungen mit „weißen" Kitteln", also Ärzten in Kinderarztpraxen etc.

Ältere Kinder. Was hier für Vorschulkinder ausgeführt wurde, trifft mit einigen Abschwächungen auch auf etwas ältere Kinder zu. Kinder reagieren auf eine Krankenhauseinweisung meist in drei typischen Phasen:

1. **Protest:** Kinder versuchen sich mit Händen und Füßen gegen die Einweisung ins Krankenhaus bzw. das Zurücklassen durch die Eltern zu wehren; sie haben Angst vor dem Alleingelassenwerden. Entweder weinen sie dann haltlos, klammern sich an das Pflegepersonal oder wehren sich gegen es;
2. **Resignation:** Nachdem alles Wehren und Kämpfen, alles Weinen und Jammern nicht geholfen hat, die Mutter nicht zurückkommt und sie immer noch im Krankenhaus bleiben müssen, resignieren die Kinder, sie geben sich auf und liegen apathisch im Bett. Sie sind nicht ansprechbar und ziehen sich verletzt ins Schneckenhaus zurück;
3. **Scheinbare Anpassung:** Kinder, die länger im Krankenhaus bleiben müssen, tauen langsam auf; nachdem aller Widerstand, aktiver (Phase 1) und passiver

(Phase 2), vergeblich war, versuchen sie, das Beste daraus zu machen, es sich angenehmer zu machen, und werden wieder ansprechbar. Sie verlassen das Bett und lassen sich zum Spielen motivieren. Ihre Anpassung an die Realität, die sie nicht ändern können, ist allerdings nur eine scheinbare: Hinter der Fassade der „Normalität" schlummert die Verletzung des Alleingelassenenwordenseins. Wenn die Mütter die Kinder dann endlich nach Hause holen können, werden sie oft von ihren Kindern abgestraft, die dann nicht mitgehen wollen, weil die Schwestern doch viel netter seien.

Kinderkrankenpflege. Welche Schlussfolgerungen ergeben sich daraus für die Pflege, wie können die Pflegekräfte, speziell natürlich die Kinderkrankenpflegerinnen, auf Kinder im Krankenhaus eingehen?

- Nach Möglichkeit sollten die Eltern, meist sind es immer noch die Mütter, dazu ermutigt werden, beim Kind im Krankenhaus zu bleiben und, wenn möglich, auch dort zu übernachten. Das „Rooming-in" wird heute in vielen Krankenhäusern nicht nur nach der Geburt, sondern auch für Kleinkinder angeboten. Eltern sollten als Unterstützung wahrgenommen werden, auch wenn sie manchmal im Weg zu stehen scheinen: Für die Kinder ist es in der Regel hilfreich, wenn sie da sind;
- Sollte dies den Eltern oder Müttern nicht möglich sein, dann sollten sie ermuntert werden, möglichst oft und lange zu Besuch zu kommen;
- Kinder sollten ruhig einige Spielsachen oder zumindest ihr Lieblingskuscheltier mitbringen dürfen; die vielfach angeführte Krankenhaushygiene muss hier mal zurückstehen;
- Mit den Eltern sollte ein ausführliches Aufnahmegespräch geführt werden: Gewohnheiten und Vorlieben der Kinder sollten in Erfahrung gebracht werden; was essen und trinken sie gerne; welche „Code-Wörter" für Ausscheidungen verwenden die Kinder, damit die Pflegenden richtig reagieren können; gibt es feste Einschlafrituale, wie Geschichte vorlesen etc.?
- Mit den Kindern spielen und sich Zeit für sie nehmen. In vielen Krankenhäusern sind mittlerweile auf den Kinderstationen Erzieherinnen eingestellt, die diese Aufgabe ähnlich wie im Kindergarten mit übernehmen;
- Die Neugier der Kinder ausnutzen und ihnen spielerisch z. B. die Funktion einer Spritze erklären; dazu darf ruhig mal mit Wasser herumgespritzt werden.

Für Kinder ist ein Krankenhausaufenthalt immer besonders belastend. Damit sie ihn nicht traumatisiert und verstört erleben und nicht verarbeiten können, müssen vor allem die Pflegekräfte verständnisvoll und einfühlsam auf die Kinder eingehen. Dabei ist es von Nutzen, sich durch die Augen der Kinder die Beschränkungen des Krankenhauses deutlicher werden zu lassen: die Sterilität nicht nur der Räume, sondern oft auch der Beziehungen, die Gefühlskälte der technischen Medizin, der Ver-

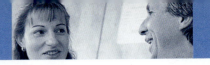

lust von Spontaneität im arbeitsteilig organisierten Krankenhausablauf, der fehlende Humor und das fehlende Lachen, die übertriebene Vernünftigkeit und das Zurückdrängen der Angst. So betrachtet können Kinder uns selbst helfen beim Überleben im Krankenhaus.

17.3 Interkulturelles Lernen im Krankenhaus

Die multikulturelle Gesellschaft, über die unsere Politiker noch streiten, ist im gesellschaftlichen Alltag der Bundesrepublik längst Wirklichkeit. In den Ausbildungsklassen der Pflegeschulen sitzen neben deutschen Schülern und Schülerinnen längst Kinder der früheren Gastarbeitergeneration aus Italien, Griechenland oder der Türkei, dazu Kinder von Asylbewerbern oder Bürgerkriegsflüchtlingen aus Afrika, dem früheren Jugoslawien etc. Dazu kommen jetzt noch die Brüder und Schwestern der Aussiedlerfamilien, die zwar offiziell deutsch, kulturell aber oft mehr verschieden sind als die hier aufgewachsenen Gastarbeiterkinder. Daraus kann eine interessante Begegnung der verschiedenen Kulturen entstehen, wenn auch wir Deutsche nicht immer nur von den „Fremden" Anpassung und Integration fordern, sondern selbst bereit sind, das „Fremde" kennenzulernen und dazuzulernen. Das Fremde macht uns Angst, die Begegnung mit dem Fremden kann uns aber auch bereichern. Das Fremde muss nicht weiter Angst machen, wenn respektiert wird, dass wir alle Menschen mit urmenschlichen Regungen und Bedürfnissen sind, die sich nach Sicherheit und Zufriedenheit sehnen.

Neben der gemeinsamen Ausbildungssituation an den Pflegeschulen bietet sich der medizinisch nötige Aufenthalt von Menschen anderer Kulturen auf den Stationen im Krankenhaus als zusätzliche Begegnungs- und Lernmöglichkeit an. Dabei soll nicht verschwiegen werden, dass die nötigen Lernprozesse nicht nur angenehm, sondern manchmal auch schwierig und anstrengend sind. Toleranz, den anderen so zu akzeptieren, wie er ist und sein will, muss mühsam erarbeitet werden, übrigens von beiden Seiten.

Islamische Patienten im Krankenhaus. Welche Schwierigkeiten bietet das Aufeinandertreffen zweier verschiedener Kulturen im Krankenhaus? Dies soll am Beispiel von Menschen aus dem islamischen Kulturkreis beschrieben werden, weil davon am meisten in Deutschland leben.

– Bei der Belegung der Zimmer muss auf die kulturellen Besonderheiten Rücksicht genommen werden: Die Besuchsgewohnheiten sind sehr verschieden. In intakten Großfamilien rücken zu Besuchszeiten ganze Familienverbände an, blockieren die zu kleinen Zimmer und stören natürlich auch das Ruhebedürfnis des Mitpatienten. Es müssen Ausweichmöglichkeiten wie Besuchszimmer oder Cafeteria etc. geschaffen werden;

17 Information und Instruktion in der Pflege

- Sprachschwierigkeiten besonders von Frauen, die allein nicht in die deutsche Öffentlichkeit dürfen; hier müssen ausländische Pflegekräfte dolmetschen;
- Die Intimsphäre muss berücksichtigt werden. Dazu müssen erst einmal die kulturellen Besonderheiten bekannt sein;
- Vor der Operation ist den Moslems eine Ganzkörperwaschung vorgeschrieben. Diese können sie unter Umständen selbst vornehmen, brauchen dazu aber einen geschützten Raum;
- Während der Menstruation und nach der Geburt gelten Moslemfrauen als „unrein" – niemand darf ihnen in dieser Zeit die Hand geben;
- Religiöse Integrität muss gewährleistet werden (gläubigen Moslems ist das fünfmalige tägliche Gebet in Richtung Mekka vorgeschrieben);
- Essgewohnheiten müssen berücksichtigt werden: Es muss in den Krankenhäusern auch ein schweinefleischfreies, hilfsweise vegetarisches Essen angeboten werden.

Die Liste ließe sich sicherlich fortsetzen und müsste um die Besonderheiten anderer Kulturen und Religionsrichtungen ergänzt werden. An dieser Stelle soll es genügen, um darauf aufmerksam zu machen, dass es einiger Toleranz als Ausgangspunkt der Begegnung und einiger Anstrengungen im Aufbringen von Verständnis für den anderen, den Fremden, bedarf, damit mehr Menschlichkeit im Umgang miteinander möglich wird.

Lernaufgabe
Mit Menschen aus welchen Kulturkreisen haben Sie und Ihre Mitschüler bis jetzt im Krankenhaus zu tun gehabt? Informieren Sie sich über den kulturellen Hintergrund dieser Menschen und überlegen Sie, wie sich die Wahrung der jeweiligen kulturellen Besonderheiten mit dem Krankenhausalltag vereinbaren lassen könnte.

Literatur

Abermeth, H. D.: Patientenzentrierte Krankenpflege. Vandenhoeck & Ruprecht, Göttingen 1977

Alba, S., M. M. Leiminger, C. C. Reynolds: Multikulturelle Pflege. München 1999

Balint, M.: Der Arzt, sein Patient und die Krankheit. Klett-Cotta, Stuttgart 1966

Stanjek, K.: Sozialwissenschaften. Fischer, Lübeck 1998

Willig, W.: Arbeitstexte für Psychologie, Soziologie und Pädagogik an Pflegeschulen. Selbstverlag Willig, Balingen 1986

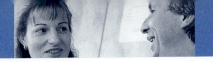

18 Kommunikation und soziale Interaktion

Während die Beziehungsfähigkeit immer weiter abnimmt, nimmt die Kommunikationsfähigkeit scheinbar zu.

Definition

Kommunikation bedeutet im Deutschen „in Verbindung stehen, sich verständigen, sich austauschen". Kommunikation ist also für jeden Menschen die Verbindung zur Umwelt, zu den Mitmenschen.

Kommunikation ist der Weg zum Ziel, sich als Mensch verstanden zu fühlen. Der Mensch erlebt sich in und über Kommunikation und wäre ohne sie nicht überlebensfähig. Kommunikation entspricht einem vielgestaltigen Bedürfnis des Menschen (Abb. 18.1):

- Ohne Kommunikation würde der Mensch ohne Widerhall, allein und einsam verkümmern;
- Der Mensch sucht Kommunikation, um über die Anerkennung „des anderen" seinen Platz in der Gemeinschaft zu finden;
- Der Mensch sucht Kommunikation, um über die Rückmeldung der Mitmenschen sein eigenes Handeln bei Bedarf korrigieren zu können;
- Der Mensch kommuniziert aus dem Bedürfnis nach Sicherheit und Zufriedenheit heraus (s. Kap. 3 Motivation des Menschen, S. 30ff).

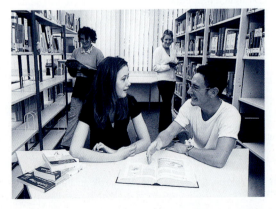

Abb. 18.1 Kommunikation gehört zu den sozialen Grundbedürfnissen des Menschen

Beziehung. In der Kommunikation verschränkt sich der Bereich des intrapersonalen oder intrapsychischen Erlebens des Individuums (s. Kap. 6 Persönlichkeitsbild der Psychoanalyse, S. 52 ff) mit dem Bereich des interpersonalen Erlebens in sozialen Beziehungen bzw. Beziehungsstrukturen (s. Kap. 2.2 Sozialcharakter als Ergebnis der Sozialisation, S. 25 f). Das Bewusstsein des Menschen von sich selbst ist das Resultat dieser Verschränkung und nur über Kommunikation, also Austausch, herzustellen.

Die Kommunikationswissenschaft vertritt allerdings einen anderen Ansatz als die Psychoanalyse: Freud versuchte, die intrapsychische Dynamik des Individuums über sein Konstrukt von ES/ICH/ÜBER-ICH zu erklären. Dabei handelt es sich allerdings um eine Interpretation bzw. Annahme von Subjektanteilen und nicht um tatsächlich vorhandene. Das ICH kann nicht handeln, sondern ist unsere Vorstellung von der Kompromissnotwendigkeit zwischen ES und ÜBER-ICH, die das Handeln im Hintergrund bestimmt. Die Kommunikationsforschung geht nun davon aus, dass Menschen weniger intrapersonal bestimmt handeln, sondern vielmehr aus dem interpersonalen, zwischenmenschlichen Beziehungsraum heraus motiviert werden. In dieser Sichtweise gelingt es besser, den Menschen im realen, sozialen Raum zu sehen. Das ÜBER-ICH bei Freud stellt ja nur den intrapsychischen Repräsentanten „des anderen" dar. Der andere ist aber wirklich da, leibhaftig vorhanden, und auf ihn reagiert das Individuum in der sozialen Interaktion.

Sicherheit. Die grundlegende Voraussetzung von Kommunikation ist Sicherheit. Ist diese nicht vorhanden oder lässt sich in der Kommunikation nicht entwickeln, kommt es über gestörte Kommunikationsbeziehungen zu Verunsicherungen des Individuums und zu Selbstwertstörungen. Die sowohl für den einzelnen Menschen als auch für die Beziehungen der Menschen untereinander nötige Sicherheit kommt nicht zustande, wenn

– der Einzelne sich bedroht fühlt, wenn er Angst vor dem Ausschluss aus der Gruppe oder vor Vereinnahmung durch die Gruppe hat;
– der Einzelne sich durch mehrdeutige „Double-bind"-Botschaften psychisch gelähmt fühlt.

Systemisches Denken. Der einzelne Mensch ist viel mehr durch seine Kommunikation und Beziehung zu den anderen Menschen bestimmt, als dies oft wahrgenommen wird. Dabei ist jeder Mensch sowohl frei als auch gleichzeitig abhängig. Wir alle haben die Entscheidungsfreiheit zu kommunizieren, zu handeln etc., die Grenze dieser Freiheit liegt allerdings in unserer Abhängigkeit von der Anerkennung durch andere. Die meisten Bedürfnisse des Menschen können nicht im Akt der Selbstbefriedigung verwirklicht werden, sondern nur mit anderen Menschen zusammen. Als soziale Wesen sind die Menschen aufeinander angewiesen. Dies wird im

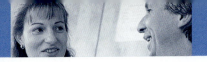

"systemischen Denken", dem im 20. Jahrhundert vorherrschenden Denken der Kybernetik, so umgesetzt:

Definition
Unter einem Beziehungssystem wird die Gesamtheit miteinander in Verbindung, in Beziehung, stehender Elemente, also Individuen, verstanden. Jede Veränderung eines einzelnen Elements, also eines Individuums, bewirkt Veränderungen bei allen anderen, bei den Mitmenschen.

Mit dem systemischen Denken bekommt die Selbstveränderung einen neuen Stellenwert. Während in meiner Generation die Weltveränderung und -verbesserung einen hohen Stellenwert hatte, an dem sich viele abarbeiteten und resignierten, reicht es gemäß der Anschauung des systemischen Denkens, sich selbst zu verändern. Denn wer sich selbst verändert, verändert dadurch auch das System. Das System muss nämlich auf jede Veränderung reagieren, um wieder in ein neues Gleichgewicht zu gelangen. Selbstveränderung aber ist machbar und möglich. Dazu bedarf es nur unserer Einsicht und freien Entscheidung. Tritt irgendwo im System eine Veränderung ein, so pflanzt sich diese Information über das Kommunikationsnetz fort, wodurch sich die anderen Elemente des Kommunikationsnetzes verändern. Diese Veränderung wird wiederum an den Ausgangspunkt zurückgemeldet. Es handelt sich hierbei um das Prinzip der "Feed-back-Schleife", der Rückmeldeschleife, über die Systeme auch mit ihrer Umwelt in Verbindung stehen und kommunizieren.

Selbsterkenntnis. Die Vernetzung der Kommunikation bildet das Johari-Fenster (Abb. 18.2) ab, in dem alle Partner eines Kommunikationssystems mit einbezogen und in ihrer wechselseitigen Beeinflussung sichtbar gemacht werden. Im Johari-

	dem Selbst bekannt	dem Selbst nicht bekannt
anderen bekannt	I öffentlich	II blinder Fleck
anderen nicht bekannt	III Intimsphäre	IV Unbewusstes

Abb. 18.2 Johari-Fenster zur Selbst- und Fremdwahrnehmung (aus Luft: Einführung in die Gruppendynamik. Stuttgart 1973)

Fenster gibt es zwischen dem privatesten Bereich der „Intimsphäre" (Fenster III) und dem „öffentlichen Bereich" (Fenster I) noch Zwischenbereiche. Am Interessantesten ist hier der „blinde Fleck" (Fenster II). Das ist der Bereich, der dem einzelnen Kommunikationspartner selbst nicht bekannt, der aber anderen zugänglich und sichtbar ist. Wenn es hier gelingt, dem Kommunikationspartner Rückmeldungen zu geben, kann dadurch die Selbsterfahrung des Einzelnen vergrößert werden. Das „Unbewusste" (Fenster IV) ist der Bereich, der der öffentlichen Kommunikation am schwersten zugänglich bleibt.

Während die Beziehungsfähigkeit, als Fähigkeit, sich auf einen anderen Menschen einzulassen und Verbindlichkeiten zu entwickeln, immer mehr abnimmt, nimmt die oberflächliche Kommunikation, die Technik der Kommunikation, in unserer Gesellschaft immer mehr zu. Wir können über das Internet mittlerweile weltweit kommunizieren, ohne unseren Nachbarn und Partner, geschweige denn uns selbst, zu kennen. Die Kommunikationstechniken gaukeln uns Kontakt und Beziehung vor, wo Oberflächlichkeit und Beliebigkeit vorherrschen. Wo die Haltung, die innere Einstellung zu sich selbst und zu den Mitmenschen verloren gegangen ist, wird das Stützkorsett der technischen Kommunikationsfähigkeit eingezogen. Quantität und Häufigkeit der Kontakte ersetzen so langsam die Qualität von Beziehung, die innere Leere wird durch Ablenkung übertüncht. Auf Dauer kann dieser Selbstbetrug allerdings nicht gut gehen, denn Kommunikationstechniken sind nur ein Ersatz für wirklichen Kontakt. Befriedigung schaffen sie nicht.

18.1 Grundmodell der Kommunikation

Abb. 18.3 zeigt ein einfaches Grundmodell für Kommunikation. Ein Kommunikationsteilnehmer möchte eine Nachricht an einen anderen übermitteln. Er wird somit zum Sender, der sich an einen Empfänger wendet. Auf der Seite des Senders, der

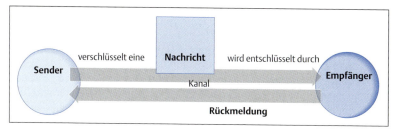

Abb. 18.3 Sender-Modell (aus Willig, W.: Arbeitstexte für Psychologie, Soziologie und Pädagogik an Pflegeschulen. Selbstverlag Willig, Balingen 1986)

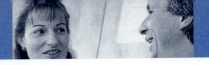

„Innerung", geht es nun zuerst einmal darum, was er übermitteln will. Nachdem der Sender dies für sich geklärt hat, verschlüsselt er diese Mitteilung in Sprache und schickt sie auf den Weg zum Empfänger, der seine „Äußerung" jetzt verstehen muss. Dazu muss er sie in seine Sprache und sein Sprachverständnis übersetzen. Eine gemeinsame Sprache ist also Voraussetzung der Kommunikation. Ist sie nicht gegeben, kann höchstens noch nonverbal, unter Zuhilfenahme von Mimik und Gestik, versucht werden, sich zu verständigen. Im Falle direkter Kommunikation, bei der sich Sender und Empfänger sehen und hören können, kommt es natürlich noch darauf an, inwieweit die verbalen Mitteilungen der Sprache in Übereinstimmung stehen mit den nonverbal ausgesandten Botschaften. Bei Übereinstimmung von verbaler und nonverbaler Botschaft wird auch von Kongruenz gesprochen, bei fehlender Übereinstimmung wird Inkongruenz festgestellt. Während Übereinstimmung Verständigung ermöglicht und herstellt, bleibt bei der fehlenden Übereinstimmung Irritation, Verunsicherung und Desorientierung zurück.

Definition
Die Beschäftigung mit der Seite der „Innerung" der Kommunikation dient mehr der Selbsterkenntnis des Senders, während die Verbesserung der „Äußerung" gegenüber dem Empfänger als Rhetorik definiert wird.

Selbsterkenntnis. Im Zusammenhang des vorliegenden Lehrbuches interessiert mehr die Seite der Selbsterkenntnis: Wie kann der Sender sich selbst besser verstehen lernen, damit er klarer und direkter kommunizieren kann? Die Verbesserung der Wirkungsabsicht gegenüber dem Empfänger wäre ein eigenes Thema, das unter dem Stichwort der Rhetorik, der Verbesserung der kommunikativen Durchsetzungsfähigkeit, in allen Bereichen der Erwachsenenbildung zu finden ist. Bei weitergehendem Interesse an diesem Thema ist der Besuch eines Rhetorikseminars durchaus zu empfehlen.

Bestandteile der Kommunikation. Jede Kommunikation setzt sich aus drei unterschiedlichen Bestandteilen zusammen
- **Aktion:** Jede Kommunikation beinhaltet die Aktion. Der Sender übermittelt seine Botschaft, er ist aktiver „Täter" und Gestalter der Kommunikation;
- **Reaktion:** Jede Kommunikation stellt auch eine Reaktion auf die vorhergehenden Kommunikationsteile dar; durch willkürliche Interpunktion (Unterbrechung) des Kommunikationsflusses versucht sich der Reagierer als „Opfer" zu stilisieren;
- **Verstärkung:** Jede Kommunikation ist dann auch noch eine Verstärkung der bisherigen Kommunikation; jeder Teil der Kommunikation als „Text" kann nur vor dem Hintergrund des „Kontextes", des Gesamtzusammenhangs, verstanden werden.

Beispiel

Die Krankenpflegerin Helene geht nicht gerne in das Zimmer von Herrn P., weil der dauernd wegen Kleinigkeiten klingelt und ihr so die Arbeit erschwert. Herr P. sagt auf Befragen, dass er so oft klingeln müsse, weil von allein niemand komme und er sonst übersehen werde. Beide Kommunikationsteilnehmer unterbrechen (interpunktieren) den Kommunikationskreislauf willkürlich: Sie rechtfertigen ihr Verhalten, ihr Agieren, damit, dass sie angeblich ja nur reagieren auf das unmögliche Verhalten des anderen. Dieses „Schwarze-Peter-Spiel" der gegenseitigen Schuldzuweisung kann beliebig lange fortgesetzt werden. Systemisch betrachtet kann erst ein Ausweg gefunden werden, wenn beide ihre jeweilige Beteiligung an der vertrackten Situation realisieren und ihr eigenes Verhalten ändern. Die Krankenpflegerin Helene könnte Herrn P. versichern, dass sie auf jeden Fall nach ihm schaut; Herr P. könnte Helene versichern, dass er wirklich nur noch klingelt, wenn etwas Wichtiges anliegt.

Soziale Interaktion. Zu jeder Kommunikation gehören alle an ihr Beteiligten. Im Begriff der sozialen Interaktion wird der systemische Charakter von Kommunikation noch deutlicher, denn interagieren heißt, dass etwas zwischen (lat. inter) Beteiligten hin- und hergeht. Jeder der Beteiligten ist für seinen Beitrag zur Verständigung, zur Kommunikation und Interaktion verantwortlich. Die Entschuldigung des eigenen Verhaltens mit der nötigen Reaktion auf das Verhalten des anderen ist nicht weiter möglich. Erst wenn alle an der sozialen Interaktion Beteiligten ihre Verantwortung wahrnehmen, ist die Voraussetzung für gute Kommunikation gegeben.

18.2 Grundregeln der Kommunikation

Es gibt **8 Grundregeln** der Kommunikation:
1. Es gibt keine Nicht-Kommunikation. Kommunikation findet immer statt.

Beispiel

Ich komme als Lehrer morgens in den Unterricht und begrüße meine Schüler und Schülerinnen mit einem „Guten Morgen!" Die einzige Reaktion: Schweigen. Aber auch Schweigen bedeutet Kommunikation. Ich fange an nachzudenken, was es bedeuten könnte: es gibt sehr „beredtes Schweigen"! Vielleicht bedeutet es, dass die letzte Stunde meines Unterrichts misslungen war; vielleicht liegt es aber auch nur am Montagmorgen und dem anstrengenden Wochenende? Oder an der Klausur, die in der nächsten Stunde ge-

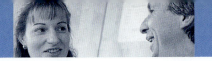

schrieben werden muss? Um dies herauszufinden, muss ich mit meinen Schülern über das Schweigen kommunizieren und sie fragen, was es bedeutet.

2. Zum Gelingen/Misslingen von Kommunikation tragen immer alle Beteiligten bei, d. h. alle sind verantwortlich. Keiner ist nur „Täter" oder nur „Opfer". Alle agieren und reagieren in gleicher Weise und sind so für den Fortgang der Kommunikation mit verantwortlich.
3. Die Übereinstimmung (Kongruenz) von verbaler und nonverbaler Botschaft ist stets anzustreben.
4. Der Empfänger hört, was er hören will. Die gehörte Botschaft ist sein Produkt (s. Kap. 18.7 Selektive Wahrnehmung, S. 224 ff).
5. Der Ton macht die Musik (Aktion).
6. Wie es in den Wald hineintönt, so schallt es zurück (Reaktion).
7. In jeder kommunikativen Nachricht schwingt neben der Sachebene immer eine Beziehungsbotschaft mit: Wer sagt was zu wem in welchem Ton? Hier ist es natürlich von entscheidender Bedeutung, ob es sich um eine gleichberechtigte, partnerschaftliche Beziehung oder um ein Vorgesetztenverhältnis von Chef und Mitarbeiter handelt.
8. „Ja, aber…" bedeutet in der Kommunikation ein verstecktes „Nein!" „Ja, aber…" bedeutet, dass der offene Konflikt nicht gesucht, sich nicht zugetraut wird. Meist liegt es daran, dass der Einwender sich unterlegen und schwächer fühlt. Er wagt den offenen Widerspruch nicht, sondern stimmt offiziell zu und schwächt die Zustimmung durch das „aber" ab.

18.3 Vier Kanäle der gesendeten Nachricht

Die Nachricht (Abb. 18.**4**) steht im Mittelpunkt der Kommunikation und Interaktion. Kompliziert wird es nun allerdings dadurch, dass im Alltag des Miteinanderredens die Nachrichten nicht immer eindeutig, direkt und klar sind. Vielmehr können sich völlig unterschiedliche Aspekte hinter ein und derselben Nachricht verstecken, wenn sie unklar und schwammig formuliert ist.

Beispiel
Während des letzten Stationsrundgangs in der Spätschicht betritt der Krankenpfleger Ingo das Zimmer der Privatpatientin Frau S. Diese wendet sich an Ingo und sagt: „Ingo, ich habe heute meine Nacht-Medikation noch nicht bekommen!" Daraufhin antwortet Ingo recht heftig: „Wer ist denn hier der Krankenpfleger, Sie oder ich?" und verlässt türschlagend das Zimmer von Frau S.

18 Kommunikation und soziale Interaktion

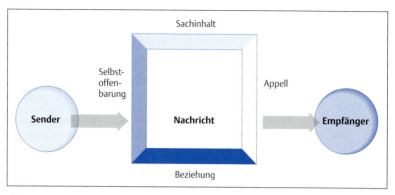

Abb. 18.4 Die vier Seiten einer Nachricht (aus Schulz v. Thun, F.: Miteinander reden, Bd. 1. Rowohlt, Reinbek 1993, S. 30)

Was ist hier passiert? Warum reagiert der Krankenpfleger Ingo so gereizt auf die Äußerung von Frau S.? Zerlegen wir zuerst einmal die Mitteilung „Ingo, ich habe heute meine Nacht-Medikation noch nicht bekommen!" in ihre vier möglichen Bestandteile, denn der Sender, in dem Fall Frau S., kann auf vier unterschiedlichen Kanälen seine Botschaft senden:

- **Sachebene:** Die Sachebene beschreibt den Gegenstand der Information. Die Sachebene der faktischen Mitteilung im Beispiel ist recht klar: die Nacht-Medikation ist Frau S. nicht hingestellt worden;
- **Beziehungsebene:** Auf der Beziehungsebene drückt der Sender aus, was er vom Empfänger seiner Botschaft, an den er sich wendet, hält, wie er die Beziehung zum Empfänger definiert und sieht: Frau S. wendet sich an den Krankenpfleger Ingo, weil der im Beziehungsverhältnis Patientin/Pflege der zuständige Partner für die Medikation ist;
- **Appellebene:** Auf der Appellebene wird die Wirkungsabsicht einer Botschaft deutlich: Wozu will der Sender den Empfänger veranlassen, was soll der für ihn tun? Frau S. will den Krankenpfleger Ingo dazu veranlassen, dass er sich um die ihr fehlende Nacht-Medikation kümmert;
- **Selbstoffenbarungsebene:** Auf der Selbstoffenbarungsebene teilt der Sender damit, wie er die Botschaft oder Mitteilung formuliert, etwas über seine eigene Befindlichkeit mit. Hier kommt ein mitschwingendes Gefühl zum Ausdruck: Frau S. könnte beunruhigt sein, dass die Medikamente noch nicht da sind, weil sie sonst immer rechtzeitig gebracht wurden; Frau S. könnte Angst vor der Nacht haben, wenn sie ihre Medikamente nicht hat, etc.

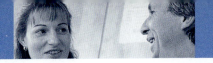

18.4 Ohren des Empfängers der Nachricht

Grundsätzlich war schon festgestellt worden, dass das, was der Empfänger hört, sein eigenes Produkt ist: Er hört das, was er hören will. Wenn der Sender auf vier möglichen Kanälen sendet, dann kann der Empfänger auf wiederum vier möglichen Kanälen empfangen. Es wird auch davon gesprochen, dass er auf „vier Ohren" hören kann (Abb. 18.5). Der Krankenpfleger Ingo entschließt sich offensichtlich, die Äußerung von Frau S. als Kritik zu hören, und reagiert gereizt und verärgert. Vielleicht fühlt er sich in seiner Kompetenz angegriffen, weil er vergessen hat, die Nacht-Medikation zu bringen. Vielleicht liegt seine Hörgewohnheit an der Situation: Die Spätschicht ist gleich zu Ende, und in Gedanken ist er vielleicht schon auf dem Nachhauseweg. Es kann aber auch an der bisherigen Beziehung zu Frau S. liegen: Vielleicht ist sie ja des Öfteren eine „vorwurfsvolle" Patientin.

Versuchen wir daher zum besseren Verständnis auch die vier Hörmöglichkeiten und entsprechenden Antworten des Krankenpflegers Ingo zu verdeutlichen:

- **Sachebene:** Da die Sachebene unstrittig ist, die Medikamente fehlen, sagt Ingo zu Frau S.: „Ich weiß auch nicht, warum die Medikamente nicht da sind. Ich sehe gleich nach meinem Rundgang nach, ob sie vielleicht heute nach der Visite abgesetzt worden sind."
- **Beziehungsebene:** Da die Beziehungsebene klar definiert ist, erklärt sich Ingo für die Medikation, die in seinen Aufgabenbereich fällt, zuständig: „Es ist nicht gut, dass Sie Ihre Medikamente noch nicht haben. Ich sage der Nachtschwester in der Übergabe, dass Sie Ihre Medikamente für die Nacht noch bekommen müssen."

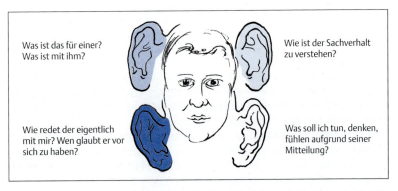

Abb. 18.5 Die vier Ohren des Empfängers (aus Schulz v. Thun, F.: Miteinander reden, Bd. 1. Rowohlt, Reinbek 1993, S. 45)

- **Appellebene:** Ingo spürt die Appellabsicht, dass er sich kümmern soll, und sagt zu Frau S.: „Ich muss zwar gleich weg, aber Sie können sich darauf verlassen, dass sich die Nachtschwester sofort um Sie kümmert. Ich sage ihr Bescheid."
- **Selbstoffenbarungsebene:** Ingo spürt die Angst von Frau S. Bisher wurde seitens der Pflege und der Ärzte immer wieder darauf hingewiesen, wie wichtig die Einnahme der Medikamente sei, und jetzt sind sie nicht da. Er sagt zu Frau S.: „Haben Sie Angst, dass es Ihnen heute Nacht ohne Medikamente nicht gut geht?"

18.5 Missverständnisse in der Kommunikation

Die Schwierigkeit der Kommunikation und der Grund für die vielen anzutreffenden Missverständnisse liegen in der fehlenden Übereinstimmung von Sende-Kanal und Empfänger-Ohr. In der Praxis entstehen ganz viele eigentlich unnötige Missverständnisse, weil nicht klar und deutlich gesendet wird. Woran liegt das? Schulz von Thun behauptet in seinem grundlegenden Werk „Miteinander reden. Störungen und Klärungen" (1993), dass es vor allem in negativen Sozialisationserfahrungen begründet liegt, wenn jemand unklar formuliert. **Unklare, indirekte Kommunikation** ist quasi ein Schutz vor erwarteten Angriffen. Viele Menschen trauen sich nicht, „ich" zu sagen, weil sie damit rechnen müssen, dass dann sofort andere auftreten, die sagen: „ich nicht" oder „ich sehe das anders". Das gehört zur normalen Kommunikation und Auseinandersetzung. In der Konkurrenz- und Leistungsgesellschaft, in der wir leben und groß geworden sind, wird aber oft noch eins draufgesetzt: Der andere wird bekämpft und niedergemacht. Menschen mit einem geringen Selbstwertgefühl und wenig Selbstbewusstsein (s. Kap. 6.2 Strukturmodell der Persönlichkeit, S. 59f) tun sich damit aber sehr schwer: „Je stärker das Minderwertigkeitsgefühl des Erwachsenen ausgeprägt ist, um so mehr fantasiert er seine Mitmenschen in die Rolle von strengen Richtern hinein, vor deren Augen er zu bestehen und vor denen er den „unansehnlichen" Teil seiner Person zu verbergen habe, um halbwegs anerkannt zu werden; fasst er auch harmlose Situationen (z.B. Glücksspiele, Gastgeber sein, sexuelles Beisammensein) leistungsthematisch auf, d.h. er erlebt das Ganze als eine Bewährungsprobe seiner Person; sieht er in dem anderen einen Rivalen und fürchtet die Niederlage im Wettlauf um Geltung und Prestige" (Schulz v. Thun 1993, S. 105).
Im Einzelnen unterscheidet Schulz von Thun verschiedene Techniken, mit deren Hilfe ein Minderwertigkeitsgefühl kaschiert werden kann:

Imponiertechniken. Das vorhandene Minderwertigkeitsgefühl wird kompensiert und übertüncht, indem nach außen scheinbare Größe demonstriert wird. Dies passiert in Gesprächen oft im Ton der Beiläufigkeit: „Auf den Intelligenzquotienten kann man nicht viel geben. Meiner liegt angeblich bei 131, aber ich stell mich oftmals ziemlich dämlich an" (Schulz von Thun 1993, S. 107). Der scheinbar sachliche Beitrag erfüllt nur den Zweck der Selbstdarstellung. Dahinter versteckt sich der Aufschrei: „Seht und bestätigt mich doch endlich einmal!"

Fassadentechniken. Hinter der glatten äußeren Fassade versuchen die Menschen, ihre „unansehnlichen" Teile, ihre Schwächen und Blößen zu verstecken. Es werden keine Gefühle gezeigt, um keine Angriffsflächen zu bieten. Überhaupt wird das subjektive „ich" gemieden und Deckung hinter den unverbindlichen Floskeln „man", „wir" und „alle" gesucht. Statt offensiv zu sagen, „mir hat die Veranstaltung nicht gefallen", wird dann formuliert: „Es war langweilig!" Oft versteckt man sich hinter Fragen, um erst einmal die Ansichten und Erwartungen des Gegenübers einschätzen zu können. Hinter scheinbar sachlichen Fragen, vor allem wenn sie auf die Rechtfertigungsebene zielen – „Warum gehst du heute Abend weg?" – wird oft die eigene abweichende Meinung und Haltung verborgen. Statt sich offen auseinanderzusetzen und zu streiten, werden Fragen gestellt. Sehr beliebt sind auch noch die „Du-Botschaften", mit denen ebenfalls versucht wird, die eigene Meinungsäußerung zu vermeiden und zusätzlich den anderen ins Unrecht zu setzen. „Du bist…" klingt scheinbar objektiv, und es ist viel schwerer, darüber ins Gespräch zu kommen, als wenn gesagt wird: „Ich finde…"

Demonstrative Selbstverkleinerung. Man kann auch absichtlich „sein Licht unter den Scheffel" stellen, entweder in der Hoffnung, damit Komplimente zu fischen („Ach, so schlimm ist das doch gar nicht!") oder den anderen zur Hilfestellung zu provozieren. Die vorweggenommene Selbstverkleinerung dient hier auch dem Schutz vor Kritik und Auseinandersetzung.
Eine weitere Möglichkeit für Missverständnisse in der Kommunikation liegt darin, dass sich die Kommunikationspartner auf der Beziehungsebene oder in ihrer Kompetenz als Mensch angegriffen fühlen. Wer sich angegriffen fühlt, macht entweder „die Schotten dicht" oder aber er wehrt sich und schlägt zurück. Und schon ist der sachliche Boden der Kommunikation verlassen und es fällt sehr schwer, das Gespräch fortzusetzen.

18.6 Feed-back-Regeln

Definition
Die Kommunikation über die Kommunikation nennt man Meta-Kommunikation.

In der Meta-Kommunikation wird versucht, Missverständnisse im Kommunikationsprozess zu klären. Statt sich weiter zu verbarrikadieren und im Schlagabtausch fortzufahren, wird der „Feldherrenhügel" eingenommen, um das „Schlachtfeld der Kommunikation" besser überblicken zu können. Zur Klärung bereits entstandener Missverständnisse sind die Feed-back-Regeln sehr hilfreich. Über das Feed-back (engl. Rückmeldung geben) besteht immer die Möglichkeit, den Kommunikationsprozess zu „erden". Wenn Missverständnisse entstanden sind, weil das, was der Sender auf den Weg brachte, nicht oder nur teilweise beim Empfänger angekommen ist, können diese über das Geben oder Einfordern von Feed-back geklärt werden. Über diese Art Rückmeldeschleife vergewissern sich die Kommunikationsteilnehmer des gegenseitigen Interesses an der Fortführung der Kommunikation. Das Feed-back sollte immer empfängerzentriert formuliert werden, d. h. es soll so klar und eindeutig wie irgend möglich sein, damit nicht weitere Missverständnisse produziert werden. Im Einzelnen gibt es folgende Feed-back-Regeln:

- **Ich-Botschaften statt Du-Botschaften:** Über Du-Botschaften wird der andere ins Unrecht gesetzt, er fühlt sich angegriffen. Entweder schmollt er dann oder wehrt sich und schlägt zurück. Beides ist nicht wünschenswert für die Fortführung der Kommunikation. In den subjektiven Ich-Botschaften zeige ich mich, und der andere weiß, woran er ist;
- **Respekt vor dem anderen:** Den anderen Kommunikationspartner nie in seiner Person oder Kompetenz angreifen;
- **Verhalten und nicht Eigenschaften kritisieren:** Verhalten ist veränderbar, Eigenschaften nicht; wenn Eigenschaften kritisiert werden, fühlt der Kommunikationspartner sich schnell und zu Recht angegriffen;
- **nicht Verhalten des anderen bewerten, sondern die eigene Reaktion beschreiben:** Wertungen sind immer subjektiv und damit höchst strittig, sie sind aber auch immer Abwertungen, und damit fühlt der andere sich wiederum angegriffen;
- **konkret statt allgemein:** Es gibt ganz viele unheilstiftende Füllsel in der alltäglichen Kommunikation wie „immer", „schon wieder", „dauernd", „nie", „alle", „man" etc. Diese Verallgemeinerungen laden geradezu dazu ein, das Gegenteil oder die Ausnahme zu suchen und damit die Unrichtigkeit der Angriffe zu beweisen, und schon ist die Kommunikation festgefahren;
- **Dreier-Schritt der Kritik:** Wenn man in der Kommunikation anderer Meinung ist als der Kommunikationspartner und ihn meint kritisieren zu müssen, dann empfiehlt sich folgendes Vorgehen: 1. Schritt: „Ich bin verärgert…" (Ich-Botschaft verwenden); 2. Schritt: „Ich bin verärgert, weil mich dein Gerede daran erinnert, wie meine Mutter mich früher fertiggemacht hat". (Über die Begründung für meine Sichtweise kann der andere verstehen, was mir wichtig ist, warum ich verärgert bin. Oft weiß er ja gar nicht, in welches Fettnäpfchen er hineinge-

treten ist); 3. Schritt: „Wenn wir weiter gut miteinander auskommen wollen, wünsche ich mir für die Zukunft, dass du anders mit mir umgehst!" (Über die konstruktive Kritik äußere ich meine Erwartungen an das Verhalten des anderen, und er kann selbst entscheiden, wie wichtig ihm seinerseits der Kontakt zu mir ist und ob er sich dann in seinem Verhalten mir gegenüber versucht zu ändern.).

Es ist für den Kommunikationsprozess hilfreich, regelmäßig Feed-back einzuholen. Dabei geht es nicht nur um negatives Feed-back, ums Kritisieren. Das haben wir alle recht gut gelernt. Hilfreich ist auch positives Feed-back: „Deinen Beitrag finde ich sehr gut, ich denke ähnlich darüber!" Dem anderen wird damit nämlich vermittelt, dass die Beziehung bzw. sein Platz in der Beziehung gesichert ist. Diese Vergewisserung und Rückversicherung, wie die anderen uns erleben, ist wohltuend und entspricht dem Bedürfnis des Menschen, von anderen wahrgenommen und anerkannt zu werden. Genauso erfrischend kann es sein, eigene Fantasien über den Kommunikationspartner ins Gespräch mit einzubringen. Fantasien können schließlich zutreffend oder völlig unzutreffend sein. Wenn wir sie für uns behalten, werden sie schnell zu einem Käfig, in dem wir uns gefangen fühlen. Wenn wir sie stattdessen zum Austausch und zur Kommunikation anbieten, können sie zur Kontaktbrücke zum anderen werden.

Lernaufgabe
Stellen Sie sich vor, Sie hätten aus Zufall miterlebt, wie einer Ihrer Mitschüler auf Station beim morgendlichen Waschen eine demente Patientin recht grob behandelt hat, und Sie möchten ihn deshalb zur Rede stellen. Spielen Sie mit einem Mitschüler oder einer Mitschülerin im Rollenspiel das Gespräch durch und beachten Sie dabei besonders die Feed-back-Regeln.

18.7 Selektive Wahrnehmung

Nach dem bisher entwickelten Ansatz der Kommunikationswissenschaft hat jede Nachricht, die von einem Sender auf den Weg gebracht wird, 4 Seiten. Wenn davon beim Empfänger nicht alle Aspekte ankommen, sondern statt 100% nur 25%, 50% oder 75%, wird von selektiver Wahrnehmung gesprochen.

Definition
Unter selektiver Wahrnehmung wird das Filtern und Auswählen von Teilaspekten einer Nachricht durch den Empfänger verstanden. Er wählt aus, was er hören will.

Neben den situativen Hörgewohnheiten, die sich aus der Kommunikationsbeziehung – wer sagt was zu wem in welchem Tonfall – ergeben, gibt es auch noch in der Sozialisation gelernte und verfestigte Hörgewohnheiten. Diese sollen im Folgenden weiter erläutert werden:

Hören auf dem Appellohr. Das ist das Ergebnis der typisch weiblichen Sozialisation, in der die Mädchen zuständig waren für die Hausarbeit und das körperliche Wohlbefinden der anderen Familienmitglieder.

Beispiel
Während der Frühstückspause kommt der neue Stationsarzt ins Stationszimmer und fragt, ob noch Kaffee in der Kanne sei. Statt die Antwort „weiß ich nicht" oder „da müssen Sie mal nachsehen" (Sachebene) zu geben, springt sofort eine der Krankenschwestern auf, die das auf der Appellebene gehört hat, und sagt: „ich hole gleich neuen Kaffee".

Hören auf dem Sachohr. Das ist das typisch männliche Gegenstück aus der Sozialisationsgeschichte, der männliche Rückzug auf die sichere Sachebene, um sich gefühlsmäßig durch Distanz in Sicherheit zu bringen. Neudeutsch heißt das heute „Coolsein" und ist mittlerweile auch bei den Mädchen beliebt.

Beispiel
Das folgende Beispiel ist zwar eine Karikatur, aber im Kern gar nicht einmal so wirklichkeitsfremd: Frau: „Liebst du mich noch?" Mann: „Ja, weißt du, da müssten wir erst einmal den Begriff ‚Liebe' definieren, da kann man ja nun sehr viel darunter verstehen…" Frau: „Ich möchte doch nur wissen, welche Gefühle du mir gegenüber hast…" Mann: „Nun, Gefühle – das sind ja zeitvariable Phänomene, darüber gibt es keine generellen Aussagen…" usw. (Schulz v. Thun 1993, S. 47).

Hören auf dem Beziehungsohr. In der klassischen weiblichen Sozialisation wurden die Mädchen zur Verantwortlichkeit für Beziehungsklärung erzogen. Solange Frauen nicht außer Haus arbeiten und sich über die Arbeit ein eigenes Selbstwertgefühl sichern, sind sie auf die Rückversicherung ihres Selbstwertgefühls aus der Beziehung angewiesen und müssen sich um Beziehungsklärung bemühen, während die Männer eher schweigen und sich in der trügerischen Hoffnung wiegen, alles würde sich von allein klären.

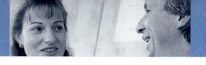

Beispiel

Ein Mann kommt schlecht gelaunt nach Hause, und seine Frau fragt ihn: „Was ist los, hast du schlechte Laune?" Mann: „Nichts ist!" Frau: „Aber ich sehe doch, dass du etwas hast! Bist du böse auf mich?" Mann, wird zunehmend lauter: „Ich hab doch gesagt, dass nichts ist!" Natürlich hat der Mann etwas, aber er will nicht darüber sprechen. „Nichts ist!" heißt vielmehr: „Lass mich in Ruhe!" Das ist für die Frau, die den ganzen Tag zu Hause war, allerdings nicht hinnehmbar. Sie war genug allein und freut sich jetzt darauf, mit ihrem Mann reden zu können.

Hören auf dem negativ umdeutenden Beziehungsohr. Eine Sonderform des Hörens auf dem Beziehungsohr ist die ständige negative Umdeutung von allem, was gesagt wird, zu einer versteckten Beziehungsbotschaft. Im Hintergrund findet sich hier ein starkes Minderwertigkeitsgefühl. Meist ist dies das Resultat vieler entsprechender Du-Botschaften in der Sozialisationsgeschichte nach dem Motto: „Du kannst nichts, du bist nichts etc." Der in sich verspürte Selbstzweifel wird jetzt in den scheinbar fragenden und zweifelnden Blick des anderen hineinprojiziert (s. Kap. 8.10 Projektion, S. 94).

Beispiel

Eine Krankenschwester sagt zu einer Kollegin: „Hast du aber heute eine schicke Bluse an!" Das Kompliment kommt aber nicht an, weil die Kollegin grundsätzlich daran zweifelt, dass sie gut aussieht und sich gut kleiden kann. Sie deutet den Satz daher für sich negativ um, damit er in ihr negatives Selbstbild passt: „Heute eine schicke Bluse anhaben ist ja schön und gut, und was hält sie sonst von mir? Findet sie, dass ich sonst unmögliche Kleider trage?"

Hören auf dem Selbstoffenbarungsohr. Wer versucht, bewusst auf dem Selbstoffenbarungsohr zu hören, also zu verstehen, was der Kommunikationspartner über sich aussagt, statt die Aussage auf der Beziehungsebene direkt als Kritik zu hören, tut sich selbst viel Gutes. Natürlich kann man so den anderen auch fürchterlich auflaufen lassen, wenn man alles an sich abprallen lässt und immer nur penetrant fragt: „Was hat das denn jetzt mit dir zu tun?"

Beispiel

Klassische geschlechtsspezifische Arbeitsteilung: Ein Mann kommt nach der Arbeit nach Hause zu seiner Frau, die sich um Haushalt und Kinder gekümmert hat. Er macht die Tür auf, und anstatt zu sagen: „Schön, dass ich Feierabend habe, schön, dass du da bist, schön, dass wir jetzt was zusammen machen können," sagt er als Begrüßungssatz: „Was ist das hier für ein Saustall!" Das Hören auf dem Selbstoffenbarungsohr ist hier für die Frau sehr hilfreich. Statt auf dem Appellohr zu hören und den Staubsauger zu holen, statt sich auf dem Beziehungsohr als schlechte Hausfrau kritisiert zu fühlen, fragt sie sich: „Welche Laus ist ihm denn über die Leber gelaufen?"

Das gezielte Hören auf dem Selbstoffenbarungsohr kann gelernt werden und wird in der Gesprächsführung (s. Kap. 20 Gesprächsführung, S. 254 ff) professionell eingesetzt, um die Gefühle der Klienten zu klären.

18.8 Transaktionsanalyse zur Beziehungsklärung

Beziehungsgestaltung. Einer der wichtigsten Grundsätze in der Kommunikationswissenschaft ist die schon weiter oben angesprochene Entdeckung von Watzlawick (1969), dass es in jeder Kommunikation neben dem Sachlich-Faktischen auch immer um die Beziehungsebene geht. An der Schnittstelle „Wer sagt was zu wem in welchem Ton?" entgleisen Kommunikationsprozesse meistens. Daher soll hier die Transaktionsanalyse von Eric Berne (1972) vorgestellt werden, weil sie ein Hilfsmittel zur Beziehungsanalyse darstellt. Berne betrachtet die Kommunikation als ein Spiel und nennt sein Kommunikationsbuch „Spiele der Erwachsenen". Da gibt es offene und verdeckte Spiele, Spiele, in denen mit offenen oder verdeckten Karten gespielt wird. Schwierig für die Verständigung und das gegenseitige Verständnis sind die verdeckten Spiele, weil hier verschiedene Beziehungsbotschaften ausgetauscht werden, die nicht deckungsgleich sind, sondern zur Irritation führen. Diese Verunsicherung in der Beziehung weitet sich dann auf den weiteren Kommunikationsprozess aus. Berne kommt ursprünglich von der Psychoanalyse her, was unschwer an den Begriffen zu erkennen ist, die er verwendet: Jedes Individuum umfasst alle drei Seinsbereiche. Jeder von uns verfügt über die drei unterschiedlichen Ebenen des Eltern-Ich, des Erwachsenen-Ich und des Kindheits-Ich (Abb. 18.**6**). Das Eltern-Ich hat deutliche Parallelen zum ÜBER-ICH bei Freud und entspricht bei Berne dem, „was ich gelernt habe"; das Erwachsenen-Ich entspricht dem psychoanalytischen ICH und steht ähnlich dem Kompromisshaften für das Wirkprinzip des „ich tue, ich handle"; das Kindheits-Ich entspricht dem ES und steht für Berne für das, „was ich fühle".

Transaktion. Unterhandlung, Unternehmung, Transaktion bedeutet nun eigentlich wiederum nichts anderes als soziale Interaktion. Wenn es nun im Prozess der Unterhandlung, in dem zwei oder mehr Kommunikationspartner miteinander in

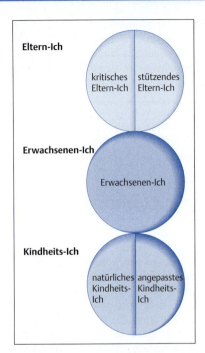

Abb. 18.6 *Transaktionsanalyse (aus Kählin, K., P. Müri: Sich und andere führen. Ott, Thun 1999, S. 37)*

Beziehung treten, zu Schwierigkeiten und Missverständnissen kommt, dann liegt dies nach Berne oft daran, dass die Ebenen der Kommunikation nicht akzeptiert werden oder sich die Kommunikationspartner nicht auf der gleichen Stufe bewegen. Stimmige Kommunikation gibt es bei akzeptierten Beziehungsverhältnissen wie Eltern – Kind oder Chef – Sekretärin. Schwierige Kommunikation entsteht, wenn die Kommunikationsebenen gewechselt werden und darüber kein Einverständnis erzielt werden kann oder gesucht wird.

Beispiel

Ein Mann und eine Frau wollen zusammen ein Konzert besuchen und kleiden sich gemeinsam im Schlafzimmer an. Er findet seine Manschetten nicht, und bevor er zu suchen anfängt, fragt er erstmal seine Frau: „Hast du zufällig meine Manschetten gesehen?" Statt die Frage auf der Sachebene zu hören und entweder mit „ja" oder „nein" zu beantworten, fühlt sie sich auf der Appelebene angesprochen, als solle sie jetzt die Manschetten für ihn suchen. Verärgert über dieses vermeintliche Ansinnen erwidert sie:

18 Kommunikation und soziale Interaktion

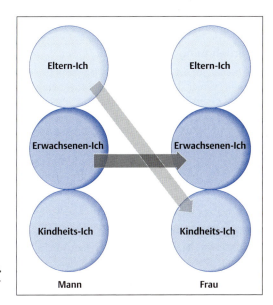

Abb. 18.7 Querschläger der Transaktion (aus Schulz v. Thun, F.: Miteinander reden, Bd. 1. Rowohlt, Reinbek 1993, S. 174)

„Dass du Schussel auch nie weißt, wo deine Sachen sind!" Über diese Antwort ist er nun wiederum verärgert, weil seine Frau nicht auf der Ebene des Erwachsenen-Ich, auf der er angefragt hat, antwortet, sondern auf die Ebene des Eltern-Ich wechselt, um ihn „von oben herab" auszuschimpfen (Abb. 18.7).

Beziehungsklärung. Der Ebenenwechsel führt im Beispiel zu misslungener Kommunikation: Der Mann redet von Erwachsenem zu Erwachsenem zu seiner Frau, während die Frau die Ebene wechselt, weil sie ärgerlich ist. Statt sich zu vergewissern, ob sie richtig verstanden habe, verlässt sie die angefragte Erwachsenenebene und wechselt ins Eltern-Ich. Damit stellt sie sich aber über ihn und behandelt ihn wie ein Kind. Das kann er sich nicht gefallen lassen und wird seinerseits ärgerlich. Bevor die Kommunikation weiter entgleist, wäre eine Beziehungsklärung nötig: Wie sieht jeder den anderen und was hält er von ihm. Das wird aber oft versäumt. Ich erlebe es oft so, wenn ich in der Kommunikation ein „mulmiges" Gefühl habe und gar nicht genau erklären kann, warum es mir nicht gut geht, dann liegt meist solch ein unbewusster, nicht zwischen den Partnern ratifizierter Ebenenwechsel in der Kommunikation vor. Insofern stellt das Konzept der Transaktionsanalyse ein diagnostisches Instrument zur Beziehungsklärung dar.

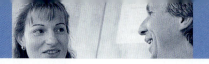

18.9 Beurteilungs- und Wahrnehmungsfehler

Wahrnehmung

Eine besondere Art der selektiven Wahrnehmung stellen Beurteilungs- und Wahrnehmungsfehler dar. Stimmt die Wahrnehmung nicht, weil der Wahrnehmende seine Sinnesorgane nicht geschärft und geschult hat, kann auch die Beurteilung nicht stimmen. Beurteilung hat natürlich immer auch etwas mit Bewertung zu tun und ist daher subjektiv und stets strittig. unter einer „schlechten", d. h. ungerechten" Beurteilung leiden die Schülerinnen und Schüler während ihrer Praxiseinsätze in der Ausbildung recht häufig. Daher soll im Folgenden auf die am häufigsten vorkommenden Wahrnehmungs- und Beurteilungsfehler eingegangen werden, um „objektivere", d. h. abgesicherte Beurteilungen von Schülerinnen und Schüler seitens ihrer Mentorinnen und Mentoren zu ermöglichen.

Halo-Effekt. Der Halo-Effekt heißt auch „Hof-Effekt", d. h. um ein bekanntes Merkmal wird ein Hof von benachbarten, ähnlichen Merkmalen angeordnet. Z. B. wird eine liebenswerte Krankenpflegeschülerin auch in anderer Hinsicht für eine „gute" Schülerin gehalten. Das eine Merkmal wird verlängert auf andere, nicht bekannte Merkmale. Im günstigen Fall der Beurteilung ist das nicht weiter tragisch. Anders sieht dies allerdings aus, wenn die allgemeine Beurteilung negativ ausfällt.

> **Beispiel**
> Ein Krankenpflegeschüler beschwert sich bei seinem Mentor gleich am ersten Tag seines Praxiseinsatzes ungehalten und lautstark über den seiner Meinung nach ungerechten Dienstplan. Im Kopf des Mentors bildet sich nun schnell ein festes Bild des Schülers: Es ist aggressiv, empfindlich, unbeherrscht und neigt zu übertriebener Kritik an anderen. Der Schüler wird es schwer haben, diesen Eindruck zu korrigieren.

Der erste Eindruck. Der erste Eindruck bleibt meist hängen und hat sehr viel mit Sympathie oder Antipathie zu tun. Ob wir den anderen „riechen" können, wird in Bruchteilen von Sekunden beim ersten Eindruck entschieden. Unser Gedächtnis zieht aus verschiedenen Einzeleindrücken sehr schnell so etwas wie ein Resümee: Unter dem Strich ist der erste Eindruck eher positiv oder negativ.

> **Beispiel**
> Die Mentorin schreibt eine Beurteilung der Krankenpflegeschülerin Silke. Während sie sich noch ganz genau daran erinnern kann, dass Silke in der

ersten Woche oft zu spät gekommen ist, weiß sie nicht mehr, ob sich das in den nachfolgenden Wochen verbessert hat. Die Beurteilung fällt unter diesem Eindruck negativ aus.

Kontrastfehler. Hier geht es einmal darum, dass konkrete Wahrnehmungen immer vor dem Hintergrund der vorherigen Wahrnehmung gesehen werden. So werden zwei verschiedene Personen nicht unabhängig voneinander wahrgenommen, die Unterschiede zwischen ihnen verfälschen die Wahrnehmung, indem sie überinterpretiert werden. Es fällt schwer, einen objektiven Maßstab zu finden.

Beispiel
Der Krankenpflegeschüler Michael ist tatsächlich, wenn man ihn mit allen Schülern vergleichen würde, durchschnittlich einfühlsam im Umgang mit den Patienten. Da er sich aber wohltuend abhebt von dem tollpatschigen vorherigen Schüler, schneidet er in der Beurteilung als „überdurchschnittlich einfühlsam" zu gut ab.

Eine weitere Form des Kontrastfehlers kann entstehen, wenn zwischen dem beurteilenden Mentor und dem zu beurteilenden Schüler ein zu deutlicher Unterschied (Kontrast) besteht.

Beispiel
Die extrovertierte, lebhafte und kontaktfreudige Mentorin Ulla beurteilt die eher introvertierte und ruhige Krankenpflegeschülerin Olga fälschlicherweise als kontaktgestört und daher nicht geeignet für die Pflege.

Logischer Fehler. Jeder Mensch bastelt sich im Laufe seines Lebens als Resultat aus seinen Lebenserfahrungen eine ganz eigene Persönlichkeitstheorie zusammen. Dabei werden Merkmale miteinander verknüpft, die meistens gemeinsam auftreten, also logisch zusammen zu gehören scheinen.

Beispiel
Weil man dem Krankenpflegeschüler Detlev „im Gehen die Schuhe besohlen" kann, vermutet die Mentorin Gabriele zu Unrecht, dass der Schüler auch in seinen Pflegetätigkeiten sehr zeitaufwendig und umständlich zu Werke geht.

Milde-Fehler. Dieser Beurteilungsfehler ist in den sozialen Berufen sehr weit verbreitet. Aus Angst, dem anderen „weh" zu tun, wird zu milde beurteilt, und offensichtliche Schwächen und Defizite werden übersehen. Die Gefahr eines

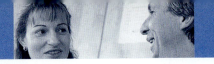

Milde-Fehlers wird um so größer, je enger die persönlichen Kontakte zwischen Mentor und zu beurteilendem Schüler sind.

Beispiel
Die Krankenpflegeschülerin Alexandra fällt durch die praktische Prüfung mit der Beurteilung „ungenügend" durch. Alle Stationseinsätze hat sie mit der Beurteilung „befriedigend" abgeschlossen.

Zeitlicher oder räumlicher Nähe-Fehler. Werden Beobachtungen in zeitlicher oder räumlicher Nähe oder Abfolge gemacht, besteht die Gefahr, dass ein nicht gegebener Zusammenhang gesehen wird. Die eigene Beurteilungsfähigkeit wird durch die zeitliche und räumliche Nähe eingeschränkt.

Beispiel
Die Mentorin Heike beobachtet die Schülerin Annemone bei einer selbstständig ausgeführten Pflegetätigkeit. Sie sieht einen Fehler und stellt der Schülerin eine theoretisch-medizinische Frage, die sie nicht beantworten kann. Kurz danach bemerkt sie einen weiteren Fehler. Jetzt setzt sich bei ihr das Bild fest, dass die Schülerin Annemone zu einer fehlerfreien Pflege nicht in der Lage ist, weil sie zu große theoretische Defizite aufweist. Sie vergisst, dass sie ihr die geforderten Pflegeschritte noch nicht ausreichend gezeigt hat und sie weiter anleiten muss.

Projektionsfehler. Wir hatten bei Freud bereits den Abwehrmechanismus der Projektion kennen gelernt: Eigene nicht akzeptierte und demzufolge abgewehrte Persönlichkeitsanteile werden auf den anderen übertragen. Dort wahrgenommen, ärgern sie einen, ohne dass man auf die Idee kommt, dass es sich um ein eigenes Problem handelt.

Beispiel
Die Mentorin Helga, die ihre eigenen sexuellen Bedürfnisse nicht akzeptieren kann und sehr „verklemmt" ist, unterstellt der sehr beliebten Schülerin Uschi, die sich oft an das Bett der Patienten setzt, sie wolle die Männer sexuell provozieren.

Sich selbst erfüllende Prophezeiung. Die eigenen Annahmen und Vorurteile bestimmen nicht nur unsere Wahrnehmung, sondern auch unser Verhalten (s. Kap. 8.1 Vorurteile, S. 81 ff). Von einer sich selbst erfüllenden Prophezeiung wird gesprochen, wenn die Erwartung an das Verhalten des Gegenübers dazu führt, dass diese Erwartung (Prophezeiung) auch in Erfüllung geht.

Beispiel

Die Mentorin Rita auf der gynäkologischen Station glaubt, dass Männer für die Pflege eher ungeeignet sind. Aufgrund dieser Erwartung traut sie den männlichen Krankenpflegeschülern nicht so viel zu und beauftragt eher die Schülerinnen mit schwierigeren Pflegetätigkeiten. In der Folge lernen die Schüler tatsächlich weniger gut, weil sie gar nicht viel üben und lernen dürfen. Sie zeigen am Ende des Praxiseinsatzes eine schlechtere Leistung als die Schülerinnen. Die Prophezeiung ist eingetreten.

Beurteilung

Beurteilung ist ein undankbares, schwieriges, aber nötiges Verhalten im Rahmen der Ausbildung. Niemand „verurteilt" gerne einen anderen Menschen. Die Bewertung gerade der praktischen Fähigkeiten ist jedoch für die Erreichung des Ausbildungszieles sehr wichtig, weil die Schülerinnen und Schüler nach der Ausbildung selbstständig arbeiten müssen. Wie können sich Mentorinnen und Mentoren in dieser schwierigen Aufgabe Unterstützung suchen?

- Die Beurteilung sollte nicht von einer Person allein vorgenommen werden. Alle Mitglieder des Stationsteams sollten gefragt werden, welche Erfahrungen sie gemacht haben und wie sie den Schüler bzw. die Schülerin beurteilen würden;
- Die Schüler sollten in das Beurteilungsgespräch mit einbezogen werden. Sie sollten sich auch selbst beurteilen und zur Beurteilung durch die Station Stellung nehmen dürfen;
- Zwischenbeurteilungen sollten stattfinden, damit nicht alles auf das Ende verschoben wird, wo nichts mehr geändert werden kann;
- Außenstehende, also auch die Kursleitungen der Krankenpflegeschule, sollten in die Beurteilung mit einbezogen werden; bei Schwierigkeiten des Schülers oder mit dem Schüler sollten sie sofort als Schlichter und Vermittler gerufen werden;
- Beurteilungen sollten nicht nur in Form von Zensuren oder vorgefertigten, anzukreuzenden Sätzen vorgenommen werden. Frei formulierte Beschreibungen des Schülerverhaltens sind viel genauer und sinnvoller;
- Klar definierte, auf den Ausbildungsstand bezogene Lernziele sind für beide Seiten hilfreich;
- Es sollten regelmäßige Fortbildungen und/oder Supervision stattfinden, um die eigenen Vorurteile und Beurteilungsfehler bearbeiten zu können.

Literatur

Berne, E.: Spiele der Erwachsenen. Rowohlt, Reinbek 1972

Kählin, K., P. Müri: Sich und andere führen. Psychologie für Führungskräfte, Mitarbeiterinnen und Mitarbeiter. Ott, Thun 1999

Schulz von Thun, F.: Miteinander reden. Störungen und Klärungen. Allgemeine Psychologie der Kommunikation, Bd. 1. Rowohlt, Reinbek 1993

Watzlawick, P. u. Mitarb.: Menschliche Kommunikation. H. Huber, Göttingen 2000

Willig, W.: Arbeitstexte für Psychologie, Soziologie und Pädagogik an Pflegeschulen. Selbstverlag Willig, Balingen 1986

19 Persönliche Kommunikationsstile

In der Kommunikation passen wir uns immer unserem Gegenüber an, um Beziehung herzustellen.

Nach seinem Grundlagenwerk „Miteinander reden" befasst sich Schulz v. Thun in einem zweiten Band (1993) mit den persönlichen Kommunikationsstilen. Darunter versteht er individuelle Kommunikationsformen, die in der Sozialisation gelernt wurden und unsere persönlichen Kommunikationsmuster ergeben. Zuerst werden die Grundannahmen geschildert. Die **Grundannahme** ist das, was der Einzelne von sich selbst hält. Sie sind das Ergebnis der unzähligen „Du-Botschaften", die jeder Einzelne von uns im Verlauf seiner Erziehungsgeschichte von den Eltern und Erziehern zu hören bekommen hat. Es handelt sich also um Feed-backs aus dem persönlichen Umfeld, die unser Selbstbild bestimmen. Die vorgefundenen äußeren Strukturen unseres persönlichen Lebensumfeldes bilden sich so intrapsychisch im eigenen Erleben, Fühlen und Denken ab.

Unser Selbstbild ist gewissermaßen Resultat unserer **frühkindlichen Prägung**. Danach betrachtet Schulz v. Thun den **systemischen Aspekt**. Darunter versteht er die Tatsache, dass sich je zwei persönliche Kommunikationsstile aufeinander beziehen: Sie haben sich gewissermaßen gesucht und gefunden und ergänzen sich gegenseitig. Nach dieser Beschreibung des Ist-Zustandes von kommunikativen Beziehungen interessiert Schulz v. Thun zum Schluss noch die **Persönlichkeitsentwicklung**. In welche Richtung müsste der Einzelne sich entwickeln, um in seiner Persönlichkeitsentwicklung nicht stehen zu bleiben, sondern zu reifen. Zur Beschreibung der Persönlichkeitsentwicklung benutzt er ein Wertequadrat (Abb. 19.1).

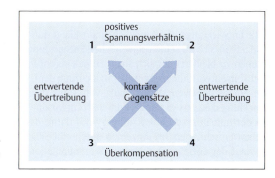

Abb. 19.1 Wertequadrat als allgemeingültiges Modell (aus Schulz v. Thun, F.: Miteinander reden, Bd. 2. Rowohlt, Reinbek 1993, S. 39)

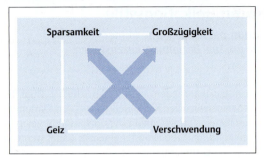

Abb. 19.2 Wertequadrat am Beispiel des Wertes „Sparsamkeit" (aus Schulz v. Thun, F.: Miteinander reden, Bd. 2. Rowohlt, Reinbek 1993, S. 39)

Am Beispiel des Wertes „Sparsamkeit" soll die Arbeit mit dem Wertequadrat erläutert werden (Abb. 19.2):

- Die **obere Linie** zwischen den positiven Werten „Sparsamkeit" und „Großzügigkeit" bezeichnet ein positives Spannungs- bzw. Ergänzungsverhältnis;
- Die **Diagonalen** zwischen „Geiz" und „Großzügigkeit" auf der einen und „Sparsamkeit" und „Verschwendung" auf der anderen Seite bezeichnen konträre Gegensätze zwischen einem Wert und einem Unwert;
- Die **senkrechten Linien** zwischen „Sparsamkeit" und „Geiz" und zwischen „Großzügigkeit" und „Verschwendung" bezeichnen die entwertende Übertreibung. Wenn „Sparsamkeit" übertrieben wird und sich zu „Geiz" entwickelt, verliert sie ihren Wert, sie entwertet sich selbst;
- Die **untere Linie** zwischen den negativen Unwerten von „Geiz" und „Verschwendung" stellt den Weg dar, wenn jemand einem Unwert entfliehen will, aber nicht die Kraft hat, sich in die geforderte Spannung der positiven Werte der oberen Linie zu entwickeln. Wenn aus einem Unwert in den anderen geflohen wird, dann wird gewissermaßen der „Bock zum Gärtner" gemacht oder der „Teufel mit dem Beelzebub" ausgetrieben.

Alle Entwicklungen sind möglich, und es liegt nun in der Verantwortlichkeit jedes Einzelnen, sich für seinen persönlichen Entwicklungsweg zu entscheiden: zu reifen, stehen zu bleiben oder sich sogar zurück zu entwickeln. Die gewünschte Persönlichkeitsentwicklung geht immer in Richtung der Diagonalen, von einem negativen zu einem positiven Wert. Schulz von Thun meint mit der Persönlichkeitsentwicklung das, was in der PSA die Reifeentwicklung des Menschen genannt wird. In der humanistischen Psychologie wird damit der Wachstumsprozess des Menschen umschrieben. Im Einzelnen beschreibt Schulz von Thun 8 persönliche, im Verlauf der Sozialisation erlernte Kommunikationsstile, von denen jeweils zwei systemisch zusammenpassen und ein gemeinsames Spiel spielen.

19.1 Bedürftig-abhängiger Stil

Grundannahme. Ein Mensch, der den bedürftig-abhängigen Kommunikationsstil für sich entwickelt und gelernt hat, hält sich für schwach und hilflos. Als Folge unzähliger solcher Du-Botschaften traut er sich nichts zu, er glaubt, dem Leben allein nicht gewachsen zu sein. In der Entsprechung zu den eigenen Minderwertigkeitsgefühlen spricht er dem jeweiligen Beziehungspartner Stärke und Kompetenz zu. Während er sich nicht zutraut, die eigenen Probleme zu lösen, erklärt er den anderen für zuständig, ihm die Probleme vom Leib zu schaffen und für ihn zu lösen (Abb. 19.**3**).

Frühkindliche Prägung. Der Mangel an Selbstvertrauen, der Minderwertigkeitskomplex resultiert aus der Erfahrung mangelnder Ermutigung bei der Trennung aus der mütterlichen Abhängigkeit während des ersten Lebensjahres (s. Kap. 7 Reifeentwicklung des Menschen, S. 64 ff). Die Ur-Angst, allein gelassen, nicht unterstützt zu werden, konnte nicht positiv verarbeitet werden. Statt Unterstützung beim Versuch, selbstständiger zu werden, gab es Klammerung und Blockierung der Bemühungen zur Selbstständigkeit. Die geschlechtsspezifische Sozialisationsforschung liefert hier übrigens einen interessanten Hinweis auf eine Ursache für die größere Unselbstständigkeit der Frauen gegenüber den Männern: Während kleine Jungen im ersten halben Jahr von ihren Müttern infolge der gegengeschlechtlichen Anziehungskraft besser versorgt werden als die kleinen Mädchen und im Krabbelalter der zweiten Hälfte des ersten Lebensjahres von ihren Müttern

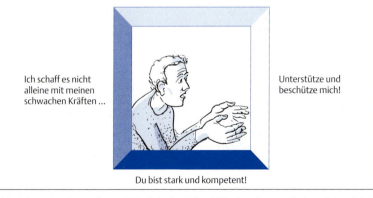

Abb. 19.3 Die vier Seiten der Nachricht beim bedürftig-abhängigen Kommunikationsstil (aus Schulz v. Thun, F.: Miteinander reden, Bd. 2. Rowohlt, Reinbek 1993, S. 66)

freundlich unterstützt werden beim Versuch, „die Welt zu erobern", werden kleine Mädchen anfangs weniger lang gestillt, früher zur Sauberkeit erzogen als die kleinen Jungen etc. und von den Müttern an den Rockzipfel „gebunden", wenn sie dann endlich wegkrabbeln wollen. Von Anfang an in der Kindererziehung gehörte Sprüche wie „Lass mich das machen, dazu bist du noch viel zu klein!", „Bleib hier, sonst machst du dich nur schmutzig", „Ach, so doch nicht…!", „Gib schon her!" begründen statt Selbstvertrauen Misstrauen in die eigenen, unterentwickelt bleibenden Fähigkeiten. Die Energien der Lebensbewältigung richten sich nun ersatzweise darauf, sich mit starken Menschen zu umgeben, an die man sich anlehnen kann und die für einen sorgen. Die gleiche Konsequenz eines Minderwertigkeitsgefühls kann allerdings auch das Resultat zu früher Überforderung bzw. fehlender Unterstützung sein. Wer sich „mutterseelenallein" gelassen fühlt, traut sich nichts zu und kann diese Ur-Angst des Menschen nicht produktiv bewältigen. Statt Ur-Vertrauen in die Welt, d.h. Vertrauen in ihre Zuverlässigkeit, wird Misstrauen produziert.

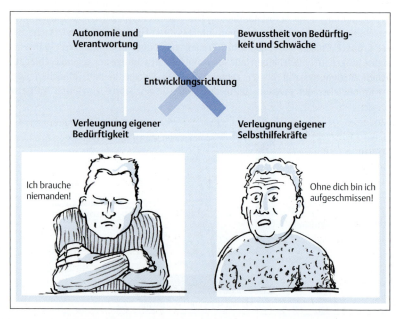

Abb. 19.4 *Bedürftig-abhängiger Kommunikationsstil: Persönlichkeitsentwicklung (aus Schulz v. Thun, F.: Miteinander reden, Bd. 2. Rowohlt, Reinbeck 1993, S. 71)*

Systemischer Blickwinkel. Je schwächer sich der abhängig-bedürftige Mensch selber sieht, desto stärker muss er sich den Beziehungs- und Kommunikationspartner wünschen. Er stellt seine durchaus auch vorhandenen Fähigkeiten nicht nur nicht in den Vordergrund, sondern leugnet jegliche Selbsthilfekräfte. Er „stellt sein Licht unter den Scheffel", um dadurch die Hilfe von anderen zu erbetteln.

Persönlichkeitsentwicklung. Während also die eigenen Fähigkeiten geleugnet und unterbewertet werden, wird ebenfalls die Verantwortung für das eigene Handeln und Wohlbefinden geleugnet. Statt sich in Richtung Eigenverantwortlichkeit und Autonomie (Unabhängigkeit) zu bewegen, wird vom anderen die Übernahme der Verantwortung erwartet und gefordert: Der andere, nicht man selbst, soll handeln und tun. Damit wird die eigene Abhängigkeit aber weiter zementiert. Eine positive Persönlichkeitsentwicklung ist aber nur möglich, wenn das „Jammern" über die eigene Schwäche und Unzulänglichkeit aufgegeben und durch selbstverantwortliches Handeln ersetzt wird (Abb. 19.**4**). Das ist natürlich einfacher gesagt als getan, doch daran führt kein Weg vorbei. Positive Erfahrungen helfen natürlich bei dieser schwierigen Umorientierung.

19.2 Helfender Stil

Grundannahme. Den helfenden Stil hatten wir bereits beim „Helfer-Syndrom" (s. Kap. 8.13 Helfen als Abwehr, S. 100 ff) kennen gelernt. Seine Grundannahme von sich selbst ist: Ich muss nach außen stark sein und so tun, als brauche ich niemanden, weil für meine schwachen, ratlosen, traurigen, verzweifelten und bedürftigen Anteile niemand Interesse zeigt. In der Hinwendung zum anderen und seinen Erwartungen und Bedürfnissen wird die eigene Anerkennung gesucht. Die Beziehungsbotschaft lautet nun: „Ich bin ganz für dich da, das werden wir schon hinkriegen!" Die stellvertretende Hilfe wird gelernt, um von der eigenen Situation abzulenken (Abb. 19.**5**).

Frühkindliche Prägung. Wer in der frühkindlichen Sozialisation der ersten Lebensjahre nicht die wünschenswerte Erfahrung gemacht hat, bedingungslos geliebt zu werden, sondern immer erst mit Forderungen konfrontiert wurde („Erst wenn du dein Zimmer aufgeräumt, die Hausaufgaben gemacht, gute Noten mit nach Hause gebracht hast… usw."), sucht seine nötige Anerkennung in der Anpassung an die Erwartungen anderer. Das „verwahrloste, hungrige Baby", das in Momenten intensiver Bedürftigkeit nach Schutz und liebevoller Zuwendung, nach Versorgtwerden und menschlicher Nähe allein gelassen wurde, versucht, diesen Urschmerz in Zukunft zu verbergen und zu übertünchen. Die eigene Bedürftigkeit und Schwäche

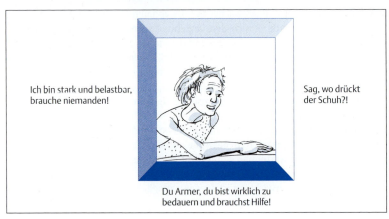

Abb. 19.5 Die vier Seiten der Nachricht beim helfenden Kommunikationsstil (aus Schulz v. Thun, F.: Miteinander reden, Bd. 2. Rowohlt, Reinbek 1993, S. 77)

wird abgewehrt und nicht zugelassen, stattdessen lernt der Mensch, dass man sich Anerkennung durch Aufopferung für andere, durch Anpassung an deren Erwartungen, erarbeiten und erkaufen kann.

Systemischer Blickwinkel. Beim „hilflosen Helfer" finden wir das „Co-Verhalten" zum bedürftig-abhängigen Kommunikationsstil. Der Helfer sucht sich einen von ihm abhängigen, schwächeren Partner, dem er helfen kann. Durch die geleistete Hilfe fühlt er sich stark und leistungsfähig und kann sich gleichzeitig von seinen eigenen Gefühlen der Hilflosigkeit ablenken. Diese beiden Partner können den Teufelskreis des Gegenseitig-auf-sich-angewiesen-Seins nicht mehr durchbrechen. Ihre Beziehung dreht sich nur um das „Helfen".

Persönlichkeitsentwicklung. Der „hilflose Helfer" hat gelernt, seine eigenen Bedürfnisse zu verleugnen und sie keinesfalls direkt anzumelden und als Gegenleistung für seine Hilfe einzufordern. Um sich selbst zu helfen, müsste er sich aber erst einmal seine eigene Bedürftigkeit eingestehen, statt sich immer wieder mit seiner scheinbaren Stärke einzulullen. Erst wenn er in diesem Sinne Verantwortung für sich selbst übernimmt, kann er den Teufelskreis der systemischen Ergänzung durchbrechen. Hierin liegt die geforderte Entwicklung seiner Persönlichkeit: weg vom falschen „Größenwahn", die ganze Welt durch selbstlosen Einsatz für Schwache und Bedürftige retten zu können, und hin zu mehr Bescheidenheit in Bezug auf die eigene Bedürftigkeit und die Notwendigkeit

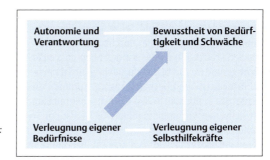

Abb. 19.6 Helfender Kommunikationsstil: Persönlichkeitsentwicklung (aus Schulz v. Thun, F.: Miteinander reden, Bd. 2. Rowohlt, Reinbek 1993, S. 87)

des partnerschaftlichen Verhandelns über die gegenseitige Bedürfnisbefriedigung (Abb. 19.**6**).

19.3 Selbstloser Stil

Grundannahme. Mit dem selbstlosen Kommunikationsstil meint Schulz von Thun einen Menschen, der Selbst-los im Sinne von „ohne Selbstwertgefühl" ist. Als Folge unzähliger Du-Botschaften in diese Richtung hält ein solcher Mensch sich für unwichtig und wertlos. Nur im Einsatz für andere Menschen meint er, zu etwas nütze zu sein. An den Beziehungspartner richtet sich der Appell: „Sag, wie du mich haben willst, sag mir, was ich tun soll, damit ich deine Anerkennung finde, auf die ich angewiesen bin" (Abb. 19.7). In dieser Grundannahme liegt eine gewisse Ähnlichkeit zum helfenden Stil, es gibt aber auch erhebliche Unterschiede:

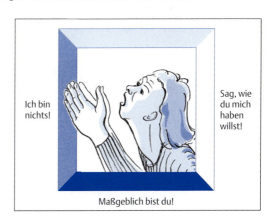

Abb. 19.**7** Die vier Seiten der Nachricht beim selbstlosen Kommunikationsstil (aus Schulz v. Thun, F.: Miteinander reden, Bd. 2. Rowohlt, Reinbek 1993, S. 96)

Frühkindliche Prägung. In den ersten Lebensjahren wurde seitens der Eltern jeder Ansatz von Eigensinn und Selbstständigkeit massiv unterdrückt. Anpassung und Unterwerfung waren die durchzusetzenden Erziehungsziele. Jede Bestätigung des Selbstwertgefühls des Kindes blieb aus, eigene Wünsche des Kindes wurden nicht geduldet. „Du bist nicht wichtig, um dich geht es hier nicht!", war ein häufig gehörter Satz. Um überhaupt wahrgenommen und nicht ausgestoßen zu werden, lernte das Kind, sich selbst zurückzunehmen und den Wünschen der stärkeren Erwachsenen Vorrang zu geben. Aus Angst vor Strafe und Ausschluss aus der Beziehung durch „Liebesentzug" wird die Orientierung an den Erwartungen des anderen gesucht. Nur wer sich anpasst, bekommt sparsame Anerkennung, mit dem Grundappell „Sag, wie du mich haben willst!" wird das Appellohr überentwickelt (s. Kap. 18.4 Vier Ohren des Empfängers der Nachricht, S. 220f). Es kommt zu einem negativ umdeutenden Hören auf dem Beziehungsohr. Der Selbstwertzweifel, der in den selbstlosen Menschen vorhanden ist, wird auf den anderen projiziert, die bereits vorhandene Selbstwertkritik wird in die Äußerungen der Mitmenschen hineininterpretiert. Wir finden ein grenzenloses Harmoniestreben, Konfliktscheu und Aggressionshemmung.

Systemischer Blickwinkel. Wir finden hier den bereits bekannten „extrinsischen Motivationstypen" (s. Kap. 3.2 Intrinsische kontra extrinsische Motivation, S. 34ff): Je kleiner der eine sich fühlt, desto mehr ist er auf die Anlehnung an einen großen Führer angewiesen. „Du bist nichts, dein Volk ist alles!", war der entsprechende Satz aus dem Nationalsozialismus, mit dem der „autoritäre Charakter", d.h. die Unterwerfung unter die Autorität, verlangt und durchgesetzt wurde.

Persönlichkeitsentwicklung. Wer unten rechts in der Ecke der „verschüchterten Selbstverleugnung" festsitzt, also einen ausgeprägten Minderwertigkeitskomplex hat, der ihn behindert, der muss anfangen, sich selbst zu behaupten, sich durchzu-

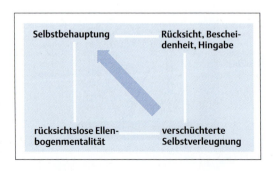

Abb. 19.8 Selbst-loser Kommunikationsstil: Persönlichkeitsentwicklung (aus Schulz v. Thun, F.: Miteinander reden, Bd. 2. Rowohlt, Reinbek 1993, S. 108)

setzen. Statt der Orientierung an den Erwartungen der „großen", mächtigeren anderen muss er Zutrauen zu sich selbst entwickeln. Jeder Mensch ist gleich wichtig, und niemand darf sich auf Kosten eines anderen Menschen durchsetzen und ihn unterdrücken. Für jemanden, der immer wieder zu hören bekommen hat, dass er nicht zählt und nichts wert ist, für den ist das allerdings ein schwieriger und mühsamer Weg. Auch hier ist es erleichternd, sich ein positiv verstärkendes Umfeld zu suchen. Gegenseitigkeit statt der Einseitigkeit der Durchsetzung auf Kosten anderer ist ein hilfreiches Klima (Abb. 19.**8**).

19.4 Aggressiv-entwertender Stil

Grundannahme. Bei einer ähnlichen Meinung von sich selbst wie im „selbstlosen Kommunikationsstil" wird hier vom Betroffenen eine ganz andere Verhaltensvariante gewählt. Damit niemand merkt, dass der aggressiv-entwertende Stil von sich selbst nicht viel hält, und meint, dass er alles erbärmlich falsch mache, greift er den anderen nach dem Motto „Angriff ist die beste Verteidigung!" gewissermaßen vorbeugend an. Die Stabilisierung des eigenen Selbstwertgefühls (s. Kap. 8.1 Vorurteile, S. 81 ff) wird über die Abwertung des anderen zu erreichen gesucht. Das Werkzeug sind entwertende Du-Botschaften: „Du bist nicht in Ordnung: schuld, erbärmlich, dumm, krankhaft…" (Abb. 19.**9**).

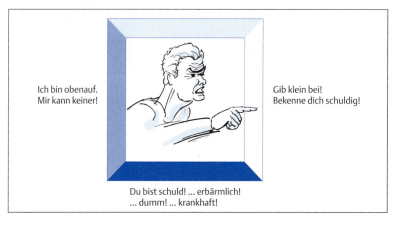

*Abb. 19.**9** Die vier Seiten der Nachricht beim aggressiv-entwertenden Kommunikationsstil (aus Schulz v. Thun, F.: Miteinander reden, Bd. 2. Rowohlt, Reinbek 1993, S. 117)*

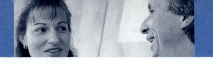

Frühkindliche Prägung. Über sog. „Oberhandtechniken" wird versucht, das eigene Minderwertigkeitsgefühl durch Entwertung des Gegenübers zu verstecken, die „Oberhand" zu behalten. Der andere wird vorbeugend angegriffen, um einem erwarteten Angriff auf sich selbst vorzubeugen. Während nach innen die aus der Kindheit gut bekannten Gefühle von Unterlegenheit, Wehrlosigkeit, Weichheit und „erbärmlicher Schwäche" gemieden werden, werden sie, wenn andere sie zeigen, gnadenlos über den Weg der Projektion (s. Kap. 8.10, Projektion, S. 94f) bekämpft.

Systemischer Blickwinkel. Abgewehrte innere Anteile, die ins Unbewusste abgeschoben werden, wiederholen sich so lange, bis sie endlich verarbeitet werden können. Der aktuelle Kommunikations- und Beziehungspartner wird oft unbewusst danach ausgesucht, ob er seiner Eigenart nach geeignet erscheint, einen alten, nicht erledigten Kampf mit Vater, Mutter oder Geschwistern wiederaufleben zu lassen, in der geheimen Hoffnung, diesmal einen besseren Ausgang herbeiführen zu können, als das im unterlegenen Urkampf möglich war (Abb. 19.**10**).

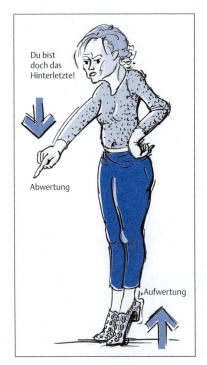

Abb. 19.**10** Systemischer Blickwinkel beim aggressiv-entwertenden Kommunikationsstil (aus Schulz v. Thun, F.: Miteinander reden, Bd. 2. Rowohlt, Reinbeck 1993, S. 116)

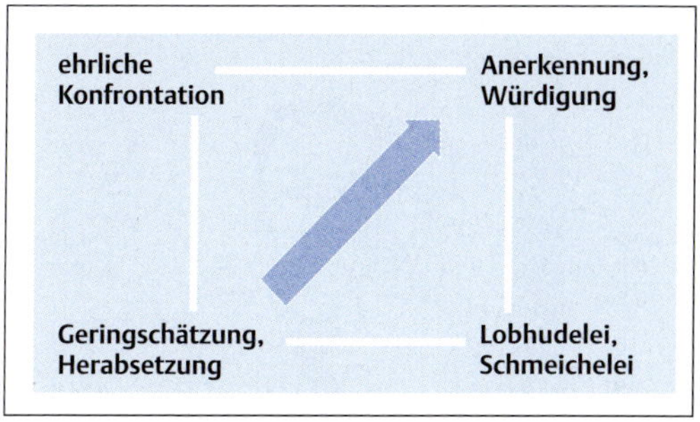

ehrliche
Konfrontation

Anerkennung,
Würdigung

Geringschätzung,
Herabsetzung

Lobhudelei,
Schmeichelei

Abb. 19.11 Aggressiv-entwertender Kommunikationsstil: Persönlichkeitsentwicklung (aus Schulz v. Thun, F.: Miteinander reden, Bd. 2. Rowohlt, Reinbek 1993, S. 141)

Persönlichkeitsentwicklung. Wer in der unteren Ecke der „Geringschätzung und Herabsetzung anderer Menschen" festsitzt, hat seine Probleme mit der Überheblichkeit. Er hält mehr von sich als von den anderen, lässt nur seine Meinung gelten und geht über andere hinweg. Wichtig im Sinne der Persönlichkeitsentwicklung als Reifeprozess wäre die Bewegung nach „rechts oben" zur Anerkennung und Würdigung. Dies ist eine Frage der Haltung, was wir von uns selbst halten und wie wir den Mitmenschen gegenübertreten. Gefordert wird hier die partnerschaftliche Grundhaltung der Akzeptanz des anderen als Mitmensch (Abb. 19.**11**).

19.5 Sich beweisender Stil

Grundannahme. Als Kinder sind wir alle in einer Welt von oft recht unbarmherzigen Richtern, den Eltern und anderen Erwachsenen, groß geworden. Ständig erlebten wir, dass wir uns beweisen mussten angesichts einer übermächtigen, größeren und stärkeren Konkurrenz. Der sich beweisende Stil hat in der Kommunikation mit den Eltern gelernt, dass er eigentlich nicht liebenswert ist. Er wurde nur geduldet in dem Maße, wie er „gut" war, d. h. den Ansprüchen der Eltern erfolgreich nachkam. Daraus erwuchs ein Bestreben, sich nach „außen" perfekter zu geben, als einem nach „innen" zu Mute war. Dies kann bis zum Selbstperfektionismus gehen: „Ich bin ohne Fehl und Tadel, erkenne mich endlich an!" Die Konkurrenz ist das die Kommunikation bestimmende Thema (Abb. 19.**12**).

Frühkindliche Prägung. Ein Kind, das sich nicht um seiner selbst willen geliebt fühlt, muss ständig unter dem „Damoklesschwert" der Niederlage leben, hat ständig Angst zu versagen und lebt in ständiger Beweisnot. Zwischen dem Ehrgeiz, sich beweisen zu müssen, und der Entmutigung, in den Augen der Eltern zu versagen, fühlt es sich hin- und hergerissen. Auch hier wird der entmutigende Selbstzweifel nicht

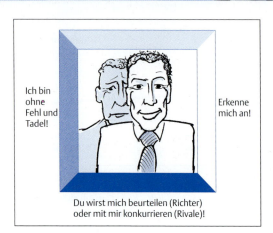

Abb. 19.**12** *Die vier Seiten der Nachricht beim sich beweisenden Kommunikationsstil (aus Schulz v. Thun, F.: Miteinander reden, Bd. 2. Rowohlt, Reinbek 1993, S. 154)*

in sich gespürt, sondern in den anderen hineinprojiziert. Neurosen und Krankheiten können zum Selbstschutz entwickelt werden, um dem Versagensdruck zu entkommen.

Systemischer Blickwinkel. Es entsteht schnell ein Teufelskreis von Konkurrenz und Selbstprofilierung. Um in der stark gespürten Konkurrenz um die Anerkennung anderer bestehen zu können, wird oft die Selbstprofilierung übertrieben. Durch grobschlächtige oder subtile Entwertung wird der Gegner bekämpft. In der männlich dominierten und strukturierten Berufswelt wird diese Mentalität der Ellenbogengesellschaft vielfach vorgelebt. Wer allerdings immer wieder meint, sich beweisen zu müssen, um sich zu profilieren, der kann auch den Unwillen erfahren, dass diese Bestätigungsarbeit im Sinne von psychischer „Aufbauarbeit" mehr als lästig ist.

Persönlichkeitsentwicklung. Statt hinter der Fassade der Perfektion ein ungeheures Imponiergehabe zu produzieren, das vielfach bei den Mitmenschen eben auch auf Unwillen stößt, geht es bei der Persönlichkeitsentwicklung darum, zu den eigenen Blößen und Mängeln zu stehen. Niemand ist perfekt, und jeder macht Fehler. Darin liegt doch gerade unsere Menschlichkeit. Statt sich über andere, die Fehler machen, lustig zu machen, sollte jeder daran denken, dass er auch nicht perfekt ist und selbst Fehler machen kann (Abb. 19.**13**).

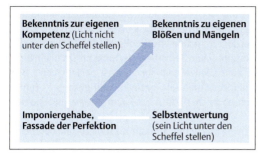

Abb. 19.**13** Sich beweisender Kommunikationsstil: Persönlichkeitsentwicklung (aus Schulz v. Thun, F.: Miteinander reden, Bd. 2. Rowohlt, Reinbek 1993, S. 166)

19.6 Bestimmend-kontrollierender Stil

Grundannahme. Alle Kinder sind nach Freud „polymorph pervers", d. h. voll von chaotischen, sündhaften, ungezügelten und unvernünftigen Impulsen, Wünschen und Begierden. Im Verlaufe der Erziehung lernt der bestimmend-kontrollierende Stil, dass er all diese triebhaften Impulse unter Kontrolle bringen muss, dass sie nicht erwünscht sind. Die strengen Erziehungsregeln werden zu einem moralischen Stützkorsett, um sich selbst in der Gewalt zu halten, zu kontrollieren. Der innere Zwang wird nun allerdings auch nach außen gekehrt und im Stil „Das macht man so und so; es gehört sich nicht, dass…" als kontrollierender Appell an andere Kommunikationspartner gerichtet (Abb. 19.**14**).

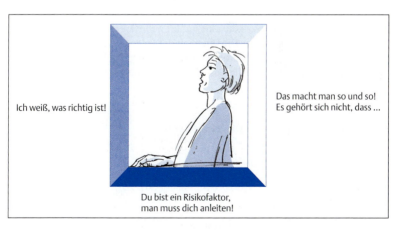

*Abb. 19.**14** Die vier Seiten der Nachricht beim bestimmend-kontrollierenden Kommunikationsstil (aus Schulz v. Thun, F.: Miteinander reden, Bd. 2. Rowohlt, Reinbek 1993, S. 173)*

Frühkindliche Prägung. Ein Kind, das im Übermaß auf die Kontrolle aller spontanen und vitalen ES-Bedürfnisse abgerichtet wurde, verliert jede Form von Lebendigkeit. Die rücksichtslose Durchsetzung der elterlichen und gesellschaftlichen Normen des ÜBER-ICH führt nicht zu Selbstdisziplin und Selbstbeherrschung im Sinne eingesehener Grenzen, sondern eher zum „Polizeistaat im eigenen Seelenleben". Alle vitalen Grundbedürfnisse werden reglementiert, gezügelt und gekappt – hinter der Kontrolle ist der Kontaktwunsch solcher Menschen kaum mehr wahrnehmbar.

Systemischer Blickwinkel. Das Thema Macht und Konkurrenz tobt sich am deutlichsten in starken Subjekt/Objekt-Beziehungen der Über- und Unterordnung aus. Das können starke Eltern-/schwache Kinder-Beziehungen ebenso sein wie auch Großmeister(Guru)/Schüler-Beziehungen. In all diesen autoritären Beziehungsmustern gibt es keine offene Auflehnung, dafür aber versteckte Rebellion. Gegen den Appell der Eltern „Mach nur ja keine Dummheit, indem du den Mann/die Frau heiratest!" war jede Dummheit gut genug, um zu beweisen, dass man sich nicht mehr dreinreden lassen, sondern ein Leben nach der eigenen Richtschnur führen wollte. Viele später unglückliche Ehen sind so zustande gekommen. In der versteckten Rebellion bleibt man in der Ursprungsstruktur von Subjekt (Handelndem) und Objekt (Ausführendem) gefangen, ohne für sich zu überlegen, ob man das wirklich will.

Persönlichkeitsentwicklung. Auf der unteren Achse finden sich unterschiedliche pädagogische Konzepte: „Starre Reglementierung des Ablaufs" ist eine Umschreibung des „autoritären Stils". Das „konzeptlose Laufenlassen" ist in der Pädagogik auch als „Laissez-faire-Methode" bekannt. Wer im bestimmend-kontrollierenden Stil der Kommunikation alles rigide einengt, für den wäre es gut, sich in Richtung zu mehr Flexibilität zu bewegen. Die Offenheit des Prozesses anstatt der Festlegung der Reglementierung ist im Sinne der Reifeentwicklung das, worum es geht (Abb. 19.**15**). Das damit verbundene Bild des „Gärtners" ist übrigens auch ein pädagogi-

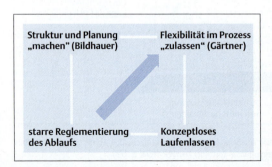

Abb. 19.**15** Bestimmend-kontrollierender Kommunikationsstil: Persönlichkeitsentwicklung (aus Schulz v. Thun, F.: Miteinander reden, Bd. 2. Rowohlt, Reinbek 1993, S. 188)

sches Bild. In der „guten" Pädagogik werden die Kinder, die erzogen werden sollen, als zarte Pflänzchen betrachtet, die man nur gießen muss, damit sie von selbst wachsen. Dieses Verständnis findet sich im Kindergarten wieder. In der „bösen" Pädagogik dagegen geht man davon aus, dass Kinder grobe, unfertige Klötze sind, denen man in „Bildhauer-Manier" mit Hammer und Meißel zu Leibe rücken muss, damit daraus etwas werden kann. Zur Ehrenrettung der Bildhauer sei erwähnt, dass ein „guter" Bildhauer natürlich der ist, der im Stein die verborgene Form sieht und diese nur herausarbeitet.

19.7 Sich distanzierender Stil

Grundannahme. Die „Coolness" des sich distanzierenden Stils der Kommunikation ist eine Art Selbstschutz vor der Verletzungsgefahr durch persönliche Nähe. Wer als Kind die Urabhängigkeit von der Mutter verletzend statt schützend, verunsichernd statt stärkend erlebt hat, der hat Angst vor zu großer Nähe. Die Abhängigkeit der Verschmelzung und Symbiose (s. Kap. 7 Reifeentwicklung des Menschen, S. 64 ff) wird gemieden. Auf der Appellseite der Kommunikation wird die Botschaft ausgesandt: „Komm mir nicht zu nahe!" Auf der Selbstoffenbarungsebene bedeutet dies: „Was in mir vorgeht, will ich für mich behalten!" Wer sich mit seinen inneren Gefühlen dem anderen zeigt und Nähe zulässt, der macht sich verletzbar. Aus Angst

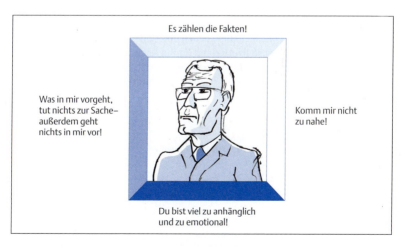

Abb. 19.16 Die vier Seiten der Nachricht beim sich distanzierenden Kommunikationsstil (aus Schulz v. Thun, F.: Miteinander reden, Bd. 2. Rowohlt, Reinbek 1993, S. 194)

vor möglicher Verletzung wird Nähe gemieden und Distanz als Selbstschutz gesucht. Die Beziehungsfähigkeit ist damit natürlich mehr als eingeschränkt (Abb. 19.**16**).

Frühkindliche Prägung. Die frühkindliche Symbiose und Abhängigkeit von der Mutter ist für kleine Jungen und Mädchen gleichermaßen gegeben. In der geschlechtsspezifischen Sozialisationsforschung findet sich bei C. Olivier (1993), einer französischen Psychoanalytikerin, folgender Hinweis: Auf die Urangst jedes Menschen, allein liegen gelassen, nicht versorgt zu werden, reagieren Jungen bei Enttäuschung durch die Mutter eher so, dass sie sich unbewusst sagen: „Ich lasse nie mehr jemanden so nahe an mich heran, dass ich so verletzt werden kann wie von Mutter." Mädchen setzen sich der erneuten Verletzungsgefahr von Nähesituationen trotzdem weiter aus, wenn sie wegen fehlender Arbeitsmöglichkeiten ihr Selbstwertgefühl ausschließlich über „Beziehungsarbeit" herstellen müssen. Olivier zufolge handelt es sich also um den klischeehaft typisch männlichen Rückzug auf die Sachebene und die Verweigerung auf der Beziehungsebene. Erschwert werden kann die Öffnung zum anderen, das Zulassen von Nähe für Jungen noch, wenn während der Pubertät der Vater als mögliche Identifikationsfigur nicht vorhanden ist. Mann-werden heißt dann in der Negativ-Abgrenzung, nicht so zu werden wie die Mutter. Erschwerend kann ebenfalls sein, wenn die Mutter aus Enttäuschung über ihren Mann und Partner den kleinen Jungen und heranwachsenden Mann zum „idealen" Ersatzpartner zu machen versucht.

Systemischer Blickwinkel. Der kontrollierte, distanzierte und gehemmte Beziehungspartner, der sich selbst nicht dem Leben und seinen Unwägbarkeiten hingibt, sucht sich einen Partner, der stellvertretend für ihn Nähe und Gefühle lebt. So erlebt er sie im Nahkontakt mit einem Menschen, dem er selbst den Kontakt verweigert, trotzdem mit. Die eigene Einsamkeit scheint so leichter zu ertragen.

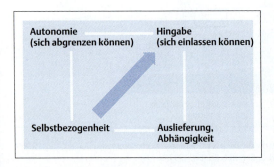

Abb. 19.**17** Sich distanzierender Kommunikationsstil: Persönlichkeitsentwicklung (aus Schulz v. Thun, F.: Miteinander reden, Bd. 2. Rowohlt, Reinbek 1993, S. 223)

Persönlichkeitsentwicklung. Der Preis für die typisch männliche Selbstbezogenheit, sich selbst genügen zu wollen und niemand anderen zu brauchen, ist die Einsamkeit des selbst gewählten Schneckenhauses. Die Beziehungsfähigkeit leidet darunter doch deutlich. Im Sinne der Persönlichkeitsentwicklung als Reifung bzw. Vollendung der Person sollten sich die coolen, distanzierten Männer eher um die typisch weibliche Hingabefähigkeit bemühen. In der Sprache von C. G. Jung: Jeder Mann muss seine Anima, seine weibliche Seite entwickeln, damit er ein „ganzer Mensch" wird (Abb. 19.**17**).

19.8 Mitteilungsfreudig-dramatisierender Stil

Grundannahme. Es entspricht einem urmenschlichen Bedürfnis, anerkannt zu werden, und wahrgenommen zu werden ist dafür die Voraussetzung. Wer Angst hat, dass er nicht wahrgenommen wird, der dreht auf, macht auf sich aufmerksam. In der Dramatisierung haben wir es also mit dem Versuch zu tun, sich möglichst geschickt oder lautstark in den Vordergrund zu spielen. Hinter dem lauten „Hört, hört, so bin ich!" der Selbstdarstellung steckt die Angst, übersehen zu werden, und der Appell: „Wende dich mir zu und bestätige meine Selbstdarstellung!" Die Selbstdarstellung kann allerdings auch so im Vordergrund stehen, dass die Beziehung darunter leidet. Der Kommunikationspartner wird dann nicht als Beziehungspartner, sondern nur als applaudierendes Publikum gebraucht (Abb. 19.**18**).

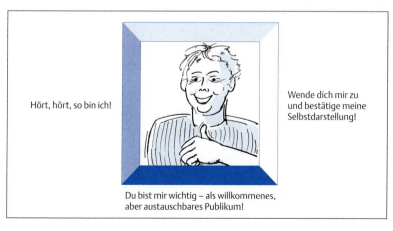

Abb. 19.**18** *Die vier Seiten der Nachricht beim mitteilungsfreudigen-dramatisierenden Kommunikationsstil (aus Schulz v. Thun, F.: Miteinander reden, Bd. 2. Rowohlt, Reinbek 1993, S. 231)*

Frühkindliche Prägung. Kinder, die sich übersehen fühlen, die nicht wahrgenommen werden, tun alles, um Aufmerksamkeit zu erregen: Sie drehen auf, damit sie endlich beachtet werden. NIcht wahrgenommen zu werden ist das Schlimmste, was uns passieren kann. Selbst negative Zuwendung, Schimpfe und sogar Prügel sind besser, als nicht wahrgenommen zu werden. Hinter der aufblühenden Redseligkeit des Dramatisierenden steckt die Angst, übersehen zu werden und unbemerkt zu bleiben, der Partner wird allerdings schnell zum austauschbaren Publikum, das nur als Resonanzboden der eigenen Selbstdarstellung benutzt wird. Es handelt sich um eine gehörige Portion Ich-Zentriertheit oder um Narzissmus. Das Extrem findet sich z. B. in der psychischen Krankheitsform der Hysterie, wo zur Ablenkung von der inneren, nicht aushaltbaren Leere eine dramatisierende Außendarstellung gesucht wird.

Systemischer Blickwinkel. Im Kommunikationsstil des sich distanzierenden und des dramatisierenden Typs geht es um die Nähe- und Distanz-Problematik. Der frühere liebende Nahkontakt zur Mutter wurde von allen Menschen zwiespältig erlebt: beseeligend und erstickend zugleich, etwas, vor dem man Angst haben muss, obwohl man sich danach sehnt. Zu einseitige Distanz ebenso wie starke Wechselbäder von Nähe und Distanz erschweren die Beziehungsfähigkeit genauso wie zu starke und einseitige Selbstdarstellung. Beziehungsfähigkeit erweist sich im Öffnen für den anderen, im Zulassen von Nähe. Gleichzeitig muss jeder sich aber für sich auch wieder etwas distanzieren können, damit er sich als eigenständiger Mensch verhält. Wir dürfen den anderen auch nicht als „Krücke" ausnutzen. Wirkliche Kommunikation bedeutet Begegnung, die Begegnung von Gegnern, also eigenständigen Menschen mit widersprüchlichen und nicht immer zu vereinbarenden Interessen.

Persönlichkeitsentwicklung. Wer sich aus Angst, übersehen zu werden, dramatisierend und monologisch selbst darstellt, der müsste sich im Sinne der Reifung der

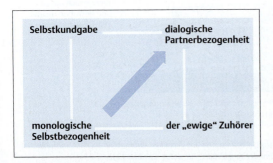

Abb. **19.19** Mitteilungsfreudiger-dramatisierender Kommunikationsstil: Persönlichkeitsentwicklung (aus Schulz v. Thun, F.: Miteinander reden, Bd. 2. Rowohlt, Reinbek 1993, S. 241)

Persönlichkeit um den dialogischen Partnerbezug bemühen. Erst im Dialog mit einem anderen Menschen begegnen wir uns wirklich als Menschen und als gleichberechtigte Partner. Partner benutzen den anderen nicht einseitig und selbstbezogen, sondern geben auch etwas zurück (Abb. 19.**19**).

Lernaufgabe

Auf der einen Seite ist nach Schulz von Thun klar, dass wir die verschiedenen Kommunikationsstile alle mehr oder weniger beherrschen. Systemisch gesprochen wenden wir situations- bzw. auf unser Gegenüber bezogen den entsprechenden komplementären (ergänzenden) Stil an, z. B. wenn unser Chef mit uns in seinem für ihn typischen Kommunikationsstil spricht. Das ist aber nur der eine Teil der Wahrheit. In den persönlichen, intimen Beziehungen, die wir freiwillig eingehen, müsste sich auch so etwas wie ein persönlicher Grundtypus finden lassen. Überprüfen Sie doch bitte Ihre persönlichste Beziehung daraufhin, ob Sie sich und Ihren Partner bzw. Ihre Partnerin nicht in einem der 4 systemischen Kommunikationspaare wiederfinden können.

Literatur

Olivier, C.: Jokastes Kinder. Deutscher Taschenbuchverlag, München 1993.

Scheu, U.: Wir werden nicht als Mädchen geboren, wir werden dazu gemacht. Zur frühkindlichen Erziehung in unserer Gesellschaft. Fischer-TB, Frankfurt/M. 1980

Schnack, D., R. Neutzling: Kleine Helden in Not. Rowohlt, Reinbek 1990

Schulz von Thun, F.: Miteinander reden. Stile, Werte und Persönlichkeitsentwicklung. Differentielle Psychologie der Kommunikation, Bd. 2, Rowohlt, Reinbek 1993

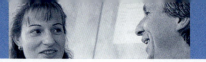

20 Gesprächsführung

Gesprächsführung dient der Gefühlsklärung.

Eine besondere Form der Kommunikation ist die Gesprächsführung. Sie wurde von dem Psychotherapeuten Carl Rogers auf der Grundlage der humanistischen Psychologie entwickelt. In der Gesprächsführung geht es vor allem darum, die Gefühlsseite des Menschen stärker in sein kommunikatives Verhalten einzubeziehen. Da die Gefühle immer da sind und sich sogar vor dem Denken als erste Reaktion auf unsere Sinneswahrnehmungen einstellen (s. Kap. 1 Bewusstseinsrad, S. 5 ff), versucht die Gesprächsführung, einen Beitrag zum Verstehen und zur Klärung der Gefühle zu leisten.

Hilfreiches Gespräch. Die Gesprächsführung wird oft auch als das hilfreiche Gespräch bezeichnet. Damit ist natürlich nicht gemeint, dass ein Berater dem ihn aufsuchenden Ratsuchenden sein Problem abnehmen kann, um ihm zu helfen. Helfen muss sich jeder letztendlich selbst. Ein wesentlicher Beitrag des zuhörenden Beraters kann jedoch darin bestehen, die anfangs sehr oft schwammigen und ungenauen Gefühle durch gezieltes Nachfragen zu verdeutlichen und damit zu klären. Die Psychologen sprechen von der „Katharsis", der reinigenden Kraft, die darin liegt, dass unklare Gefühle ausgedrückt werden. Die Form der Versprachlichung von Gefühlen ist auch eine Art der Verarbeitung. Das Nachdenken über Gefühle und das Aussprechen von Gefühlen ist eine nicht zu unterschätzende Hilfe bei der Integration der Gefühle auf dem Weg zum Handeln (Abb. 20.**1**).

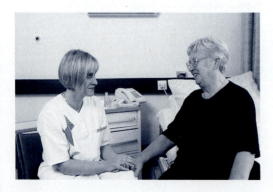

*Abb. 20.**1** Ziel der Gesprächsführung ist die Klärung und das Verstehen unklarer Gefühle*

20 Gesprächsführung

Beispiel

Krankenpflegerin Amila kommt zur Grundpflege in das Zimmer von Frau S.
Amila: „Guten Morgen, Frau S., wie geht es Ihnen denn heute?"
Frau S.: „Es geht mir überhaupt nicht gut. Sie können mich jetzt unmöglich waschen!"
Amila: „Was heißt denn nicht gut, haben Sie Schmerzen?"
Frau S.: „Nein, Schmerzen hab ich keine besonderen, ich hab schlecht geträumt!"
Amila: „Was haben Sie denn so Schlimmes geträumt, dass es Ihnen jetzt gar nicht gut geht?"
Frau S.: „Ich hab geträumt, dass meine Tochter immer nach mir gerufen hat, und ich war nicht da."
Amila: „Machen Sie sich Vorwürfe, dass Sie jetzt nicht zu Hause sind und sich nicht um Ihre Tochter kümmern können?"
Frau S.: „Vorwürfe vielleicht nicht, ich bin ja wirklich krank und musste ins Krankenhaus, aber ich mach mir so Sorgen, ob meine Tochter bei meiner Schwester auch wirklich gut aufgehoben ist."
Amila: „Wollte Ihre Tochter nicht heute zu Besuch kommen?"
Frau S.: „Ja, das stimmt, da freu ich mich ja auch drauf!"
Amila: „Dann können Sie ja fragen, wie es ihr bei Ihrer Schwester geht!"
Frau S.: „Gestern am Telefon hat sie ganz begeistert erzählt, dass sie im Zoo waren, wo sie doch schon immer mal die Elefanten besuchen wollte!"
Amila: „Vielleicht tut ihr die Abwechslung ja auch mal ganz gut! So ein Tapetenwechsel bringt doch auch ein bisschen frischen Wind."
Frau S.: „Ja, wenn Sie meinen, Schwester. Ich komm ja nächste Woche auch schon wieder nach Hause. Dann waschen Sie mich jetzt doch mal."

Aktives Zuhören. Gesprächsführung wird auch als aktives Zuhören bezeichnet. Das hört sich wie ein Widerspruch an, denn Hören ist erst einmal passiv, der Zuhörer muss den Mund halten, dem anderen „sein Ohr leihen", um zu verstehen, worum es eigentlich geht. Trotzdem muss er auch aktiv sein: Er muss das Gespräch lenken und immer wieder zum Thema zurückkommen, nämlich die Gefühle und die Verbesserung des Verständnisses für die Gefühle. Erst durch das Nachfragen im obigen Beispiel wird für die Krankenschwester klarer, wie es ihrer Patientin geht. Aus dem allgemeinen und schwammigen „mir geht es schlecht" schält sich durch das aktive Nachfragen die Sorge um die Tochter heraus. Die Patientin fühlt sich durch das warmherzige und interessierte Nachfragen der Krankenschwester verstanden und kann sich dadurch auch wieder auf ihre Situation im Krankenhaus einlassen.

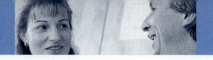

Hören auf dem Selbstoffenbarungsohr. Gesprächsführung ist das professionelle Hören auf dem Sebstoffenbarungsohr. Hier wird die selektive Wahrnehmung (s. Kap. 18.7 Selektive Wahrnehmung, S. 224f) bewusst eingesetzt, indem die Anteile der Appellebene, der Sachebene und der Beziehungsebene ausgeblendet werden. Es geht fast ausschließlich darum, was der Kommunikationspartner in der Art, wie er etwas sagt, über sich und seine momentane Gefühlslage aussagt. Die Beziehungsebene spielt natürlich immer mit hinein. Der Zuhörer versucht bewusst, sich nicht als Beziehungsperson angesprochen zu fühlen, denn er ist nicht zuständig dafür, stellvertretend zu handeln. Dafür stellt er sich als aufmerksamer Zuhörer zur Verfügung und gibt als Feed-back immer zurück, was er an mitschwingenden Gefühlen registriert. Er versucht, zwischen den Zeilen zu hören. Die emotionalen Untertöne interessieren ihn am meisten, sie werden ins Zentrum des weiteren Gesprächs gestellt. Der aktive Part des Zuhörers liegt in der Fokussierung, der Konzentration auf die Gefühlsebene und deren Klärung.

Anwendung. Gesprächsführung wird im beruflichen Rahmen angewendet in der Gesprächstherapie, in allgemeinen Beratungsgesprächen, im psychiatrischen Stationsalltag von Ärzten, Psychologen und Pflegeangehörigen, in der Sterbebegleitung und vielen weiteren Einsatzfeldern. Selbst im privaten Alltag der Gespräche mit Partner bzw. Partnerin und Kindern ist sie sehr hilfreich, dient sie doch allgemein der besseren Verständigung und dem Versuch, nicht so oft aneinander vorbeizureden.

20.1 Partnerzentrierte Grundhaltung

Die Gesprächsführung ist weniger eine Frage der Technik, sondern zuerst einmal eine Frage der Grundhaltung. Die Haltung beschreibt die Einstellung eines Menschen zu sich und vor allem zu seiner Umwelt, zu seinen Mitmenschen. Da gibt es die völlig von sich selbst eingenommene, egozentrische Grundhaltung genauso wie die dem Mitmenschen zugewandte.

Beispiel

Zwei Freunde treffen sich nach Wochen wieder und kommen ins Gespräch.
A: „Ich komm nach der Arbeit zu nichts mehr!"
B: „Das kenn ich, wie lang war ich schon nicht mehr im Kino!"
A: „Ich würde so gerne mal einfach in die Kneipe gehen, abhängen, kickern oder Billard spielen, aber dann muss ich noch Rasen mähen, einkaufen und meiner Frau die Winterreifen wechseln…"
B: „Na, da hab ich zum Glück keine Probleme mit als Single…"

Egozentrische Grundhaltung. Wie oft reden Menschen, die eigentlich vorgeben, miteinander reden zu wollen, aneinander vorbei wie im obigen Beispiel. In den Buchhandlungen gibt es darüber bestimmt einen Regalmeter Literatur. Im obigen Beispiel antwortet B. auf die Aussage von A.: „Ich komm nach der Arbeit zu nichts mehr!" mit: „Wie lang war ich nicht mehr im Kino!" Der Beitrag des Gesprächspartners wird überhaupt nicht richtig wahrgenommen und gehört, sondern nur als Stichwort für die eigene Selbstdarstellung benutzt. Schon ist der Jahrmarkt der Eitelkeiten und Selbstgefälligkeiten eröffnet; vor lauter Selbstdarstellung fällt das Verständnis für den anderen unter den Tisch. Es handelt sich hierbei um eine egozentrische Grundhaltung: Der Gesprächspartner wird nur als möglichst applaudierendes Publikum der Inszenierung der eigenen Person gebraucht. Ein wirkliches Interesse am anderen als Person ist nicht vorhanden bzw. wird nur vorgetäuscht.

Partnerzentrierte Grundhaltung. In der Gesprächsführung wird eine völlig andere, dem Gesprächspartner zugewandte Grundhaltung gefordert. Ich bin nicht wichtiger als der andere, ich brauche ihn, und der andere braucht mich, damit wir uns gegenseitig verstanden fühlen. Ich darf den anderen nicht so manipulieren, wie ich ihn haben will. Die Grundvoraussetzungen der partnerzentrierten Grundhaltung in der Gesprächsführung sind daher:
– Akzeptanz,
– Toleranz,
– Respekt.

Die partnerzentrierte Grundhaltung bedeutet also, sich selbst im Gespräch, vor allem wenn es beruflich begründet und bezahlt wird, zurückzunehmen. Wir müssen dem Gesprächspartner „unser Ohr leihen" und ihm Raum bieten, sich darzustellen. Erst durch die Akzeptanz des anderen, die Toleranz gegenüber seinen Ansichten und den Respekt vor seiner Eigenständigkeit stellt sich Vertrauen ein. Vertrauen ist die Basis, auf der Beziehungen gegründet sein müssen. Wer sich abgelehnt und abgewertet fühlt, kann sich niemals öffnen und wachsen, sondern muss sich rechtfertigen und verteidigen.

Voraussetzung Akzeptanz. Ich muss den anderen so akzeptieren, wie er ist, ich darf ihn nicht bewerten und vor allem nicht verurteilen, wenn er nicht so ist, wie ich ihn haben will. Alle Bewertungen sind subjektiv und damit letztendlich auch willkürlich, weil jeder die Welt anders sieht und sehen kann. Der Satz „über Geschmack lässt sich nicht streiten!" wird erst auf den zweiten Blick richtig: Man muss zwangsläufig über Geschmack streiten, weil jeder einen anderen hat; auf den zweiten Blick lohnt es sich aber tatsächlich nicht, darüber zu streiten, eben weil das so ist und man den subjektiven Geschmack des anderen akzeptieren muss.

Voraussetzung Toleranz. Das bedeutet auszuhalten, dass es verschiedene Meinungen, Ansichten und Standpunkte gibt. Ich muss dulden, dass andere eigene Sichtweisen von sich und der Welt haben. Alle Dinge in der Welt sind vielgestaltig, komplex, und nicht so eindeutig, wie wir uns das oft wünschen. Das auszuhalten erfordert ein gehöriges Maß an Selbstwertgefühl, um nicht unter die Räder oder ins Schwimmen zu kommen. Wir müssen den anderen in seiner Andersartigkeit und Individualität verstehen lernen. Das bedeutet allerdings nicht, dass wir alles verzeihen müssen. Tucholsky hat den Zeitgeist der „falschen Toleranz" der Weimarer Republik mit seinem Spruch „Küsst die Faschisten, wo ihr sie trefft!" kritisiert. Er meinte natürlich: Faschisten darf man nicht „küssen", nicht tolerieren, weil sie andere nicht tolerieren, sondern ausmerzen und ausrotten wollen. Die Grenze ist also immer in den Menschenrechten vorgegeben: Tolerieren müssen wir nur, was nicht auf Kosten anderer Menschen und ihrer Lebens- und Entfaltungsmöglichkeiten geht.

Voraussetzung Respekt. Das bedeutet, Rücksicht auf den Mitmenschen zu nehmen, ihn in seiner Individualität zu achten. „Ehrfurcht vor dem Leben" bildet das Zentrum des Humanismus bei Albert Schweitzer. Jedes Leben will leben und hat auch das gleiche Recht auf Leben. Wir müssen daher versuchen, Gewaltlosigkeit zu leben, denn Gewalt liegt immer dann vor, wenn sich jemand auf Kosten eines anderen durchsetzt.

20.2 Technik der Gesprächsführung

Wenn die entscheidende Frage der Gesprächsführung die dem Partner zugewandte akzeptierende, nichtwertende Grundhaltung ist, dann geht es in der Technik der Gesprächsführung jetzt darum, diese Grundhaltung im Gespräch zu verdeutlichen und sie umzusetzen. Die Technik allein, losgelöst von der Grundhaltung, wirkt nicht nur kalt und technisch, sie erreicht auch ihr Ziel der Vertrauensbildung durch Anerkennung nicht.

Merke
Ziel und Technik oder Ziel und Methode müssen immer aufeinander abgestimmt sein.

In beruflichen Zusammenhängen der Gesprächsführung hängt es sehr stark von den Reaktionen und Antworten des Zuhörers ab, ob das Gespräch befruchtend und weiterführend ist oder ob sich der Partner blockiert fühlt und zurückzieht. Es werden fördernde Antworten, die das Gespräch weiterbringen, und hindernde Antworten, die das Gespräch blockieren und abbrechen, unterschieden.

Gesprächsfördernde Antworten und Reaktionen

Fördernde Antworten und Reaktionen sind solche, die dem Patienten vermitteln,

- dass seine Gefühle, Meinungen und Ansichten verstanden und als seine subjektiven Äußerungen akzeptiert werden;
- dass man am Gespräch und am Gesprächspartner interessiert ist und das Gespräch weiterführen möchte;
- dass man sich nicht nur als passiver Zuhörer zur Verfügung stellt, sondern sich auch selbst ernst nimmt und mit seinen Gefühlsreaktionen in das Gespräch einbringt.

Im Einzelnen handelt es sich bei den fördernden, das Gespräch weiterführenden Reaktionen, Antworten und Interventionen um folgende:

Aktives Zuhören. Im Gegensatz zum nur passiven Zuhören und Über-sich-ergehen-Lassen bedeutet aktives Zuhören, Blickkontakt zu suchen statt an die Wand oder aus dem Fenster zu schauen, aufmerksam zu sein, sich nicht ablenken zu lassen durch Aktenstudium oder ähnliche Aktivitäten, zustimmende nonverbale Äußerungen (Kopfnicken, freundlicher Blick) und zustimmende verbale Kurzäußerungen wie „ja", „hm", „genau" oder „aha" zu machen. Hierbei handelt es sich um unwillkürliche oder spontane Äußerungen, die automatisch einfließen, wenn wir am Gespräch interessiert und beteiligt sind. Es sind gewissermaßen „Urlaute" der Gesprächsführung. Werden sie als eigenständiger Teil und Technik der Gesprächsführung gelernt und trainiert, wirken sie leicht aufgesetzt, gestelzt und lächerlich. Es geht um die Kongruenz (Übereinstimmung) von geäußertem Interesse am anderen und der entsprechenden Körperhaltung und inneren Einstellung (s. Kap. 18 Kommunikation und soziale Interaktion, S. 212 ff).

Paraphrasieren. Der Zuhörer soll als Feed-back dem Erzähler zurückmelden, was er verstanden hat. So werden mögliche Missverständnisse direkt aufgeklärt und bereinigt. Er soll aber nicht platt wiederholen, was der andere gesagt hat, sondern in eigenen Worten verdeutlichen, was er verstanden hat.

Spiegeln der gefühlsmäßigen Erlebnisinhalte. Hier geht es nicht um die Wiederholung des Gesagten, sondern um das Spiegeln der gefühlsmäßigen Botschaft, die eben oft nur zwischen den Zeilen herauszuhören ist. Diese Art des Spiegelns, bei der sich der Zuhörer als Resonanzboden zur Verfügung stellt und die bei ihm ankommenden Gefühlsbotschaften zurückmeldet, ist der eigentliche Kern der Gesprächsführung.

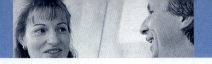

Informationssuchende Fragen. Sind wir uns noch nicht sicher über die mitschwingenden Gefühle, können wir als Zuhörer hilfsweise erst einmal Fragen stellen, um das eigentliche Gefühlsthema weiter einzukreisen. Hilfreich sind vor allem offene Fragen, weil sie im Gegensatz zu den geschlossenen Fragen, auf die man nur mit „ja" oder „nein" antworten kann, das Gespräch suchen und eröffnen. Hierbei handelt es sich um die W-Fragen was, wie, wo. Etwas weniger hilfreich sind die Warum-Fragen, weil hier die Gefahr sehr groß ist, dass sich der Erzähler kritisiert fühlt und anfängt, sich zu rechtfertigen. Bei den Warum-Fragen ist man außerdem sehr schnell auf der rationalen Ebene der Vernunft. Dies ist nicht so hilfreich, geht es in der Gesprächsführung doch vor allem um die Gefühlsklärung. Aber natürlich sollten Warum-Fragen nicht verboten werden. Überhaupt sind Fragen in der Gesprächsführung oft unsere wirksamsten Interventionen, denn sie fordern Antworten heraus. Neue Fragen oder Fragestellungen erfordern neue Antworten. Dadurch werden oft Denkblockaden aufgelöst und Alternativen des Handelns sichtbar.

Wahrnehmungsüberprüfung. Auch dies ist eine Möglichkeit, vorsichtig das gefühlsmäßige Thema weiter einzukreisen, wenn wir uns noch nicht so sicher sind. Wenn der Zuhörer seinen Eindruck als Frage formuliert, kann der Erzähler immer noch korrigieren, präzisieren oder auch zurückweisen, wenn er sich falsch verstanden fühlt.

Mitteilung der eigenen Gefühle. Indem der Zuhörer seine eigenen Gefühle mitteilt, kann er viel Verständnis für den Erzähler ausdrücken. Er kann sich hiermit aber auch selbst mit seinen Gefühlen einbringen und selber wichtig nehmen. Wir sind ja nicht nur „Seelenmüllschlucker", sondern reagieren auch als Mensch auf das Erzählte. Und als Mensch empfinden wir wahrscheinlich ähnlich wie andere Menschen. Die Mitteilung unserer eigenen Gefühle ist also auch für den Erzähler ein wertvolles Feed-back, was seine Darstellung bei anderen an Gefühlen positiver oder negativer Art auslöst. Außerdem können wir über die Mitteilung der eigenen Gefühle auch das Gespräch steuern und für uns selber sorgen.

Gesprächsblockierende Antworten und Reaktionen

Hindernde Antworten oder Reaktionen sind solche, die das Gespräch stoppen und die Fortsetzung des Gesprächs blockieren. Es handelt sich dabei darum,
- dass der Erzähler in seinen geäußerten Gefühlen nicht akzeptiert, sondern abgewertet wird. Er bekommt das Gefühl vermittelt, dass seine Gefühle nicht erlaubt sind etc.;
- dass der Erzähler deutlich die moralische oder sonstige Überlegenheit des Zuhörers zu spüren bekommt;

– dass der Erzähler den Eindruck gewinnt, der Zuhörer traue ihm nicht zu, mit seinen Problemen fertig zu werden oder eine Lösung zu finden.

Hindernde und blockierende Antworten und Reaktionen in der Gesprächsführung sind:

Desinteresse zeigen. Abbrechen des Blickkontaktes, aus dem Fenster zu schauen, gelangweilt Fingerübungen zu machen oder in Unterlagen zu blättern wird als inkongruentes Verhalten, als Nichtübereinstimmung von geäußertem Interesse am Gespräch und dem Gesprächspartner und der gezeigten körperlichen Haltung und Aufmerksamkeit verstanden.

Themenwechsel. Dies ist ein sehr beliebtes Mittel der alltäglichen Kommunikation, um Desinteresse an der Fortsetzung des Gesprächs oder zumindest des angeschnittenen Themas zu zeigen.

Interpretationen. In Form der Du-Botschaften wird in das Verhalten des Erzählers etwas hineininterpretiert. Der Erzähler fühlt sich unweigerlich angegriffen, und wer sich angegriffen fühlt, verbarrikardiert sich oder schlägt zurück. Beides ist für die Fortsetzung des Gesprächs nicht förderlich, weil dann die Akzeptanz fehlt.

Ratschläge. Der Erzähler sucht zwar meist einen Rat, wenn er von seinen Problemen erzählt, doch darf der Zuhörer einen solchen Rat nicht vorschnell geben. Das geflügelte Wort „Ratschläge können auch Schläge sein" meint, dass Ratschläge immer aus der eigenen Erfahrung resultieren. Damit treffen wir die Erfahrung und Situation des anderen aber wahrscheinlich nicht, weil jeder Situationen anders erlebt. Außerdem birgt das Ratschlaggeben noch die Gefahr, dass wir uns als Experten für die Lösung der Probleme anderer empfinden. Der Ratsuchende wird so ganz schnell zum ohnmächtigen Hilfesuchenden. Beratende Gesprächsführung muss aber immer prozessorientiert und -begleitend sein. Jeder ist der Experte für sich selbst und muss selbst herausfinden, was für ihn gut ist. In diesem Prozess kann man den Ratsuchenden begleiten und unterstützen, der Berater darf ihn aber nicht entmündigen und zum Objekt seiner Expertenratschläge machen. Denn oft wird dann aus der Expertenhaltung heraus vom Ratsuchenden erwartet, dass er dem Ratschlag auch folgt. Verwirft er ihn, ist der Berater gekränkt und verärgert.

Verneinung der Gefühle. Werden geäußerte Gefühle des Erzählers nicht akzeptiert, sondern abgewertet und abgewehrt, stellt sich bei ihm sehr schnell das Empfinden ein, dass er nicht so sein darf, wie er ist. Er fühlt sich abgelehnt, die Vertrauensbasis ist verloren, und er zieht sich zurück zum Schutz vor weiterer Ablehnung.

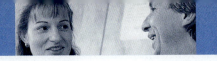

Benutzung früherer Äußerungen als Waffe. Vertrauensvoll geäußerte Mitteilungen aus früheren Situationen oder Gesprächen dürfen nicht gegen den Erzähler gewendet werden, um ihn ins Unrecht zu setzen. Der Erzähler fühlt sich sonst angegriffen, und das Gespräch ist wieder blockiert.

Emotionale Verpflichtung. Hierbei wird versucht, dem Erzähler ein schlechtes Gewissen einzureden, indem er emotional verpflichtet und moralisch unter Druck gesetzt wird. Scham- und Minderwertigkeitsgefühle, die beim Erzähler erzeugt werden, erfüllen einen ähnlichen Zweck.

Gesprächsbeispiel

An einem Beispiel aus der Praxis soll versucht werden, den Unterschied von fördernden Antworten, die positiv und zum Gespräch einladend, und hindernden Antworten, die das Gespräch blockierend erlebt werden, zu verdeutlichen.

Beispiel
Eine neue Kollegin auf Station sagt in der Frühstückspause zu den Kolleginnen: „Ich hab das Gefühl, ihr könnt mich nicht leiden und wäret froh, wenn ich auf eine andere Station wechseln würde."

Fördernde Antworten der Kolleginnen:
- „Das ist mir auch schon mies aufgefallen, dass wir noch nicht auf dich zugegangen sind und dich links liegen lassen." (Mitteilung der eigenen Gefühle)
- „Wie du das sagt, klingt das sehr traurig. Stimmt das so?" (Wahrnehmungsüberprüfung)
- „Du fühlst dich abgelehnt von uns?" (Spiegeln des gefühlsmäßigen Erlebnisinhaltes)
- „Geht dir das bei allen von uns so?" (Informationssuchende Frage)

Hindernde Antworten der Kolleginnen:
- „Du bist wahrscheinlich nur zu schüchtern!" (Du-Botschaft und Interpretation)
- „Da musst du auch von dir aus mal was unternehmen und dich um Aufnahme in das Team bemühen!" (Ratschlag)
- „Du widersprichst dir, gestern hast du mir noch gesagt, dass es dir ganz gut bei uns gefällt!" (frühere Äußerungen als Waffe benutzen)
- „Das kannst du nun aber wirklich nicht behaupten, wo ich dich doch jedes Mal nach der Spätschicht mit nach Hause nehme!" (emotionale Verpflichtung)
- „Das ging uns zu Anfang allen so!" (Verneinung der Gefühle)

- „Wir müssen unbedingt noch über die Besetzung des Wochenenddienstes sprechen!" (Themenwechsel)

Gesprächsführung ist nicht nur eine professionelle Methode zur Gefühlsklärung von ratsuchenden Patienten oder Klienten, sie kann auch im privaten Rahmen sehr wohltuend angewendet werden. Denn die Gefühle sind immer im Spiel und werden oft vernachlässigt, nicht beachtet, verdrängt (s. Kap. 8 Abwehrmechanismus, S. 79 ff). Wer seine Gefühle nicht wahrnimmt und über sie hinweggeht, handelt letztendlich oft gegen seine eigenen Interessen. Im Bewusstheitsrad war daher als Ziel formuliert worden, mit Verstand zu fühlen und mit Gefühl zu denken. Die Gesprächsführung kann uns allen helfen, diesem Ziel näher zu kommen. Wir müssen in Einklang mit unseren Gefühlen denken und handeln, damit wir als „ganze Menschen" wahrgenommen werden und verantwortlich mit den Mitmenschen umgehen.

Lernaufgabe
Überlegen Sie sich zu den nachfolgenden Beispielen jeweils die mitschwingenden Gefühle und formulieren Sie einen fördernden und einen hindernden Antwortsatz. Notieren Sie anschließend die 3 Sätze.

1. Beispiel: Eine krebskranke 60-jährige Frau sagt zur Stationsleiterin: „Wie soll mein Mann das denn jetzt alles schaffen, das große Haus, den Haushalt, den Garten…?"
2. Beispiel: Ein sterbender 71-jähriger Mann sagt zur Krankenpflegeschülerin: „Aber sagen Sie bitte meiner Frau nicht, dass es mit mir zu Ende geht!"
3. Beispiel: Die brustamputierte 45-jährige Frau, die auf eigenen Wunsch vorzeitig nach Hause entlassen wird, sagt zur Krankenschwester: „Ob das jetzt wirklich gestoppt ist – der Krebs? Oder hab ich jetzt wohl schon in anderen Körperregionen Metastasen? Wo ich mir doch noch so viel vorgenommen hab im Leben!"
4. Beispiel: Eine 85-jährige „verwirrte" alte Frau sagt zum Krankenpflegeschüler: „Heute Nacht war wieder ein Mann unter meinem Bett!"
5. Beispiel: Ein 33-jähriger Mann, der an einer schizophrenen Psychose erkrankt ist, sagt auf der Akutstation der Psychiatrie zum Stationsleiter: „Die Stimmen sagen mir wieder, dass ich mich umbringen soll!"

20.3 Patientenzentrierte Pflege

Wenn im vorigen Kapitel die partnerzentrierte Grundhaltung als Resultat einer selbstbewussten Einstellung zu sich selbst und einer mitmenschlich fühlenden Einstellung zum Nächsten gefordert wurde, dann gilt dies natürlich nicht nur für die Gesprächsführung – im weitesten Sinne muss diese Grundhaltung für die gesamte Pflege gefordert werden. In diesem Sinne wird heute auch von patientenzentrierter Pflege gesprochen.

Merke
Der Patient macht uns keine Arbeit, er ist unsere Arbeit!

Bezugspflege

Beziehungspflege. Wenn sich die Pflegekräfte immer erst einmal selbst zurücknehmen müssen, um sich den Patienten und ihren Bedürfnissen und Sorgen zuwenden zu können, dann können sie dies auf Dauer nur leisten, wenn sie sich selbst dabei nicht außen vor lassen bzw. aufopfern. Sie müssen sich selbst auch wichtig nehmen und in die Beziehung zum Patienten mit einbringen. Pflege ist in diesem Sinne Beziehungspflege, und wie in jeder Beziehung muss auch hier das Verhältnis von **Nähe und Distanz** geregelt werden. Auf der einen Seite müssen Pflegende mithilfe ihres Einfühlungsvermögens Nähe zum Patienten zulassen. Auf der anderen Seite müssen die Angehörigen des Pflegeberufes sich aber auch distanzieren können, damit sie die Arbeit zurücklassen können und nicht noch in Gedanken mit nach Hause nehmen. Diese Form des Distanzierens als Abschalten ist unbedingt nötig, damit danach wieder Nähe möglich ist. In der Beziehungspflege müssen die Grenzen zwischen den Angehörigen der Pflege und den Patienten immer wieder neu verhandelt werden. Wenn es darum geht, den Patienten in seiner Ganzheitlichkeit von Körper, Fühlen und Denken (s. Kap 16.3 Verschiedene Medizintheorien zu Gesundheit und Krankheit, S. 183 ff) zu sehen und zu verstehen, dann gilt dies natürlich umgekehrt auch für die Angehörigen der Pflege: Auch sie sind „ganze" Menschen, die nicht nur aus Körper bestehen und zu funktionieren haben. Auch sie haben Gefühle und denken über ihre Arbeit nach. Beziehungspflege lebt also von der Gegenseitigkeit des sich in die Beziehung Einbringens, Ernstnehmens und Respektierens.

Abkehr von Funktionspflege. In den letzten Jahren hat sich hier in der Pflege glücklicherweise viel verändert und zum besseren Umgang mit sich selbst und damit letztendlich auch mit dem Patienten geführt. In vielen Krankenhäusern ist die Funktionspflege durch die Bezugspflege ersetzt worden. Die Spezialisierung der Funktionspflege auf beispielsweise „Vitalzeichenkontrolle" auf der ganzen Station bei allen Patienten hat dazu geführt, dass die Pflegekräfte fast wie im Tiefflug über die Station rauschen, immer in Zeitnot, ohne Überblick und damit kaum ansprechbar für die Patienten. In der Bezugspflege, die manchmal auch Beziehungspflege oder Zimmer- bzw. Gruppenpflege genannt wird, ist demgegenüber eine Pflegekraft nicht mehr für bestimmte Funktionen bei allen Stationspatienten zuständig, sondern nur noch für eine begrenzte Anzahl von Patienten und dafür aber ganzheitlich für alle Bereiche (Grundpflege, Behandlungspflege, Arztvisite, patientenbezogene Verwaltungsarbeit und Dokumentation etc.). Erst durch diese zusammenfassende Sicht der einzelnen Facetten des Patienten und seiner persönlich erlebten Situation wird ganzheitliche Pflege möglich. Erst in der Bezugspflege werden durch das Zusammentragen der einzelnen Puzzlestücke Veränderungen im Wohlbefinden oder Nicht-Wohlbefinden des Patienten sichtbar. Damit kann viel angemessener und oft auch schneller auf Veränderungen reagiert werden.

Bezugspflege. Die Bezugspflege ist aber nicht nur für den Patienten zufriedenstellender, weil er einen engeren Kontakt zu den Pflegekräften bekommt, die ihn rundum betreuen und pflegen, sie ist auch für die Pflegekräfte ein Beitrag zur größeren Arbeitszufriedenheit, weil sie sich selbst auch ganzheitlicher erleben: Sie können ihre Fachkenntnisse angemessener einbringen und beobachten viel mehr, als wenn sie sich nur um ein Detail wie Fiebermessen kümmern würden. Nur in Beziehung bekommen wir Anerkennung. Anerkennung hängt von der gegenseitigen Wahrnehmung ab, die natürlich wesentlich besser und leichter ist, wenn man sich länger und „am Stück" wahrnimmt, als immer nur im „Vorbeirauschen".

Kostenfaktor. Die Bezugspflege ist letztendlich auch für das Krankenhaus als betriebswirtschaftlich denkende Organisation günstiger. Bereits aus den 50er Jahren sind Studien bekannt, die beweisen, dass eine größere Arbeitszufriedenheit des Pflegepersonals zu kürzeren Verweildauern der Patienten führt. Dies wiederum muss heute für die Krankenhäuser aus wirtschaftlichen Gründen im Vordergrund stehen. Je zufriedener also die Pflegekräfte mit ihrer Arbeit sind, desto schneller gesunden die Patienten, je gestresster und genervter die Pflegekräfte in schlechter Arbeitsatmosphäre sind, desto länger bleiben die Patienten krank.

Organisatorische Voraussetzungen. Die Bezugspflege braucht allerdings auch einen organisatorischen Rahmen, der sie überhaupt erst ermöglicht. Am wichtigsten ist dabei die geringe Fluktuation der Mitarbeiter. Der Stellenschlüssel muss ausreichend sein, und es darf nicht zu sehr mit Aushilfskräften gearbeitet werden, außerdem müssen die räumlichen Verhältnisse auf den Stationen angepasst werden: Es muss kleinere Einheiten statt großer, unübersichtlicher Stationen geben. Natürlich bedarf es dann noch entsprechend aus- und fortgebildeter Pflegekräfte, die selbstbewusst ihrer Arbeit nachgehen. Pflegekräfte müssen sich mehr als eigenständige statt als nur den Ärzten assistierende Fachkräfte verstehen lernen.

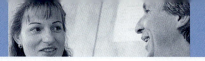

Professionalisierung der Pflege

Die Weiterentwicklung des Selbstverständnisses der Pflege, weg von der christlich-nächstenliebenden Berufung hin zum professionellen Berufsverständnis, hat viel dazu beigetragen, die Bezugspflege möglich zu machen. Sie soll in ihren wichtigsten Stationen im Folgenden kurz in ihrem Beitrag zur ganzheitlichen Auffassung der Pflege zusammengefasst werden.

Florence Nightingale (1859). Sie verwies darauf, dass die Umgebung des Kranken, d. h. die Umwelt, die Natur, aber genauso auch die Umgebung im Krankenhaus, ein kritischer Faktor im Gesundungsprozess ist. Sie forderte daher ein schönes und vor allem sicheres Umfeld für den Patienten und seinen Gesundungsprozess. Sicherheit wird im Umfeld von stabilen, nicht ständig wechselnden und damit unsicheren Beziehungen erlebt. Krankheit war für sie das Resultat menschlichen und zwischenmenschlichen Fehlverhaltens, Gesundheit dagegen der Zustand, in dem man sich wohl fühlt und seine Kräfte optimal nutzen kann.

Hildegard Peplau (1952). In Abgrenzung zur medizinischen Theorie fordert sie, nicht die Krankheit, das ist das Arbeitsfeld der Ärzte, sondern den kranken Menschen zu pflegen. Für Peplau ist Pflege ein zwischenmenschlicher Prozess mit dem Ziel der Entwicklung der menschlichen Persönlichkeit. Der Mensch lebt für sie in einem instabilen Gleichgewicht körperlicher, psychischer und gesellschaftlicher Kräfte, die auf ihn einwirken, Gesundheit ist für sie das Symbol von Wachstum und Persönlichkeitsentwicklung.

Virginia Henderson (1966). Sie definiert Pflege als eigenständige Tätigkeit der Hilfe zur schnellstmöglichen Wiederherstellung der Unabhängigkeit des Patienten. Während Krankheit für sie für die Abhängigkeit von anderen steht, versteht sie Gesundheit als Unabhängigkeit. Die Pflege soll in ihrem Verständnis im Dienste der Unabhängigkeit der Patienten arbeiten. Der Patient ist auch für sie eine unteilbare Einheit aus Körper und Geist.

Martha Rogers (1970). Sie vertritt ebenfalls ein ganzheitliches, holistisches Menschenbild. Der ganze Mensch ist mehr als die Summe seiner Teilbereiche (körperliche, geistige, spirituelle). Pflege ist für sie die intonische Interaktion zwischen dem kranken Menschen und seiner pflegerischen Umgebung. Sie will das Verständnis des Menschen fördern, sich selbst als Teil seiner gesellschaftlichen Umgebung zu sehen. Krankheit ist für sie Ausdruck der Disharmonie des Menschen und seiner Umgebung, Gesundheit Ausdruck der Harmonie von Mensch und zwischenmenschlicher gesellschaftlicher Umgebung.

Dorothea Orem (1971). Sie definiert Pflege als Selbstpflege des Menschen. Krankheit ist für sie Ausdruck von Selbstpflegedefiziten des Menschen, wenn er verlernt hat,

20 Gesprächsführung

sich um sein Leben, seine Gesundheit und sein Wohlbefinden zu kümmern. In ihrem Verständnis bedeutet professionelle Pflege Anleitung der Patienten zur Wiedererlangung der erwachsenen Selbstpflege. Sie will die Handlungskompetenz der Patienten für ihr eigenes Wohlbefinden stärken.

Nancy Roper (1976). Für sie stehen nicht die verborgenen, verursachenden Bedürfnisse des kranken Menschen, sondern die beobachtbaren menschlichen Aktivitäten der sozialen Interaktion von Patient und Pflegekräften im Vordergrund. Sie will die Selbstverwirklichung der Patienten und ihre maximale Unabhängigkeit in ihren Lebensaktivitäten unterstützen.

Rosemarie Rizzo Parse (1981). Sie ist stark philosophisch von den Existenzialisten geprägt (Sartre). Für sie steht die Subjektivität der Erfahrungen des einzelnen Menschen im Zentrum der Interaktion von Patient und Pflegekräften. Der Mensch befindet sich immer in einem Wachstumsprozess, den es zu unterstützen gilt. Dabei muss der Mensch verantwortlich werden für seine Entscheidungen und seinen Lebenssinn finden.

Patientenzentrierte Pflege muss also Beziehungspflege sein. Die soziale Interaktion von Patient und Pflegekräften (s. Kap. 18 Kommunikation und soziale Interaktion, S. 212 ff) steht dabei im Zentrum. Das therapeutische Ziel der Pflege ist, das Wachstum und die Selbstverantwortung der Patienten zu fördern. Dies geht allerdings nicht in einem einseitigen Verhältnis der Zuwendung zum Patienten, sondern nur im gegenseitigen Verhältnis der Beziehungsgestaltung zwischen Patient und Pflegekräften. Statt der alten „Hilfe für den Patienten" ist heute „Hilfe mit dem Patienten" bzw. **„Hilfe zur Selbsthilfe"** gefordert. Die angestrebte Stärkung der Selbsthilfekräfte gelingt allerdings nur, wenn die Pflegekräfte mit gutem, eigenem Beispiel, mit selbstbewusstem Verhalten vorangehen. Wir können nicht vom Patienten selbstbestimmtes Verhalten verlangen oder Stärkung der Selbsthilfe propagieren, wenn wir selbst dazu nicht in der Lage sind. An erster Stelle steht daher die Stärkung des Selbstbewusstseins der Pflegekräfte. Dazu versucht das vorliegende Lehrbuch einen Beitrag zu liefern.

 Literatur

Aretz, J. u. Mitarb.: Professionelle Pflege, Bd. 1. Neicanos, Bocholt 1996

Rogers, C. R.: Entwicklung der Persönlichkeit. Klett-Cotta, Stuttgart 1992

Schwäbisch, L., M. Siems: Anleitung zum sozialen Lernen. Rowohlt, Reinbek 1974

Tausch, R.: Gesprächspsychotherapie. Hogrefe, Göttingen 1970

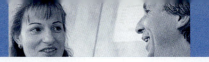

21 Teamarbeit in der Krankenpflege

Nicht alles, was sich Team nennt, ist auch ein Team.

Während früher im Krankenhaus von Stationsgruppen bzw. der Mitarbeitergruppe der Frühschicht und der Mitarbeitergruppe der Spätschicht gesprochen wurde, wird heute, modern, meist der Begriff des Teams verwendet. Dies geschieht oft etwas voreilig, ohne genau darüber nachzudenken, was denn eigentlich Team bedeutet. Team meint nämlich wesentlich mehr als eine Gruppe von Mitarbeitern, es beschreibt eine bestimmte Art der Zusammenarbeit, der Arbeitsatmosphäre.

Definition
Unter einem Team versteht man eine Arbeitsgruppe von Mitarbeitern unterschiedlichster beruflicher Qualifikationen, die partnerschaftlich zusammenarbeiten **müssen**, um das gemeinsame Arbeitsziel zu erreichen.

Im Krankenhaus handelt es sich um „therapeutische Teams", die mit dem therapeutischen Ziel der Gesundung der Patienten zusammenarbeiten müssen. Wenn jede einzelne Berufsgruppe alleine für sich mit den Patienten arbeiten würde, könnte sie das Ziel nicht erreichen. Jede Berufsgruppe ist auf die Zusammenarbeit mit anderen Berufsgruppen angewiesen. Zu diesen „therapeutischen Teams" im Krankenhaus zählen allgemein:
- Krankenpflege,
- Krankengymnasten,
- Ärzte,
- Sozialarbeiter,
- Psychologen,
- Masseure, Medizinische Bademeister,
- Beschäftigungstherapeuten,
- Seelsorger,
- Apotheker.

In der konkreten Zusammensetzung einzelner Stationsteams sind je nach medizinischem Schwerpunkt der Stationen natürlich nicht immer alle oben genannten Berufsgruppen vertreten.

21.1 Zusammenarbeit der verschiedenen Berufsgruppen im Krankenhaus

Verhältnis Ärzte/Pflege. Zuerst einmal ist im Krankenhaus natürlich zur Gesundung der Patienten die gute Zusammenarbeit von Pflegenden und Ärzten wichtig. Allein die theoretische oder abstrakte Einsicht in die Notwendigkeit der Zusammenarbeit bedeutet allerdings noch lange nicht das praktische Funktionieren im Teamgeist. Solange im Krankenpflegegesetz die Krankenpflege als keine eigenständige, sondern den Ärzten „nur" assistierende Tätigkeit definiert ist, wird es den Standesdünkel, dass die Ärzte „besser" oder „wichtiger" seien, weiter geben. Natürlich ist die Ausbildung von Ärzten und Pflegekräften nicht vergleichbar: zum einen akademisch und eher theoretisch, zum anderen als Lehrberuf und praktisch orientiert. Trotzdem müssen beide zusammenarbeiten, weil sie nur in der gegenseitigen Ergänzung einen Beitrag zur Gesundung der Patienten leisten können.

Zusammenarbeit. Die Ärzte brauchen die Informationen der alltäglichen Krankenbeobachtung rund um die Uhr durch das Pflegepersonal, weil sie sonst gar keine Diagnose liefern können. Sie brauchen die Beobachtungen des Pflegepersonals auch in der Behandlungspflege und Medikamentierung, um angemessen auf Veränderungen der Patienten reagieren zu können. Die Pflegekräfte dagegen brauchen die Ärzte für die körperlich-medizinische Diagnostik, damit sie eine angemessene Pflegeplanung erstellen und entsprechend zielorientiert handeln und pflegen können. Die Zusammenarbeit wird oft nicht nur durch den Standesdünkel, sondern auch durch den einseitigen Betrachtungswinkel erschwert: Naturwissenschaftlich orientierte Ärzte beobachten den Kranken meist nur rein „körperlich" (s. Kap. 16.3 Verschiedene Medizintheorien zu Gesundheit und Krankheit, S. 183 ff), während die Pflegekräfte „ganzheitlich" neben der körperlichen Ebene vor allem seine psychischen Verarbeitungsmechanismen und seine soziale Eingebundenheit mit Angehörigen etc. beobachten. Im Interesse des Patienten wäre ein Zusammentragen dieser unterschiedlichen Sichtweisen unbedingt wünschenswert und erforderlich. Das wird oft aber verhindert, weil die Ärzte für ihren Bereich der körperlich-medizinischen Diagnostik und Verordnung allein zuständig sind und hier auch den Pflegekräften gegenüber weisungsbefugt sind.

Kommunikation braucht Zeit und Raum. Ausreichende Kommunikation zwischen den Berufsgruppen der Pflegekräfte und der Ärzte wäre eine Grundvoraussetzung für die Zusammenarbeit zum Wohle der Patienten. So wäre es wünschenswert, wenn die Stationsärzte an der mittäglichen Übergabe von der Frühschicht an die Spätschicht teilnehmen würden. Dies wird meist jedoch seitens der Ärzte abgelehnt mit der Begründung, sie hätten dazu keine Zeit. Abb. 21.1 zeigt, dass Ärzte und

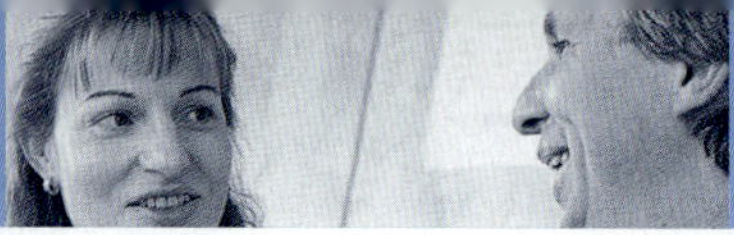

	Gesprächsadressat		
Gesprächsinitiator	Ärzte	Pfleger/ Schwestern	übriges Personal
Ärzte	74 %	23 %	3 %
Pfleger/ Schwestern	9 %	62 %	29 %
übriges Personal	1 %	37 %	62 %

Abb. 21.1 Kommunikation zwischen den Berufsgruppen im Krankenhaus (aus Willig W.: Arbeitstexte für Psychologie, Soziologie und Pädagogik an Pflegeschulen. Selbstverlag Willig, Balingen 1986, S. 78)

Ärztinnen deutlich häufiger mit anderen Ärzten sprechen als mit Pflegekräften. Darin drückt sich die fehlende Wertschätzung gegenüber den Pflegekräften direkt aus.

Initiative. Die Tatsache, dass seitens der Pflegekräfte auch selten die Initiative zum Gespräch mit den Ärztinnen und Ärzten ergriffen wird, hat natürlich auch viel mit dem fehlenden Selbstvertrauen der Pflegekräfte gegenüber den Ärzten zu tun, denn die meisten Pflegekräfte haben einen ausgeprägten **Minderwertigkeitskomplex** gegenüber den „Halbgöttern in Weiß". Sie fühlen sich fachlich unterlegen, was von der Ausbildung her natürlich klar ist. Sie fühlen sich darüber hinaus aber meist auch persönlich nicht wertgeschätzt und „von oben herab" behandelt. Das ist nach meiner Erfahrung aus der Supervision selbst in der Psychiatrie so, wo doch sehr viel von der Gleichberechtigung in den „multiprofessionellen Teams" von Pflegekräften, Ärzten, Psychologen, Sozialarbeitern und Beschäftigungstherapeuten gesprochen wird. Auch hier fühlen sich die Pflegekräfte, allen verbalen Beteuerungen des Gegenteils zum Trotz, persönlich von den Ärztinnen und Ärzten nicht ernst genommen. Sie haben oft das Gefühl, ihnen rhetorisch nicht gewachsen zu sein und „fühlen sich an die Wand geredet" oder als würde ihnen „das Wort im Munde herumgedreht". Solche Erfahrungen sind das Resultat von Kommunikationsstrukturen, die dringend verbessert werden müssen. In der Teamarbeit unterschiedlicher beruflicher Professionen müssen vor allem **Informationen** weitergegeben werden, die die anderen Berufsgruppen für ihre Arbeit bzw. ihren Beitrag zum Gelingen der gemeinsamen Arbeit brauchen. Dazu müssen allerdings die Informationen der anderen Berufsgruppen als wichtig und wertvoll eingeschätzt werden. Verwirklichte Teamarbeit hängt tatsächlich von dieser Gleichberechtigung der gegenseitigen Wertschätzung ab. Wo die nicht gegeben ist, kann Teamarbeit nicht gelingen, sondern wird dann zum ideologischen Popanz aufgebaut, der sich gut anhört, sich aber leider nicht mit der Wirklichkeit des Gegeneinander-Arbeitens deckt.

21.2 TZI-Modell zur Verbesserung der Teamarbeit

Die Deutsch-Amerikanerin Ruth Cohn hat nach einer psychoanalytischen Ausbildung in der Schweiz mit dem TZI-Modell (1975) einen Beitrag zur Verbesserung der Teamarbeit vorgelegt (Abb. 21.2).

Definition
TZI steht hier für die **T**hemen-**z**entrierte **I**nteraktion.

Das Thema, die gemeinsame Arbeit an der Gesundung der Patienten, bildet die Klammer, unter der jeder Einzelne, das Ich und Individuum, seine Arbeit und seine Vorstellungen, wie diese Arbeit zu leisten sein muss, in die Arbeitsgruppe, das Team, einbringt. Die gemeinsame Arbeit erfolgt allerdings nicht im luftleeren Raum, sondern in einer organisatorischen Umgebung, dem Umfeld der Organisation Krankenhaus, dem „Globe".

Merke
Das Neue an dem TZI-Modell von Ruth Cohn ist ihre Forderung, dass diese 4 Punkte, das gleichschenklige Dreieck von Ich – Wir – Thema und das umschließende Umfeld gleich wichtig sind und damit untereinander ausbalanciert werden müssen.

Ich. Das Ich definiert Ruth Cohn mit ihrer Feststellung, der einzelne Mensch, das Individuum, sei „eigenständig und interdependent" zugleich. Er ist also einerseits eigenständig und frei in seiner Entscheidung und er muss für sich herausfinden, wer

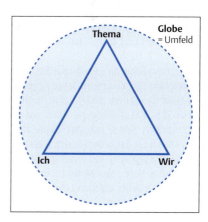

Abb. 21.2 Modell zur Themen-zentrierten Interaktion nach Cohn (1975)

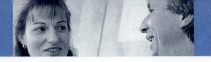

er ist und was er will, und andererseits darf er dabei nicht stehen bleiben, sondern muss sich seine Abhängigkeit von den Mitmenschen klar machen. Es handelt sich hier um die uns schon bekannte Relation, das sich zu seinen Mitmenschen ins Verhältnis und in Beziehung setzen des einzelnen Menschen. Das „starke Ich" bei Freud, der selbstbewusste Mensch, weiß, dass er jemand ist, und gleichzeitig, dass er als „soziales Wesen" bei seiner Bedürfnisbefriedigung auf die Kommunikation und die Zusammenarbeit mit anderen Menschen angewiesen ist.

Wir. Das Wir ist für Cohn eine Gestalt, ein Ganzes, das sich nicht allein aus der Addition der einzelnen Teile bzw. Menschen einer Gruppe erklären lässt. Dies entspricht auch der Auffassung der modernen Systemtheorie. Für Ruth Cohn wird eine Gruppe nicht dadurch stärker, dass ihre individuellen Mitglieder sich aufgeben und anpassen, sondern indem sie sich in die Gruppe einbringen. Ein „starkes Team ist demnach eine Gruppe, in der die einzelnen Gruppenmitglieder sich selbstbewusst einbringen, in der individuelle Unterschiede nicht vermieden, sondern als Bereicherung geschätzt werden. Ein „schwaches Team" ist dagegen eine Gruppe, in der die einzelnen sich nicht trauen, sich einzubringen, in der sie sich anpassen. Individuelle Unterschiede werden hier nicht geduldet, sondern ausgegrenzt und bestraft.

Thema. Das Thema ist für Ruth Cohn immer die gemeinsame Arbeit. Sie stellt die Überschrift dar, unter der sich sowohl der einzelne Mitarbeiter als auch die Gruppe, das Team, mit ihren jeweiligen Ansichten, Meinungen und Einstellungen einbringt. Wenn die Arbeit von allen Individuen sowohl als eigenes Anliegen und Interesse als auch in Bezogenheit auf alle als Gruppe gewollt wird, liegt eine optimale Arbeitssituation vor. Das Thema der gemeinsamen Arbeit muss aber auch auf das gesellschaftliche Umfeld, den „Globe" wie Ruth das nennt, einen Wertebezug haben. Das Thema der gemeinsamen Arbeit muss auf lebensfördernde, allgemein humanistische Werte ausgerichtet sein und darf nicht der Lebenszerstörung dienen, die Arbeit der Gruppen und Teams darf nicht auf Kosten anderer Gruppen und Teams gehen.

Globe. Der Globe, die gesellschaftliche Umwelt, das Umfeld ist für Ruth Cohn genauso relevant für die gemeinsame Arbeit wie der Einzelne und das Team. Sie unterscheidet das nähere Umfeld, z. B. für die Arbeit im Krankenhaus die Organisationsform des Krankenhauses, und das fernere Umfeld, die Gesamtgesellschaft. Letztendlich weitet sich der Globe zum Kosmos, zum All, dem Allumfassenden aus. Dies liegt darin begründet, dass für Cohn, „alles mit allem zusammenhängt". Die Menschen sind Teil eines größeren Netzwerks, des Netzwerks der gesamten Schöpfung. Wenn der Mensch einen Teil dieses Netzes zerstört, zerstört er damit letztendlich seine eigenen Lebensgrundlagen.

> **Merke**
> **Themenzentrierte Interaktion ist nach Cohn also der Versuch, in der alltäglichen Zusammenarbeit darauf zu achten, dass die Gruppe nicht auf Kosten der einzelnen Mitglieder und nicht auf Kosten anderer Gruppen eine für die Gesellschaft nützliche Arbeit leistet.**

Es muss in der so verstandenen Teamarbeit darum gehen, die einzelnen Schwerpunkte (Was will der Einzelne, was will die Gruppe, was erfordert die Arbeit, was erwartet die Gesellschaft?) in ein Gleichgewicht zu bringen. Kein einzelner Schwerpunkt ist wichtiger als der andere. Es geht um **gleichberechtigte Zusammenarbeit**, die daraus resultiert, dass sich die einzelnen Bezugspunkte zueinander in Beziehung, ins Verhältnis setzen.

21.3 Hilfsregeln der TZI-Arbeit

Damit die Zusammenarbeit besser gelingt, hat Cohn auch eine Reihe von Regeln aufgestellt. Diese Regeln sollten jedoch als Hilfsmittel der Zusammenarbeit und nicht als Maßregeln einer von außen aufgezwungenen Disziplinierung verstanden werden.

Jeder ist für sich selbst verantwortlich! Jeder sollte für sich und nicht für andere sprechen. Statt dem allgemein vereinnahmenden „man" und „wir" etc. sind Ich-Botschaften erwünscht. Niemand wird gezwungen, sich einzubringen, jeder sollte aber auch für sich lernen, dass es zu einem erwachsenen Verhalten dazu gehört zu sagen, was man will und braucht. Wir können also nicht erwarten, dass der andere uns unsere Wünsche von den Lippen abliest, wie das damals die Mutter in unserer Kindheit getan hat. Heimliche Wünsche werden selten erfüllt.

Störungen haben Vorrang! Störungen passieren nicht von ungefähr, sondern immer aus Situationen heraus. Wenn sie eingetreten sind, hat es keinen Sinn, sie nicht zu beachten, denn sie sind da und müssen geklärt und ausgeräumt werden, damit danach wieder am allgemein interessierenden Thema weiter gearbeitet werden kann. Werden Störungen beachtet, fühlen sich die Gruppenmitglieder mehr wertgeschätzt und ernst genommen, als wenn Störungen „verboten" und nicht beachtet werden.

Emotionale Störungen haben Vorrang vor sachlichen Störungen! Außer in Situationen, „wo es brennt" und man das brennende Haus sofort verlassen muss, ist es sinnvoll, zuerst die emotionalen Störungen zu klären, bevor man sich den sachlichen

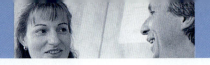

Störungen zuwendet, denn Gefühle sind immer zuerst da. Es gibt keine Sachebene ohne Einschluss der Beziehungsebene und damit der Gefühle, hieß ein Grundsatz in der Kommunikation (s. Kap. 18 Kommunikation und soziale Interaktion, S. 212 ff). Was den Einzelnen ärgert, sollte er also möglichst schnell in die Gruppendiskussion einbringen, damit er nach Klärung seines Ärgers wieder produktiv mitarbeiten kann.

Sei zurückhaltend mit Verallgemeinerungen! Oft wird dadurch das Konkrete zurückgedrängt und der einzelne Beitrag zur Meinungsfindung in der Gruppe erschwert.

Wenn du eine Frage stellst, sage, warum du fragst und was die Frage für dich bedeutet! So wird Interesse deutlich und ein Dialog eröffnet. Ansonsten findet oft ein Interview statt, in dem die eigene Interessenposition geschickt versteckt wird, um den anderen auszufragen.

Alles, was du sagst, muss echt und ehrlich sein, aber du musst nicht alles sagen! Der Respekt vor den anderen erfordert, dass jeder für sich überlegt, was er sagt. In den sozialen Berufen ist es eine Unart geworden, all seine Probleme immer wieder mit allen möglichen beteiligten oder nicht beteiligten Personen zu erörtern. Jeder sollte unterscheiden, was wohin gehört und was wo wichtig ist. Kommunikation erfordert ein feines Taktgefühl für das, was angemessen ist. Aufrichtigkeit ohne Takt kann mehr schaden als nützen. Die „totale Offenheit" ist gerade in Arbeitsteams nicht angebracht, weil man damit auch zusätzliche Angriffsflächen bietet. Wir sollten lernen, Rücksicht aufeinander zu nehmen.

Halte dich mit Interpretationen zurück! In Form von Du-Botschaften wird dem anderen oft etwas in sein Verhalten hineininterpretiert. Es ist wesentlich besser für das gegenseitige Verstehen, von den eigenen Reaktionen zu sprechen.

Beachte die eigenen und fremden Körpersignale! Der Körper ist oft ehrlicher als unser Reden. Nehmen wir unsere Körpersignale, z. B. Gähnen bei Müdigkeit oder Langeweile, wahr, dann nehmen wir uns selbst ernst. In der Körpersprache drücken sich immer auch Gefühle aus.

Trage nichts aus der Gruppe heraus! Statt übereinander zu reden, wenn der andere nicht da ist und sich nicht wehren kann, sollten wir lernen, mehr miteinander zu reden. Diskrete Verschwiegenheit nach außen ist nötig, damit Vertrauen wachsen kann.

21 Teamarbeit in der Krankenpflege

Dem anderen auch sagen, was einem an ihm gefällt! Das positive Feed-back tut jedem gut und stärkt das Selbstbewusstsein. Anerkennung ist besser als Belehrung; Bekommen wir Anerkennung, ist unser Stellenwert in der Gruppe akzeptiert, wir fühlen uns grundsätzlich „sicher" und können dann auch leichter Kritik an einzelnen Sachpunkten vertragen.

Lernaufgabe
Erinnern Sie sich an das letzte Übergabegespräch auf Station, das Sie miterlebt haben. Wurden dabei die Hilfsregeln von Cohn eingehalten? Hätte man das eine oder andere besser machen können?

Literatur

Cohn, R. C.: Von der Psychoanalyse zur Themenzentrierten Interaktion. Klett-Cotta, Stuttgart 1975

Cohn, R. C., A. Farau: Gelebte Geschichte der Psychotherapie. Klett-Cotta, Stuttgart 1993

Willig, W.: Arbeitstexte für Psychologie, Soziologie und Pädagogik an Pflegeschulen. Selbstverlag Willig, Balingen 1986

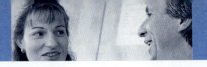

22 Psychohygiene

Wer Nähe immer wieder zulassen muss, muss sich auch distanzieren können.

Die Krankenpflege mit der tagtäglichen Nähe zu Krankheit, Sterben und Tod ist eine sehr anstrengende Arbeit. Im Durchschnitt wird sie von den Angehörigen der Pflege nach dem Examen nur 5,8 Jahre durchgehalten. Danach sind die meisten „ausgebrannt", entwickeln das „Burn-out-Syndrom" und fliehen aus dem anstrengenden Beruf entweder in Familienerziehung, in eine Weiterbildung zur leitenden Stationskraft, ins Studium der Pflegepädagogik oder des Pflegemanagements oder suchen sich einen nicht so anstrengenden Beruf. Neben der Anwendung einzelner Entlastungsstrategien gegen beruflichen Stress wie Yoga oder die progressive Muskelentspannung nach Jacobsen gilt es erst einmal die grundsätzliche Problematik zu erhellen. Eine anstrengende Arbeit erfordert für die eigene Psychohygiene, das eigene psychische Wohlergehen, einen ständigen Ausgleich der Entspannung und Erholung. Wer immer wieder neu Nähe zulassen will, muss auch

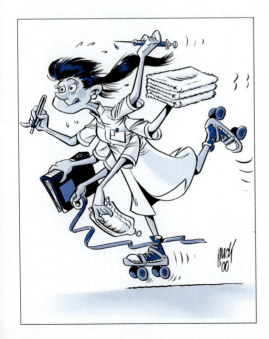

Abb. 22.1 Die Überbelastung des anstrengenden Berufs der Krankenschwester bzw. des Krankenpflegers kann bis zur Entwicklung eines Burn-out-Syndroms führen

abschalten und sich distanzieren können. Wir dürfen die Arbeit nicht mit nach Hause nehmen, sonst wird die Belastung zu hoch und wir brechen irgendwann zusammen (Abb. 22.**1**).

22.1 Burn-out-Syndrom als Folge des Helfer-Syndroms

Wer ständig nur gibt, ohne entsprechend etwas zurückzubekommen, der ist irgendwann körperlich und geistig am Ende. Das ist wie bei einer Batterie, die immer nur leistet und dadurch entladen wird. Wird sie nicht wieder durch Gegenleistung aufgeladen, kann sie ihre Leistung nicht weiter erbringen und ist dann ausgebrannt und leer. So geht es auch den einseitig nur gebenden, aber nicht einfordernden und nehmenden Menschen, den Menschen, die am Helfer-Syndrom leiden. Die Folge dieser einseitigen Beziehung ist das Burn-out-Syndrom, das Gefühl, „ausgebrannt" zu sein, nicht mehr zu können. Das Burn-out-Syndrom kann allerdings auch die Folge von zu viel Stress sein (s. Kap. 16.3.3 Stressbewältigungsmodell, S. 183f). Wie kann man sich nun vor dem „Ausbrennen" schützen?

„Nein" sagen lernen! Der wichtigste Anfang ist, sich abzugrenzen, nicht immer „Ja und Amen", sondern manchmal eben auch „Nein" zu sagen. Jeder muss sich auch selbst wichtig nehmen, sich selbst lieben lernen, ohne gleich die Befürchtung haben zu müssen, damit jede Anerkennung seitens der Mitmenschen zu verlieren.

Eigene Bedürfnisse anmelden und einfordern! Es ist ein wichtiger Schritt vom kindlichen Verhalten, wo wir darauf hofften und warteten, dass Mutter unsere Wünsche und Bedürfnisse erriet, zum erwachsenen Verhalten überzugehen, unsere Bedürfnisse anzumelden. Wir müssen lernen, aktiv etwas für unsere Bedürfnisbefriedigung zu tun.

Freizeitausgleich für die anstrengende Arbeit! Früher wurde richtigerweise gesagt: „Arbeit ist das halbe Leben." Wer nur arbeitet, keine Freizeit hat, der lebt ungesund. Wir brauchen die Freizeit als Ausgleich für die anstrengende Arbeit mit Menschen, müssen unsere Seele regenerieren und auftanken, damit wir danach wieder geben können. Es ist völlig ungesund, neben der Pflege ehrenamtlich noch bei der Feuerwehr oder in einem zweiten Job neben der Krankenpflegeausbildung noch in der ambulanten Pflege zu arbeiten. Stattdessen sollten wir ein Hobby entwickeln, Sport treiben, lesen, in die Sauna gehen oder uns sonst etwas Gutes tun. Das gilt auch, wenn wir Familie haben. Es ist kein Egoismus, wenn wir eigene Bedürfnisse anmelden. Das brauchen wir, damit wir uns danach wieder anderen zuwenden können.

Gleich starken und nicht schwächeren Partner suchen! Eigene Bedürfnisse auszusprechen und einzufordern braucht Übung. Dazu sind auch Auseinandersetzungen nötig. Das lässt sich mit einem gleich starken Partner leichter üben als mit einem schwächeren. Es ist zwar scheinbar anstrengender, sich mit einem gleich starken Partner auseinanderzusetzen, doch es lohnt sich, weil durch Auseinandersetzung mehr für die eigene Zufriedenheit herauskommt, als wenn wir schweigen und hoffen, dass sich alles von selbst löst und klärt.

Über Belastungen der Arbeit kommunizieren! Die soziale Arbeit, die Arbeit in der Pflege, ist belastend, weil wir ständig mit dem Leid und dem Tod anderer Menschen konfrontiert werden. Erschwert werden kann die Arbeit noch zusätzlich durch eine stressige Arbeitsatmosphäre. Gegeneinander statt miteinander zu arbeiten, übereinander statt miteinander zu reden sind hier die häufigsten Ursachen. Es ist richtig, über solche Arbeitsbelastungen zu reden, und zwar am besten dort, wo sie entstehen, nämlich mit den Kollegen und Kolleginnen, wenn dies nicht möglich sein sollte, dann wenigstens mit dem Partner zu Hause (Abb. 22.**2**).

Lernaufgabe

Denken Sie einmal über Ihre eigene Situation nach: Sind Sie gefährdet, unter dem Burn-out-Syndrom zu leiden, oder könnten es irgendwann in der Zukunft einmal werden? Welche Strategien könnten Sie, auf der Grundlage obiger Ratschläge, für Ihre ganz persönliche Situation entwickeln, um einem Burn-out-Syndrom frühzeitig vorzubeugen?

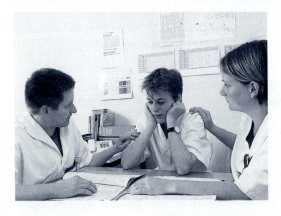

*Abb. 22.**2** Arbeitsbelastungen sollten am besten mit den Kollegen und Kolleginnen besprochen werden*

22.2 Supervision als Beitrag zur Psychohygiene

Was ist Supervision?

Sollte es nicht möglich sein, mit Kollen bzw. Kolleginnen über die Arbeitsbelastungen zu reden, kann man sich immer noch professionelle Hilfe in Form der Supervision holen. Die Supervision ist eine Beratungsform der Arbeitstätigkeit, die sich in der Sozialarbeit in Amerika im zu Ende gehenden 19. Jahrhundert entwickelt hat. Die amerikanische Sozialarbeit ist allerdings anders als z. B. die deutsche mehr als „Einzelfallhilfe" entwickelt. Meist ehrenamtliche Helfer in der Sozialarbeit wurden von Supervisoren in ihrer Praxistätigkeit begleitet, um so mit ihnen gemeinsam Standards der beruflich-professionellen Arbeit zu entwickeln. Die Supervisoren waren also Praxisanleiter und Praxisüberwacher in einer Person. Nach dem 2. Weltkrieg kam die Supervision dann nach Europa und hat sich hier anders entwickelt. In Ausbildungssituationen, z. B. zum Psychotherapeuten, gibt es bei uns auch die Kontroll-Supervision. Ansonsten ist Supervision eine allgemeine Form der Praxisberatung geworden.

> **Definition**
> Wörtlich übersetzt heißt Supervision, SV abgekürzt, „darauf-sehen", von außen betrachten. Im Vordergrund steht immer die Arbeitstätigkeit des Menschen mit dem Ziel der Verbesserung der Handlungsmöglichkeiten.

Meist wird ein Supervisor von außen geholt, der Schwierigkeiten in der Arbeit beratend begleiten und zur Lösung verhelfen soll. „Von außen" kommend, ist der Supervisor neutral und nicht in den emotionalen Grabenkämpfen befangen. Er kann so leichter Arbeitsschwierigkeiten aufdecken und Vorschläge zu ihrer Bearbeitung und Überwindung unterbreiten, als wenn er selbst im System wäre. Er hat noch nicht angesichts der Sachzwänge resigniert und wagt es, „unverschämte" Fragen zu Themen zu stellen, mit denen sich die meisten schon abgefunden haben.

Selbstreflexion. In der sozialen Arbeit wird von jedem dort arbeitenden Menschen die Fähigkeit zur Selbstreflexion gefordert und erwartet.

> **Definition**
> Selbstreflexion wird auch „Reflexion ersten Grades" genannt.

Das ist sehr schwer zu erlernen und braucht seine Zeit, wird aber bereits von den Krankenpflegeschülern und -schülerinnen im Laufe ihrer Ausbildung erwartet.

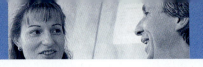

Beispiel
Nach dem ersten Praktikumseinsatz im Rahmen der Krankenpflegeausbildung auf der Neurologie bekommt die Schülerin Corinna eine schlechte Beurteilung seitens der Mentorin auf der Station. Im Abschlussgespräch mit der Unterrichtspflegekraft weist Corinna alle Vorhaltungen zurück, sie sei unpünktlich und ungenau in ihrer Arbeit gewesen. Ihre schlechte Beurteilung liege ihrer Meinung nach nur daran, dass die Leute auf Station sie nicht leiden konnten.

Im Verlauf der Ausbildung wird von den Schülerinnen und Schülern immer mehr gefordert, dass sie die „Schuld" nicht immer nur bei anderen suchen, sondern auch ihren eigenen Beitrag verstehen lernen. Bei dieser allgemein schwierigen Selbstreflexion kann Supervision hilfreich sein.

Definition
Supervision ist eine Reflexion 2. Grades. Bei der Selbstreflexion lässt man sich von einem Berater über die Schulter schauen und begleiten.

Supervision. Supervision ist der Versuch der Verlangsamung von Arbeitsabläufen und -prozessen, um in Ruhe zu reflektieren, was eigentlich abläuft. Dies gelingt in der Hektik der Tagesabläufe meist nicht. Die externe Supervision ist hilfreicher als der interne Versuch der Reflexion. In dieser Intervision genannten internen Beratung versucht meist ein Mitarbeiter des Teams, seine berufliche Kompetenz einzubringen. Ist das aber ein Vorgesetzter, z. B. ein Oberarzt auf einer psychiatrischen Station, dann ist dies schwierig, weil er gleichzeitig in einer Vorgesetztenrolle ist und viele Mitarbeiter sich dann nicht trauen, etwas zu sagen. Der Berater ist dann selbst betroffen und befangen.

Aufgabe des Supervisors. Der von außen geholte Supervisor sollte nicht versuchen, Schiedsrichter zwischen Teilen von Teams oder Mitarbeitergruppen zu spielen. Er muss neutral bleiben und darf nicht Partei ergreifen. Er sollte sich als Prozessbegleiter und Berater verstehen und nicht als Experte, der Ratschläge verteilt und weiß, was für andere gut und richtig ist. Er kann lediglich Hilfestellung bei der methodischen Erarbeitung von Konfliktlösungen, Arbeitsalternativen etc. geben. Ansonsten müssen die Betroffenen selbst herausfinden, was für sie richtig und angemessen ist. Der Supervisor ist so etwas wie ein Katalysator, der durch seine Anwesenheit und fachliche Begleitung Klärungsprozesse in der Arbeit voranbringt. Er deutet und spiegelt seine Wahrnehmungen der Situation und des Beziehungsgeschehens und braucht eine gewisse Feldkompetenz für den Bereich, in dem er arbeitet. Er muss nicht unbedingt in dem Feld selbst ausgebildet sein, muss aber die Kultur der Arbeit, ihren Gegenstand und ihre Organisationsform kennen, damit er überhaupt versteht, worum es geht. Supervision arbeitet in der Beratung der Arbeitstätigkeit an der Schnittstelle zwischen dem Individuum und der Organisation und versucht, den Handlungsspielraum des Einzelnen zu vergrößern.

Wie wird man Supervisor? Supervision ist kein gesetzlich geschützter Titel. Jeder kann sich so nennen, wenn er meint, dass er eine Beratungstätigkeit ausüben kann. Daher gilt es, sorgfältig einen Supervisor auszusuchen, der eine fachlich qualifizierte Ausbildung nachweisen kann. Dafür gibt es zwei unterschiedliche Wege: Entweder wurde die Supervision in den unterschiedlichen psychotherapeutischen Therapierichtungen gelernt (z.B. Psychodrama, Psychoanalyse, Gestalttherapie, Gesprächstherapie oder Familientherapie) oder meist therapierichtungsübergreifend an Fachhochschulen oder Hochschulen. Die meisten, die eine qualifizierte Ausbildung mit Mindeststandards von 2–3 Jahren, Ausbildungssupervision, die von Lehrsupervision begleitet wurde, Selbsterfahrung und eine Abschlussarbeit absolviert haben, haben sich in einem Berufsverband, der DGsV (Deutsche Gesellschaft für Supervision, Köln), zusammengeschlossen. Wenn man also einen Supervisor sucht, kann man dort anrufen und sich die regionalen Adressen von Supervisorinnen und Supervisoren schicken lassen. Dann sollte man nach der Art der Ausbildung und der Feldkompetenz fragen. Ein letztes Qualitätskriterium ist die Frage nach der Kontrolle der Supervisionsarbeit durch begleitende Kontrollsupervision.

Was kostet Supervision? Die Kosten von Supervision werden durch den Markt, d.h. das Verhältnis von Angebot und Nachfrage, geregelt. Die Kosten hängen zudem noch davon ab, ob jemand die Supervision freiberuflich und selbstständig ausübt oder ob er noch eine feste Stelle hat und nebenberuflich als Supervisor arbeitet. Dann hängen die Kosten davon ab, ob es sich um einen Berufsanfänger oder um einen schon erfahrenen Supervisor handelt. Die Kosten schwanken je nach Region und der Dichte der Supervisoren zwischen DM 150,– und ca. 400,– für eine Sitzung von 1,5 Stunden. Das sind Honorare, wie sie auch Rechtsanwälte oder andere freie akademische Berufe verlangen.

Wer bezahlt Supervision? Meist handelt es sich um einen Dreiecksvertrag: Der Arbeitgeber beauftragt und bezahlt einen Supervisor für ein Arbeitsteam oder einzelne Mitarbeiter. Es gibt allerdings auch Mischfinanzierungen, bei denen die Mitarbeiter, die eine Supervision wünschen, an den Kosten beteiligt werden. Da Supervision sich immer auf die Arbeitstätigkeit bezieht, können die entstehenden privaten Kosten von der Steuer abgesetzt werden.

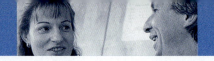

Rahmen einer Supervision. Supervision ist eine Prozessberatung und erfordert mehr als eine Sitzung. Oft wird Supervision über ein Jahr in einem regelmäßigen Abstand von 14 Tagen oder einem Monat vereinbart. Die Dauer der Sitzungen beträgt meist 1,5 Stunden, bei großen Teams von über 20 Personen kann eine längere Sitzungszeit erforderlich sein. Es wird ein Kontrakt, ein Vertrag, geschlossen, in dem alle notwendigen Punkte wie Ort, Zeit, Vertragspartner, Honorar und Arbeitsauftrag sowie die Auswertung der Supervisionsarbeit festgehalten werden. Es ist üblich, dass eine Kontraktvereinbarungssitzung abgesprochen wird, in der man sich gegenseitig vorstellt, kennenlernt und abschätzen kann, ob man zusammenarbeiten kann.

Formen der Supervision

Es gibt sehr unterschiedliche Formen der Supervision, die ich anhand des bereits bekannten TZI-Modells vorstellen möchte (Abb. 22.**3**).

Einzel-SV. Ein Einzelner sucht Unterstützung seiner Arbeitstätigkeit durch SV. Es handelt sich um eine Zweier-Konstellation von Ratsuchendem und Berater. In einer solchen vertrauensvollen Beziehung ist der Übergang zur Therapie am ehesten möglich. Wenn der Supervisor über das nötige methodische Wissen verfügt, ist hier alles bearbeitbar, was individuelle Arbeitsschwierigkeiten ausmacht.

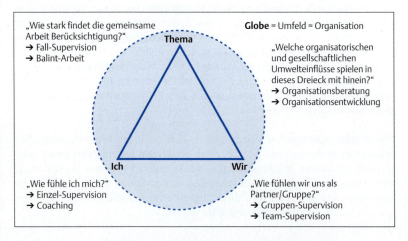

*Abb. 22.**3** Formen der Supervision am Modell der Themen-zentrierten Interaktion*

22 Psychohygiene

Coaching. Der Begriff kommt aus der Wirtschaft und beschreibt ebenfalls eine Situation der Einzelberatung. Es geht dabei einmal um eine klassische Rollenberatung: Was wird seitens des Arbeitgebers von dem einzelnen Mitarbeiter erwartet und wie kann er diesen Erwartungen gerecht werden? Ziel ist auch hier die Vergrößerung des individuellen Handlungsspielraumes. Im Coaching können aber auch noch als „training on the job" rollenspielartig Arbeitssituationen wie Mitarbeiterführungsgespräche, Konfliktgespräche etc. geübt werden. Der Coach ist dann Trainer des Mitarbeiters. Coaching wird heute immer mehr im mittleren bis höheren Management nachgefragt.

Gruppen-SV. In einer Gruppe von Mitarbeitern des gleichen Berufsfeldes, z. B. Angehörigen der Pflege, werden typische Arbeitsschwierigkeiten thematisiert und bearbeitet. Die Gruppe der Mitarbeiter arbeitet im selben Arbeitsfeld, aber nicht zusammen.

Team-SV. Die Mitarbeiter arbeiten nicht nur im selben Arbeitsfeld, sondern müssen auch zusammenarbeiten. Hier geht es dann vor allem um die Gruppendynamik, also die alltäglichen Schwierigkeiten der Zusammenarbeit. Es kann Teamentwicklung von jungen, ganz neu zusammengestellten Teams, wie auch Teambegleitung von schon lange bestehenden Teams geben. In der Team-SV muss der Supervisor vor allem darauf achten, dass die Zusammenarbeit verbessert und nicht weiter erschwert wird. Dazu muss er die Mitglieder des Teams dazu ermuntern, über die tatsächlichen Arbeitsschwierigkeiten zu sprechen. Er muss aber gleichzeitig aufpassen, dass niemand persönlich angegriffen wird. Team-SV hat nichts mit dem „heißen Stuhl" der Gruppendynamik zu tun, wo ein Einzelner sich der geballten Gruppenkritik ausgesetzt sieht. Sie darf auch keinen Sündenbock liefern, an dem stellvertretend die Gruppenkonflikte abgeleitet werden. Wenn in der Team-SV sehr persönliche Schwierigkeiten einzelner Mitarbeiter deutlich werden, dann sollte das dort nicht vertieft werden. Dann ist eher ein Einzelgespräch mit dem betroffenen Mitarbeiter empfehlenswert, in dem ihm geraten wird, Einzelfallhilfe in einem geschützten Rahmen von Einzel-SV oder Therapie zu holen.

Fallarbeit. Hier wird die Beziehung von Mitarbeitern zu Patienten, Bewohnern oder Klienten in den Mittelpunkt der Supervision gestellt. Kommt ein Mitarbeiter allein in seiner Selbstreflexion nicht mehr weiter und ist blockiert, wird ein solcher „Fall" vom betroffenen Mitarbeiter eingebracht und vorgestellt. Danach werden mithilfe einer eventuell vorhandenen Gruppe (siehe Gruppen-SV) ergänzende Informationen eingeholt und anschließend in der eigentlichen Supervisionsarbeit überlegt, wie die Blockaden aufgelöst werden können. Es werden Handlungsalternativen gesucht und eventuell ausprobiert. Die Gruppendynamik wird hier ausgeklammert.

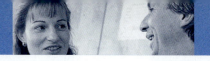

Balintarbeit. Dies ist ein anderer Ausdruck für Fallarbeit. Sie wurde von dem ungarischen Arzt und Psychoanalytiker Michael Balint entwickelt, um Ärzte für die Kommunikations- und Beziehungsarbeit zu ihren Patienten besser zu schulen. Balint wollte die Selbstreflexionsfähigkeit der Ärzte verbessern.

Organisationsberatung. Sie behandelt die Kommunikationsschwierigkeiten und Reibungsverluste in Organisationen. Zwischen welchen Organisationsteilen, Subsystemen, ist die nötige Zusammenarbeit blockiert und wie kann sie gefördert werden? Wie können Organisationsabläufe verbessert werden? In der sozialen Arbeit ist es weit verbreitet, alle möglichen Arbeitsschwierigkeiten an persönlichen Fehlern von Mitarbeitern oder Kollegen festzumachen. Oft sind aber nicht Fehler von Kollegen, sondern schlichtweg Unzulänglichkeiten der Organisation der Grund. Wenn die organisatorischen Voraussetzungen der Arbeit nicht stimmen oder nicht gegeben sind, dann können sich die Mitarbeiter noch so sehr bemühen, ohne Erfolg zu haben. Die Einbeziehung der organisatorischen Ebene ist daher in der Supervision sehr hilfreich und weiterführend.

Organisationsentwicklung. In einer Welt, die sich ständig verändert, müssen sich auch Organisationen ständig an veränderte gesellschaftliche Umwelten anpassen. Organisationen entwickeln sich mit den Anforderungen, die an sie gestellt werden. Aktuell geht es z. B. in der Organisationsentwicklung darum, Leitbilder zu erstellen, Qualitätssicherungsverfahren zu entwickeln und einzuführen, Zertifizierungen zu begleiten, schwerfällige Organisationsapparate zu dezentralisieren, neue Organisationsformen, z. B. ambulantes Operieren mit anschließender Nachsorge, zu entwickeln, Budgetierungen zu planen und umzusetzen etc.

Nach meiner Erfahrung ist es hilfreich, wenn ein Supervisor zumindest für die Team-SV möglichst viele dieser Einsatzmöglichkeiten von Supervision beherrscht, weil sie nach dem TZI-Modell alle miteinander zusammenhängen (s. Kap. 21.2 TZI-Modell zur Verbesserung der Teamarbeit, S. 221 ff). Dann kann zu Beginn der Supervisionssitzung in Teams gesprochen und festgelegt werden, welches Themenfeld aktuell behandelt wird: eher ein „Fall", ein Teamkonflikt oder ein organisatorisches Thema. Dazu braucht der Supervisor allerdings fundiertes Wissen in ganz unterschiedlichen Bereichen:

- Psychologie,
- Konfliktmanagement,
- Gruppendynamik,
- Methoden der Prozessbegleitung,
- Gesprächsführung,
- Organisationssoziologie.

Hier einige Beispiele für Supervision im Krankenhaus:
- Begleitung psychiatrischer multiprofessioneller Teams,
- Begleitung onkologischer Stationsteams,
- Begleitung von Intensiv-, OP- oder Rettungssanitäterteams,
- Begleitung von Hospizarbeit und Sterbebegleitern,
- Teamentwicklung,
- Leitbildentwicklung,
- Qualitätszirkelweseneinrichtung,
- Coaching von Stationsleitungen und mittlerem Management,
- Organisationsberatung von PDL und Chefarzt-Leitung,
- Leitungsberatung.

 Literatur

Belardi, N.: Supervision. Von der Praxisberatung zur Organisationsentwicklung. Jungermann, Paderborn 1992

Schmidbauer, W.: Die hilflosen Helfer. Über die seelische Problematik der helfenden Berufe. Rowohlt, Reinbek 1977

Schmidbauer, W.: Helfen als Beruf. Die Ware Nächstenliebe. Rowohlt, Reinbek 1992

Schreyögg, A.: Supervision. Ein integratives Modell. Jungfermann, Paderborn 1992

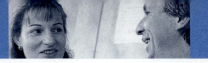

Prüfungsfragen

Diese Sammlung von Fragen soll Ihnen bei der Prüfungsvorbereitung helfen. Sie können sich damit selber testen, wie gut Sie den Prüfungsstoff nach der Lektüre des Buches bereits beherrschen. Sollten Sie die eine oder andere Frage noch nicht beantworten können, dann lesen Sie einfach im jeweiligen Kapitel noch einmal nach!

I Psychologie

zu Kap. 1 Bewusstheitsrad (S. 5–16)

1. Was ist das Bewusstheitsrad?
2. Welche inneren und äußeren Faktoren werden im Bewusstheitsrad integriert?
3. Welchen Zusammenhang von Fühlen und Denken sehen Sie?
4. Wie heißen die beiden Bruchstellen im Bewusstheitsrad?
5. Wie kommt man von der Wahrnehmung zum Handeln?

zu Kap. 2 Zweite Geburt des Menschen (S. 17–29)

1. Was verstehen Sie unter der frühkindlichen Prägung des Menschen?
2. Wie kommt der Sozialcharakter des Menschen zustande?
3. Wie sehen Sie das Verhältnis von genetischer Anlage und gesellschaftlicher Umwelt?
4. Welchen Stellenwert hat für Sie die Verantwortlichkeit des Menschen?
5. Was bedeutet für Sie geschlechtsspezifische Arbeitsteilung?
6. Welche gesellschaftliche Aufgabe erfüllt die Sozialisation?
7. Welchen Unterschied gibt es zwischen Erziehung und Sozialisation?
8. Was verstehen Sie unter dem Patriarchat?

zu Kap. 3 Motivation des Menschen (S. 30–37)

1. Was bedeutet Motivation?
2. Welchen Bezug zur Motivation haben die Bedürfnisse?
3. Welche unterschiedlichen Bedürfnisse gibt es?
4. Was versteht Maslow unter der Bedürfnishierarchie?
5. Wie wird die Motivation gesellschaftlich ausgeprägt?
6. Was verstehen Sie unter der intrinsischen Motivation?
7. Was verstehen Sie unter der extrinsischen Motivation?
8. Welchen Zusammenhang sehen Sie zwischen Selbstständigkeit und Gehorsam?

zu Kap. 4 Gehorsamkeitscharakter (S. 38–48)

1. Was verstehen Sie unter einem „autoritären Charakter"?
2. Was bedeutet für Sie Gehorsamkeitsbereitschaft?
3. Wie lauten die Voraussetzungen für die Gehorsamkeitsbereitschaft?
4. Wie lauten die Bindungskräfte der Gehorsamkeitsbereitschaft?
5. Was bedeutet der Stetigkeitscharakter des Gehorsams?
6. Was beschreibt das Bild des „Radfahrers"?
7. Welche Auswirkungen haben Minderwertigkeitskomplexe auf den Gehorsam?

zu Kap. 5 Persönlichkeitsbild der Psychologie (S. 49–51)

1. Was sind die Ziele der humanistischen Psychologie?
2. Nennen Sie die 7 Persönlichkeitsmerkmale nach Guilford!
3. Wie sieht das Menschenbild der humanistischen Psychologie aus?
4. Worin unterscheidet sich die humanistische Psychologie von der Psychoanalyse?

zu Kap. 6 Persönlichkeitsbild der Psychoanalyse (S. 52–63)

1. Was bedeutet der Satz von Freud: „Das Ich ist nicht Herr im eigenen Hause"?
2. Was versteht Freud unter dem Primärvorgang?
3. Was versteht Freud unter dem Sekundärvorgang?
4. Welche Zugangsmöglichkeiten zum Unbewussten gibt es?
5. Welche unterschiedlichen Traumarten gibt es?
6. Was verstehen Sie unter Freud'schen Fehlleistungen?
7. Wann kommt es nach dem Verständnis der Psychosomatik zu körperlichen Krankheiten?
8. Stellen Sie das Struktur-Modell der Persönlichkeit nach Freud dar.
9. Welches Gleichgewicht versucht das ICH als Realitätsprinzip herzustellen?
10. Wie heißen die Extreme, wenn das ICH das Gleichgewicht des Selbstbewusstseins nicht herstellen kann?
11. Was verstehen Sie unter Selbstbewusstsein?
12. Ist das Selbstbewusstsein das Gleiche wie der Egoismus?
13. Beschreiben Sie das Menschenbild der Psychoanalyse.

zu Kap. 7 Reifeentwicklung des Menschen (S. 64–78)

1. Beschreiben Sie das Konzept der Lebensaufgaben!
2. Welche verschiedenen Lebensphasen unterscheidet Erikson?
3. Welche verschiedenen Lebensaufgaben müssen nach Erikson in den verschiedenen Lebensphasen gelernt werden?

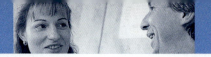

4. Was beschreibt Freud mit dem Ödipus-Komplex?
5. Inwiefern ist die Sucht ein Defizit aus der oralen Phase?
6. Wie begründet Freud die gegengeschlechtliche Anziehungskraft?
7. Psychosen als Erkrankungen der ICH-Struktur verweisen als Defizit auf welche Phase bei Freud?
8. Was ist das Thema der „genitalen Phase" bei Freud?
9. Was bedeutet für Sie Symbiose?
10. Beschreiben Sie das Ziel der Reifeentwicklung des Menschen bei Freud und bei Erikson.

zu Kap. 8 Abwehrmechanismen (S. 79–105)

1. Welche Aufgaben erfüllen die Abwehrmechanismen für die menschliche Psyche?
2. In welchen Situationen werden die Abwehrmechanismen unbewusst eingesetzt?
3. Was geschieht, wenn die Abwehrmechanismen nicht mehr ausreichen, die überforderte Psyche zu schützen?
4. Beschreiben Sie den Unterschied zwischen Neurose und Psychose!
5. Welcher Abwehrmechanismus ist der Schlüssel zum Verständnis der Psychosomatik?
6. Was bedeutet der Begriff der institutionalisierten Abwehr?
7. Beschreiben Sie einige Abwehrmechanismen im Krankenhaus!
8. Was versteht man unter dem Helfer-Syndrom?
9. Was kann mit dem Helfer-Syndrom abgewehrt werden?

zu Kap. 9 Psychosomatik (S. 106–124)

1. Was bedeutet der „Sekundärgewinn von Krankheit"?
2. Gibt es einen „versteckten Sinn" von Krankheit?
3. Was bedeutet Psychosomatik?
4. Welche Leitfragen können sich Kranke zu ihrer Symptomatik stellen?
5. Was bedeutet die Ganzheitlichkeit des Menschen und in diesem Zusammenhang die Krankheit?
6. Wie lautet das verdrängte Bewusstseinsthema beim Krebs?
7. Wie kann Krankheit überwunden und geheilt werden?
8. Was bedeuten „chronische" Krankheiten?
9. Wie sehen die Eskalationsstufen von Krankheit aus?
10. Was sind die verdrängten Bewusstseinsthemen bei Lendenwirbel-Rückenschmerzen?

Prüfungsfragen

zu Kap. 10 Angst und Gefühle (S. 125 – 127)

1. Wodurch ist der Mensch in der Lage, nicht automatisch auf jeden Sinnesreiz gleich reagieren zu müssen?
2. Was verstehen Sie unter „positiver Angst"?
3. Was verstehen Sie unter „negativer Angst"?
4. Was passiert mit der negativ erlebten Angst im Körper?
5. Worauf machen uns Schmerzen aufmerksam?

zu Kap. 11 Die letzte Krise des Lebens: Tod und Sterben (S. 128 – 148)

1. Wie heißt das Bewusstseinsthema des Todes?
2. Wie sieht das Sterbephasen-Modell nach Kübler-Ross aus?
3. Wieso handelt es sich bei dem Modell nach Kübler-Ross um ein allgemeines Krisenmodell?
4. Was ist der Unterschied zwischen Sterbebegleitung und Sterbehilfe?
5. Was bedeutet „aktive Sterbehilfe"?
6. Was bedeutet „passive Sterbehilfe"?
7. Wie sehen Sie das Recht der „Tötung auf Verlangen"?
8. Was bedeutet „Euthanasie" und warum können wir in Deutschland diesen Begriff nicht mehr verwenden?
9. Ist ein komatöser Patient noch eine Person im juristischen Sinne?
10. Welche ethischen Gesichtspunkte werden in der Diskussion um Organspenden berührt?

II   Soziologie

zu Kap. 12 Staat und Gesellschaft (S. 152 – 162)

1. Beschreiben Sie den Unterschied zwischen Staat und Gesellschaft!
2. Nennen Sie die Merkmale des modernen Staates!
3. Beschreiben Sie den Unterschied zwischen Staat und Nation!
4. Kann es eher einen „multikulturellen Staat" oder eine „multikulturelle Gesellschaft" geben?
5. Versuchen Sie Gründe für das Wiederaufleben des Nationalismus im Europa der 90er Jahre des 20. Jahrhunderts zu finden.
6. Was bedeutet für Sie „Staat"?
7. Welche Gründe gibt es, stolz darauf zu sein, „ein Deutscher zu sein"?
8. Wie heißt die kleinste Ebene der Gesellschaft?
9. Wie wird eine Gruppe soziologisch definiert?

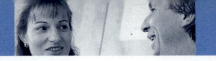

10. Beschreiben Sie den Unterschied zwischen einer homogenen und einer heterogenen Gruppe!
11. Nennen Sie Merkmale der Organisation!
12. Was bedeutet Hierarchie in Organisationen?
13. Beschreiben Sie den Unterschied zwischen Organisation und Institution!
14. Wie heißen die gesellschaftlichen elementaren Institutionen der Gesellschaft der Bundesrepublik Deutschland?
15. Wie sieht die vertikale Struktur der Institution Gesundheitswesen in der Bundesrepublik aus?
16. Was bedeutet Einhaltung des Dienstweges, wenn Sie sich als Krankenschwester bzw. -pfleger über Ihre Stationsleitung beschweren wollen?
17. Wie sieht die vertikale Struktur in der Pflege aus?
18. Wie sieht die horizontale Struktur im Krankenhaus aus?
19. Wie wird die Gesellschaftsschicht soziologisch definiert?
20. Welches Schichtmerkmal ist Ihrer Meinung nach dominierend?
21. Wie ist der historische Klassenbegriff definiert?
22. Was versteht man unter dem Begriff der „nivellierten Mittelschichts-Gesellschaft"?
23. Was versteht man unter dem Begriff der „2/3-Gesellschaft"?
24. Halten Sie die Bezeichnung „Leistungsgesellschaft" für unsere Gesellschaft für zutreffend?

zu Kap. 13 Führungsstile (S. 163 – 164)

1. Beschreiben Sie den „autoritären Führungsstil"!
2. Wie sind die Konsequenzen des „autoritären Führungsstils" im Verhalten der Mitarbeiter?
3. Beschreiben Sie den „antiautoritären Führungsstil"!
4. Wie sind die Konsequenzen des falsch verstandenen „antiautoritären Führungsstils" im Verhalten der Mitarbeiter?
5. Beschreiben Sie den „partnerschaftlichen Führungsstil"!
6. Wie sind die Konsequenzen des „partnerschaftlichen Führungsstils" im Verhalten der Mitarbeiter?
7. Welcher Führungsstil gewährleistet die höchste Arbeitsproduktivität?
8. Wie sehen Sie den Zusammenhang zwischen Führungsziel und Führungsstil?
9. Wenn in der Pflege eigenverantwortlich handelnde, mitdenkende Mitarbeiter immer wieder gefordert werden, welcher Führungsstil muss dann gefordert und gepflegt werden?

zu Kap. 14 Rolle in der Gesellschaft (S. 165–172)

1. Wie kommt eine gesellschaftliche Rolle zustande?
2. Beschreiben Sie die Zielvorstellung der „konservativen Rollentheorie"!
3. Beschreiben Sie die Zielvorstellung der „kritischen Rollentheorie"!
4. Welche positive Aufgabe erfüllt der Konflikt?
5. Wie und wo werden gesellschaftliche Rollen gelernt und eingeübt?
6. Was ist ein Konflikt?
7. Beschreiben Sie einen Inter-Rollenkonflikt!
8. Beschreiben Sie einen Intra-Rollenkonflikt!
9. Beschreiben Sie den Intra-Rollenkonflikt der Krankenpflegerolle!
10. Beschreiben Sie den Unterschied zwischen Inter- und Intra-Rollenkonflikt!
11. Beschreiben Sie die Patientenrolle!
12. Beschreiben Sie die Pflegerolle!
13. Welche widersprüchlichen Erwartungen stehen im Zentrum des Konflikts von Patienten- und Pflegerolle?

zu Kap. 15 Balancierende Ich-Identität (S. 173–179)

1. Welche Richtung in der Rollentherorie vertritt das Konzept der „balancierenden Ich-Identität"?
2. Was bedeutet der soziologische Begriff der „Ich-Identität"?
3. Wie würden Sie „Ich-Identität" psychologisch beschreiben?
4. Beschreiben Sie die drei Ebenen der „balancierenden Ich-Identität"!
5. Was sind die günstigen Voraussetzungen zur Erlangung von „Ich-Identität"?
6. An welches psychologische Modell erinnert Sie das Konzept der „balancierenden Ich-Identität"?

zu Kap. 16 Einführung in die Sozialmedizin (S. 180–202)

1. Was ist der Gegenstand der Sozialmedizin?
2. Inwieweit ist die Sozialmedizin eine notwendige Erweiterung der Psychosomatik?
3. Was bedeutet Sozialanamnese?
4. Welche Fragen würden Sie in der Sozialanamnese einem Lungenkrebspatienten stellen?
5. Was bedeutet Epidemiologie?
6. Beschreiben Sie die Grundannahmen des naturwissenschaftlichen, biologischen Krankheitsverständnisses und nennen Sie die Hauptkritikpunkte!
7. Welche Phasen werden im Stressmodell von Krankheit durchgemacht?
8. Was bedeutet Stigmatisierung?

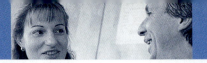

9. Was verstehen Sie unter dem Risikofaktorenmodell zur Erklärung von Krankheit?
10. Inwieweit kann „Entfremdung" in der Arbeit krank machen?
11. Welchen Zusammenhang sehen Sie zwischen dem zur Verfügung stehenden Einkommen und Krankheit und Gesundheit?
12. Welche Arbeitsbedingungen können krank machen?
13. Nennen Sie Beispiele für anerkannte Berufskrankheiten!
14. Beschreiben Sie den Zusammenhang von Bildung und Krankheit und Gesundheit!
15. Welche Lebensbedingungen sind krankheitsfördernd?
16. Welchen Zusammenhang gibt es zwischen Luftverschmutzung und Krankheiten?
17. Welchen Zusammenhang gibt es zwischen Wasserverschmutzung und Krankheiten?
18. Nennen Sie Ursachen der zunehmenden Umweltverschmutzung!
19. Was bedeutet der Begriff der „Nahrungskette"?
20. Welche Zusatzstoffe in Nahrungsmitteln können Allergien auslösen?
21. Welche Schadstoffquellen kennen Sie für belastete Raumluft?

III Pädagogik

zu Kap. 17 Information und Instruktion in der Pflege (S. 206–211)

1. Worauf müssen Sie bei der Patienteninformation achten?
2. Wer ist für die Aufklärung des Patienten über Diagnose und Prognose seiner Erkrankung zuständig?
3. Worauf müssen Sie bei der Instruktion der Patienten achten?
4. Was können Sie bei einem Kleinkind im Krankenhaus nicht erwarten?
5. In welchen Phasen reagiert das Kind auf die Einweisung ins Krankenhaus?
6. Wie können Sie angemessen auf ein Kind im Krankenhaus eingehen?
7. Warum sollten Eltern oder Elternteile nach Möglichkeit beim Kind im Krankenhaus bleiben?
8. Worauf müssen Sie bei Menschen des islamischen Glaubens in der Intimpflege achten?
9. Welche Operationsvorbereitung braucht ein gläubiger Anhänger des Islam?
10. Welche Einschränkungen im Kontakt ergeben sich aus dem Umstand des „unrein-Seins" für islamische Frauen nach der Schwangerschaft und während der Menstruation?

Prüfungsfragen 293

11. Wie kann das Zusammenleben unterschiedlicher Kulturen im Stationsalltag gefördert werden?
12. Welche Konflikte ergeben sich aus dem Zusammenleben verschiedener Kulturen im Stationsalltag des Krankenhauses?

zu Kap. 18 Kommunikation und soziale Interaktion (S. 212–234)

1. Nennen Sie einige „Grundgesetze" der Kommunikation!
2. Was bedeutet soziale Interaktion?
3. Beschreiben Sie ein einfaches Kommunikationsmodell!
4. Welche vier unterschiedlichen Aspekte der Nachricht werden unterschieden?
5. Was bedeutet der Selbstoffenbarungsaspekt?
6. Was bedeutet der Appellaspekt?
7. Wann sprechen wir von „selektiver Wahrnehmung"?
8. Was bedeutet Interpunktion und welche Funktion erfüllt sie in der Kommunikation?
9. Was bedeutet Feed-back und welche Funktion erfüllt es in der Kommunikation?
10. Nennen Sie einige Feed-back-Regeln!
11. Was bedeutet Meta-Kommunikation?
12. Zu welchen psychiatrischen Krankheitsbildern kann gestörte Kommunikation führen?
13. Was bedeutet „non-verbale" Kommunikation?

zu Kap. 19 Persönliche Kommunikationsstile (S. 235–253)

1. Wie kommen die persönlichen Kommunikationsstile zustande?
2. Was bedeutet der systemische Aspekt in der Kommunikation?
3. Wie lautet das Thema zwischen dem „bedürftig-abhängigen" und dem „helfenden" Stil?
4. Wie lautet das Thema zwischen dem „selbstlosen" und dem „aggressiv-entwertenden" Stil?
5. Wie lautet das Thema zwischen dem „sich beweisenden" und dem „bestimmend-kontrollierenden" Stil?
6. Wie lautet das Thema zwischen dem „sich distanzierenden" und dem „mitteilungsfreudigen-dramatisierenden" Stil?

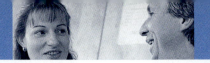

zu Kap. 20 Gesprächsführung (S. 254–267)

1. Warum heißt Gesprächsführung auch das „helfende Gespräch"?
2. Was meint die Umschreibung der Gesprächsführung als „aktives Zuhören"?
3. Was ist das Ziel der Gesprächsführung?
4. Auf welchem „Ohr" muss man in der Gesprächsführung professionell hören lernen?
5. Welche Grundhaltung ist in der Gesprächsführung gefordert?
6. Beschreiben Sie den Unterschied zwischen „ich-zentrierter" und „partner-zentrierter" Grundhaltung!
7. Welche Voraussetzungen fordert die Grundhaltung der Gesprächsführung?
8. Beschreiben Sie die Technik der Gesprächsführung!
9. Welche Fehler sollten Sie in der Gesprächsführung vermeiden?
10. Wo können Sie die Gesprächsführung anwenden?

zu Kap. 21 Teamarbeit in der Krankenpflege (S. 268–275)

1. Was bedeutet Teamarbeit im Krankenhaus?
2. Welche verschiedenen Berufsgruppen müssen im Krankenhaus zusammenarbeiten, um das Therapieziel zu erreichen?
3. Welche Konflikte ergeben sich in der praktischen Zusammenarbeit der verschiedenen Berufsgruppen im Krankenhaus?
4. Beschreiben Sie aus Ihrer Sicht die Hauptkonflikte in der Zusammenarbeit des pflegerischen und des ärztlichen Bereiches!
5. Welche professionellen Hilfen gibt es bei Schwierigkeiten in der Zusammenarbeit der Teams im Krankenhaus?

zu Kap. 22 Psychohygiene (S. 276–285)

1. Was bedeutet Psychohygiene?
2. Nennen Sie einige Faktoren der Burn-out-Prophylaxe!
3. Welchen Beitrag kann die Supervision zur Burn-out-Verhinderung leisten?
4. Welche unterschiedlichen Formen der Supervision gibt es?
5. Welche Handlungsmöglichkeiten haben Sie, wenn Sie beruflich frustriert sind?
6. Wie sollten Sie Ihre Freizeit gestalten, damit Sie der Anstrengung der Arbeit weiter gewachsen sind?

Sachverzeichnis

A

Abhängigkeit
- bedürftig-abhängiger Kommunikationsstil 104, 239
- Feudalherrschaftssystem 158
- frühkindliche 17, 64, 250
- durch Krankheit 266
- vom Mitmenschen 22, 31, 272
Abwehrmechanismen 14, 58f, 62, 69, 79, 113
Aggression 23, 41
- Abfuhr von 86
- durch autoritären Führungsstil 163
- Projektion von 94
- in der Psychosomatik 117, 119
Aggressivität
- autoritäre 47
- indirekte 104
Aktion 216
Aktionismus 6, 15f, 131
Akzeptanz 130, 245, 257, 261
Alkoholismus 67
Allergie 119
Ambiguitätstoleranz 177
Anale Phase 68
Anamnese 180
Anerkennung 30f, 103, 164, 173, 240f, 245f, 275
Angst 125
- Angstträume 56
- vor Arbeitsplatzverlust 195
- Auslöser von Abwehrmechanismen 80, 84
- extrinsische Motivation 35
- frühkindliche 19, 65f, 237, 242, 245, 249, 251f
- der Patienten 207f
- Psychosomatik 108, 119f
- vor Sterben und Tod 129, 131, 135, 143
- Ursache von Milde-Fehlern 231
Anlage 20f, 60
Anpassung 35, 49, 208, 210, 240, 242
Appell 219
Appellohr 225
Arbeit 30f, 33, 37, 89
Arbeitsbedingungen 27, 193, 271f, 277
Archetypen 9f

Armut 162
Arzt 98f, 129f, 136, 145, 206, 266
- als Autoritätsperson 43, 45f
- gesellschaftliches Ansehen 160
- Intra-Rollenkonflikt der Pflege 168f
- im therapeutischen Team 268f
Assoziation 56, 119
Aufklärung 3, 11, 52f
Ausbildung 46, 159, 233
Ausländerfeindlichkeit 86
Autorität 40f, 43f, 45ff, 70, 72
Autonomie 75, 239, 241, 250

B

Baby 12, 17ff, 64ff
Balintarbeit 282, 284
Bedürfnishierarchie 30, 32
Bedürfnisse 5, 13, 50, 64, 104, 173, 240, 277
- nach Kommunikation 212f
- der Patienten 264, 267
- seelische 32
- soziale 31f
- unbefriedigte 89f
Berater 254, 280, 282
Beurteilungsfehler 230f, 233
Bewusstheitsrad 5f, 9f, 13f, 16
Bewusstsein 3, 49, 52f, 55, 62, 213
- Motive des Helfens 102
- Psychosomatik 106, 111, 113
- topisches Modell 58f
Beziehung 32, 62, 76, 213
Beziehungsanalyse 227
Beziehungsbotschaft 227
Beziehungsebene 219, 225, 250
Beziehungsfähigkeit 212f, 215, 252
Beziehungsklärung 229
Beziehungsohr 225f, 242
Beziehungspflege (Bezugspflege) 102, 264ff
Bezugsperson 12, 18f, 102
Biografie 71, 108
Blinder Fleck 215
Borderline – Psychose 95f
Burn – out – Syndrom 99, 104, 276ff
Bürokratie 158

C

Coaching 283
Coping 187
Co-Verhalten 240
Chakra 119
Chance 111, 128, 136
Charakter 34, 46, 173
– autoritärer 38, 46ff, 65, 69, 73, 85, 242
Choleriker 21
Chronisch 108, 114

D

Defizit 64f, 68, 71, 73, 231f
Delegation 98
Denken 9ff, 14, 52, 58, 111, 128, 235
– systemisches 213f, 217, 235f, 272
Depression 96, 122, 134f, 138
Distanz 39f, 67, 101, 245, 252, 264
Double – bind 213
Du 62, 68, 107
Du-Botschaft 241
Dynamik 107

E

Egoismus 62, 121f, 132, 277, 287
Einfühlungsvermögen 175f, 264
Einkommen 27, 159f
Einstellung 256ff, 272
Ellenbogengesellschaft 246
Eltern 60, 66, 92, 206, 245
– als Erziehungspersonen 26f
– als Hauptbezugspersonen 18
– als Rollenvorbilder 72
Empfänger 215f, 219, 224
Energie 47, 60
Entfremdung 192
Epidemiologie 181, 189
Erfahrung 19, 261
Erinnerung 88f
Erkenntnis 109f
Erwachsen 64, 221, 229, 245
Erwartung 5, 102, 165ff, 172
Erziehung 60, 204, 206
– Medien 23
– und Sozialisation 25ff, 47
– Ziele extrinsische Motivation 35
ES 79, 107, 247
– im Strukturmodell 59, 61ff, 213
– in der Transaktionsanalyse 227

Eskalation 113f
Esoterik 103, 111, 114f
Ethik 146
Euthanasie 145f
Evolution 52

F

Fähigkeiten 50f, 74ff
Familie 26ff, 43, 48, 73, 142, 155, 180
Fantasie 52, 79, 113, 224
Faschismus – Syndrom 46f
Fassadentechniken 222
Feed-back 214, 222ff, 235, 259f, 274
Feindbilder 82, 86f, 153
Fixierung 91f
Frau 11, 15, 41, 47, 57, 70
Freiheit 64, 117, 154
Freud'sche Fehlleistung 54
Fühlen 6, 13
Führungsstil 89, 163
– autoritärer 99, 163, 248
– antiautoritärer 164, 248
– partnerschaftlicher 164, 206
Furcht 125

G

Ganzheitlichkeit
– in der Pflege 133, 205, 264f, 269
– Psychosomatik 106, 186
Geburt 12, 17
– sozialkulturelle 29
Gedächtnis 88f
Gefühle 10, 55, 77, 249
– Abwehrmechanismen 81, 89, 93
– Angst 125
– Klärung in der Gesprächsführung 227, 254f, 259ff, 263f
– Psychosomatik 119, 121
– Rationalisierung 15
– Sterbeprozess 134f
– Teamarbeit 274
– Traumsprache 59
Gegenseitigkeit 243
Gehirn 9f, 59
Gehorsam 35, 38, 40f, 44, 117, 163
Gehorsamkeitsbereitschaft 38, 42, 44, 46,
Geist 112, 266
Generalisierung 83
Generationenkonflikt 25, 28, 76
Genetik 22, 24

Geschlechtsrolle 65, 72, 76
Geschwister 26ff, 244
Gesellschaft 25ff, 35, 69, 72, 152, 165
Gesprächsführung 205, 227, 254f, 260, 263f,
   284
Gesundheit 15, 180, 183, 194, 197, 266f, 271
Gewalt 154, 258
Gewissen 34ff, 59, 176
Gleichgewicht
– innere und äußere Erwartungen 165, 173ff,
   266
– Fühlen und Denken 111ff, 120, 122
– körperliches 30, 60ff
– Natur 197
– Team 273
Gott 62, 109, 132
Grenzen 34ff, 65, 120, 264
Großhirn 6, 9ff
Gruppe 85, 155f, 272, 274
Gruppendynamik 283f
Gruppenintegration 85

H

Haltung 256
Handeln 5f, 13, 15, 53, 64, 173, 254, 260
– Bewusstheitsrad 5f, 13, 15
– Motive 53, 64
Handlungsspielraum 169, 173, 283
Harmonie 109ff, 242, 266
Heilung 123, 180
Helfer – Syndrom 99, 101ff, 239f, 277
Herrschaft 152
Hierarchie 43, 156, 158, 163
Hilfe 100, 240
Hilflosigkeit 129, 134, 171, 240
– erlernte 171
Hingabe 117, 242, 250
Hören 5ff
Hospitalismus 12, 18
Hospiz 141, 143
Hysterie 96, 252

I

ICH
– Bildung 68f
– Erkrankungen 96
– Interaktionsprozess 174
– Psychosomatik 107, 113
– schwaches 79, 81, 139
– starkes 47

– Strukturmodell 59, 61f, 213, 227
Ich-Identität 76f, 165f, 168, 173ff, 178
– balancierende 173ff
Identifikation 71, 103
– mit dem Aggressor 92
Immunsystem 9ff
Imponiertechniken 211
Individualität 166
Individuum
– Beziehungssystem 214
– gehorsames 43
– Gesellschaft 155f
– Grundqualifikationen 175
– selbstständiges 3
– Team 271
Information 206f, 269f
Initiative 75, 270
Instinkt 9f, 17
Institution 96, 156, 158
Instruktion 206f
Interaktion
– soziale 173, 176, 178, 212, 217f
– Themenzentrierte 271, 282
Integration 85, 153, 165, 254
Interesse 5, 34, 50, 167, 173, 274
Interpunktion 217
Intimsphäre 215
Irritation 227

J

Johari-Fenster 214

K

Karma 115
Katharsis 134, 136, 254
Kinder 60, 64, 92, 103, 206ff
Kinderkrankenpflege 209
Klasse 159
Kolonialismus 154
Konkurrenz 245f, 248
Kommunikation 212ff, 216, 218, 274
– Bedürfnis nach 139, 173, 272
– Führung 163
– Gesprächsführung 254, 261
– über den „letzten Willen" 131
– in der Pflege 205f, 269
– Schwierigkeiten 284
– Stile 245, 249, 252
Kommunikationsstile, persönliche 235ff
Kompetenz 220, 222, 237, 280

Komplementaritätsgesetz 112
Kompromiss 5, 13, 61, 174, 178, 213
Konditionieren 22f
Konflikt 114, 123, 166, 177
Konfliktfähigkeit 175
Kongruenz 216, 218, 223
Konversion 58, 80, 106, 187
Körper 13, 93, 112, 266, 274
Kosmos 62
Krankenhaus
– Abwehrmechanismen 96, 98
– Institution 158
– Interkulturelles Lernen 210
– Kinder 207
– Psychosomatik 58
– Regression 66
– Teamarbeit 271f
Krankenpflege 123
Krankheit
– Kinder 208
– Krebs 122
– Psychohygiene 276
– Psychosomatik 15, 58, 106ff, 111, 113, 116, 124
– als Selbstschutz 246
– Sozialmedizin 180, 183, 194, 197
– Verständnis 266
Krebs 114, 121ff, 182, 263
Krise 24, 52, 111, 124, 128, 136
Kritikfähigkeit 223f
Kultur 29
Kybernetik 214

L

Leben 52, 131
Lebensaufgabe 64, 68f, 72, 78, 128, 137, 287
Lebensbedingungen 27
Lebensbilanz 129, 137f
Lebensphase 64, 78
Lehrer 39ff, 61, 160, 206
Leistung(-sgesellschaft) 75, 161
Lernerfahrung 21
Lernprozess 25
Lerntheorie 21f, 40, 42
Libido 59
Liebe 31ff, 76, 100, 103, 120f
Lust 59

M

Macht 68, 117, 153, 167, 206, 248
Männer 11, 15, 41, 57, 70
Manie 96
Massengesellschaft 34, 42
Medizin 106, 180, 183, 190
Medizintheorien 183ff
Melancholie 138f
Melancholiker 21
Mensch
– Beziehung 213
– Gefühle 260
– Gehirn 11f
– Gehorsamkeitsbereitschaft 40, 44, 46ff
– Kranker 267
– Prägung 21
– Psychoanalyse 52ff
– Psychosomatik 106, 109, 118
– Reifeentwicklung 64ff
– Sozialisation 25, 31f
– Sterben 131
– Team 272
Mentor 231ff
Meta-Kommunikation 222
Minderwertigkeitskomplex
– durch Ablehnung 75
– Erzeugung 262
– des Helfers 104
– Ich-Schwäche 47
– in der Kommunikation 226, 237, 242, 244
– Kompensation 221
– durch Ur-Misstrauen 20, 66
Misstrauen 74
Missverständnis 221, 223, 259
Mitläufer 47, 63
Morbidität 182
Mortalität 182
Motivation 13, 30, 39ff, 100, 135
– intrinsische 34f
– extrinsische 34f
Muster 19, 21, 24, 103
Mutter 33, 71, 244, 273, 277
– Hauptbezugsperson 17f, 64, 66f
– hinreichend gute 20
– Abhängigkeit von der 249f

N

Nachricht 215, 219, 224
Nächstenliebe 100ff, 133

Nähe   39f, 67, 101, 249, 252, 264, 276
Nahrungskette   198
Nation   153
Neurodermitis   120
Neurose   71, 95, 246
Normen   29, 60, 117, 175

O

Objekt
– Bildung des   68
– extrinsischer Charaktertyp   35f, 43
– Subjekt und   206, 248
– verlorenes   139
– von Witzen   57
Objektivität   110
Ödipuskonflikt   71
Ökologie   197
Omnipotenz   73
Opfer   39f, 57, 73, 216, 218
Orale Phase   66f
Organisation   156
Organisationsberatung   282, 284
Organisationsentwicklung   282, 284

P

Paar   155
Pädagogik   204, 248
Palliativmedizin   141f
Panik   108, 135
Paradies   109
Partner   250, 252f, 258, 279
Partnerschaftlichkeit   206
Patient   130, 143, 145, 168, 206, 264ff, 271
Patientenrolle   170
Patiententestament   130, 146
Patriarchat   69f
Person   43f, 164
Persönlichkeit   49f, 58, 205, 231, 266
– Strukturmodell   59f, 79
Persönlichkeitsentwicklung   50f, 79, 235f
Pflege   58, 96f, 102, 263f, 266ff, 269, 277
Pflegekraft   46, 66, 98, 124, 143
Pflege – Rolle   168ff
Pflegetheorien   266f
Philosophie   2, 49, 109
Phlegmatiker   21
Polarität   70, 109f, 119, 122, 186
Position   27

Prägung, frühkindliche
– aggressiv-entwertender Stil   244
– bestimmend-kontrollierender Stil   247
– sich beweisender Stil   245
– sich distanzierender Stil   250f
– helfender Stil   239
– Helfer-Syndrom   102
– Resultat Selbstbild   235
– Schlüsselbegriff der Psychologie   33, 19f
– selbstloser Stil   242
Primärvorgang   9, 55, 58f
Projektion   54, 232
Psyche   85
Psychiatrie   85, 146, 192, 263, 270
Psychoanalyse   13, 19, 49, 111
– Entwicklung   96
– Persönlichkeitsbild   9, 52
– Transaktionsanalyse   227
Psychohygiene   205, 276
Psychologie   19, 30, 66, 284
– Entwicklung   2
– humanistische   236, 254
– Persönlichkeitsbild   49
– der Trauer   138
Psychose   65, 69, 95f, 140, 263
Psychosomatik   15, 22, 106f, 113f, 120, 185, 192
Psychotherapie   55, 65
Pubertät   25, 47, 69f, 72, 250

R

Rationalisierung   6, 14, 91
Reanimation   130f
Reflexion   279f
Regression   66, 91, 121, 170
Reifeentwicklung   17f, 64, 72ff, 92, 96, 245
– orale Phase   66f
– anale Phase   68f
– phallische Phase   69f
– genitale Phase   72f
Reinkarnation   132
Religion   3, 111, 128, 132, 141, 211
Resignation   137, 208
Resonanz   111
Resozialisierung   26
Respekt   257f, 264, 274
Rhetorik   216
Riechen   5ff
Risikofaktoren   189
Ritual   140, 209
Rolle   26, 108, 165, 190
Rollendiffusion   76

Rollendistanz 175
Rollenkonflikt 166
– Inter- 167, 173f
– Intra- 168, 173f
Rollentheorie 149, 165
Rückenschmerzen 117
Rückmeldung 215, 223
Rücksicht 242, 258

S

Sachohr 225
Sanguiniker 21
Scham 75, 88
Schatten 107
Schicht 159, 178, 194
Schicksal 116
Schizophrenie 93, 96, 191
Schmerz 93, 126, 141f
Schöpfung 52, 70
Schüler 39ff, 44, 46, 102, 206
Schuld 75
Seele 49, 106
Sehen 5ff
Sekundärgewinn 108
Sekundärtugend 68
Sekundärvorgang 9, 58f
Selbst(-wert) 62
Selbstbewusstsein 45, 133, 178
– geringes 221
– gesundes 62, 73
– der Pflegekräfte 267
– in der Psychologie 173f
– schwaches 47
Selbsterkenntnis 129, 214ff
Selbstoffenbarung 219, 226
Selbstoffenbarungsohr 226
Selbstreflexion 59, 279, 284
Selbstständigkeit 34, 36, 72, 102
Selbstverkleinerung 30, 222
Selbstvertrauen
– Basis Urvertrauen 18, 66
– gesundes 64, 73
– Kleinkinder 208
– positives 20
– selbstloser Stil 243
Selbstverwirklichung 30, 32, 49, 51, 64
Sender 215f, 219, 224
Sexualität 30f, 33, 47, 65, 69, 117, 119
Sicherheit 30f, 48, 210, 212f
Sinn des Lebens 30, 32, 113, 124, 132, 192
Sozialanamnese 180

Sozialcharakter 25, 27f, 213
Sozialisation
– Ergebnis Sozialcharakter 25f, 34
– Gehorsamkeitsverhalten 41, 43
– geschlechtliche Orientierung 72
– Ich-Ideal 60
– Integration 165
– Minderwertigkeitskomplex 47
– negative Erfahrungen 221
– Nächstenliebe 100
Sozialmedizin 151, 180
Sozialprestige 159f
Sozialpsychologie 3, 22
Soziologie 150, 155
Staat 152, 155
Stammhirn 9, 11
Stand 159
Starkes Ich 61, 73
Sterbebegleitung 130, 140, 143
Sterbehilfe 143f
Sterben 128, 134, 270
Sterbephasen 134ff
Stereotype 82
Stigma 191f
Stress 105, 187, 276f
Struktur 155, 157
Subjekt 35, 42f, 65, 75, 109, 206, 248
Subjektivität 97f, 109
Sublimierung 90
Sucht 65, 67
Sündenbock 86
Supervision 168, 233, 270, 279ff, 284
Symbiose 17, 64, 66, 250
Symbol 56, 140
Sympathie 7, 230
Symptom 106f, 111
Synapsen 12
System 98, 214, 225, 235f

T

Tabu 125, 129, 141
Team 178, 268ff, 282f
Temperament 20, 50f
Tier 17
Tod
– Eskalationsstufe von Krankheit 114
– Krebs 121
– Leben und 131
– Lebenskrise 124, 128f
– Sterben 135ff
– Trauer 140

Toleranz   177, 210f, 257f
Tradition   42, 46
Transaktionsanalyse   227ff
Transzendenz   30, 32
Trauer   129, 138ff
Traum   55f
Trauma   81
Treue   76
Trieb   9f, 79

U

ÜBER – ICH   59ff, 79, 103, 174, 213, 227, 248
Umwelt   20f, 266, 272
Unabhängigkeit   266f
Unbewusstes   9, 49ff, 81, 94f, 102, 107, 117
Unsicherheit   80, 84, 98, 125
Urvertrauen   18, 65f, 74, 117

V

Validation   77
Vater   18, 33, 71, 244, 250
Verallgemeinerung   24, 83
Veränderung   99, 214
Verantwortlichkeit   21f, 44, 225, 236, 273
Verantwortung
– für das Handeln   42, 88, 137
– Karma   115f
– der Pflegekräfte und Ärzte   98, 130
– Psychosomatik   118, 123
– für sich selbst   16, 146, 240f
– wahrnehmen   217
Verdrängung   55f, 81, 87, 93, 106, 113f, 134f
Vergangenheit   46, 77, 88
Vergessen   55, 80, 88
Verhalten   224, 277
Verleugnung   88
Vernunft   208, 260
Verschiebung   89f
Verstärkung   216
Vertrauen   257, 261
Verzweiflung   77, 128, 134
Vieldeutigkeitstoleranz   177
Vorurteile   47, 80f, 87

W

Wachstum   32, 49, 132, 266
Wahrheit   109f
Wahrnehmung   5f, 8, 82
– selektive   224
Wahrnehmungsfehler   230ff
Weisheit   77
Wendung gegen das eigene Selbst   92
Werte   60, 110, 128, 158, 165, 236
Wertequadrat   235ff
Wertschätzung   270
Wiedergeburt   115, 132, 135
Wiederholungszwang   95
Wille   75, 130
Witz   57f, 87
Wohnverhältnisse   28
Wollen   6, 13, 15
Wünsche   13, 113, 247, 277
– heimliche   273
– Konflikt   167
– Wunscherfüllungsträume   56
– an die Zukunft   25
Würde   44

Z

Zufall   111
Zufriedenheit   178, 210, 278
– Arbeit   161, 265
– Lebensbilanz   129, 137
– Psychosomatik   118
– Sehnsucht nach   210, 212
Zuhören   256, 258ff
– aktives   255, 259
Zukunft   17, 25, 128
Zusammenarbeit   268f, 272f
Zwangscharakter   68, 247
Zweifel   75
Zwischenhirn   9ff